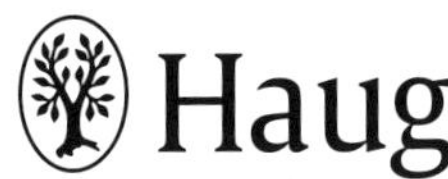
Haug

Heilpraktiker-Kolleg

Lernmodul 7: Herz und Gefäße

Maria Niemeyer

65 Abbildungen

Karl F. Haug Verlag · Stuttgart

Bibliografische Information der Deutschen Nationalbibliothek
Die Deutsche Nationalbibliothek verzeichnet diese Publikation in der Deutschen Nationalbibliografie; detaillierte bibliografische Daten sind im Internet über http://dnb.d-nb.de abrufbar.

Ihre Meinung ist uns wichtig! Bitte schreiben Sie uns unter:
www.thieme.de/service/feedback.html

Wichtiger Hinweis: Wie jede Wissenschaft ist die Medizin ständigen Entwicklungen unterworfen. Forschung und klinische Erfahrung erweitern unsere Erkenntnisse, insbesondere was Behandlung und medikamentöse Therapie anbelangt. Soweit in diesem Werk eine Dosierung oder eine Applikation erwähnt wird, darf der Leser zwar darauf vertrauen, dass Autoren, Herausgeber und Verlag große Sorgfalt darauf verwandt haben, dass diese Angabe **dem Wissensstand bei Fertigstellung des Werkes** entspricht.
Für Angaben über Dosierungsanweisungen und Applikationsformen kann vom Verlag jedoch keine Gewähr übernommen werden. **Jeder Benutzer ist angehalten**, durch sorgfältige Prüfung der Beipackzettel der verwendeten Präparate und gegebenenfalls nach Konsultation eines Spezialisten festzustellen, ob die dort gegebene Empfehlung für Dosierungen oder die Beachtung von Kontraindikationen gegenüber der Angabe in diesem Buch abweicht. Eine solche Prüfung ist besonders wichtig bei selten verwendeten Präparaten oder solchen, die neu auf den Markt gebracht worden sind. **Jede Dosierung oder Applikation erfolgt auf eigene Gefahr des Benutzers.** Autoren und Verlag appellieren an jeden Benutzer, ihm etwa auffallende Ungenauigkeiten dem Verlag mitzuteilen.

Karl F. Haug Verlag in Georg Thieme Verlag KG
Rüdigerstraße 14, 70469 Stuttgart, Germany
www.thieme.de

Printed in Germany

Covergestaltung: © Thieme
Layout: J. Böger/Thieme
Satz: L42 AG, Berlin
Druck: AZ Druck und Datentechnik GmbH, Kempten

DOI 10.1055/b000000692

ISBN 978-3-13-243976-4 1 2 3 4 5 6

Auch erhältlich als E-Book:
eISBN (PDF) 978-3-13-244128-6
eISBN (epub) 978-3-13-244129-3

Wo datenschutzrechtlich erforderlich, wurden die Namen und weitere Daten von Personen redaktionell verändert (Tarnnamen). Dies ist grundsätzlich der Fall bei Patienten, ihren Angehörigen und Freunden, z. T. auch bei weiteren Personen, die z. B. in die Behandlung von Patienten eingebunden sind. Eventuelle, personenbezogene Daten in den Fallbeispielen, Prüfungsdialogen, Vertiefungsfragen sind fiktiv. Die jeweilige Handlung ist frei erfunden.

Die abgebildeten Personen haben in keiner Weise etwas mit der Krankheit zu tun.

Thieme Publikationen streben nach einer fachlich korrekten und unmissverständlichen Sprache. Dabei lehnt Thieme jeden Sprachgebrauch ab, der Menschen beleidigt oder diskriminiert, beispielsweise aufgrund einer Herkunft, Behinderung oder eines Geschlechts. Thieme wendet sich zudem gleichermaßen an Menschen jeder Geschlechtsidentität. Die Thieme Rechtschreibkonvention nennt Autor*innen mittlerweile konkrete Beispiele, wie sie alle Lesenden gleichberechtigt ansprechen können. Die Ansprache aller Menschen ist ausdrücklich auch dort intendiert, wo im Text (etwa aus Gründen der Leseleichtigkeit, des Text-Umfangs oder des situativen Stil-Empfindens) z. B. nur ein generisches Maskulinum verwendet wird.

Herzlich Willkommen!

Ihr Ziel ist die Erlaubnis zum Ausüben der Heilkunde. Wir möchten Sie auf diesem Weg begleiten. Die Lernmodule des **Heilpraktiker-Kollegs** vermitteln Ihnen alle Kenntnisse, die Sie als Grundlage für diesen Beruf und für das Bestehen der amtsärztlichen Überprüfung benötigen.
Auf dieser Seite geben wir Ihnen eine Einführung in die didaktischen Elemente der einzelnen Lernmodule, damit Sie mit dem HP-Kolleg optimal lernen können. **Viel Erfolg!**

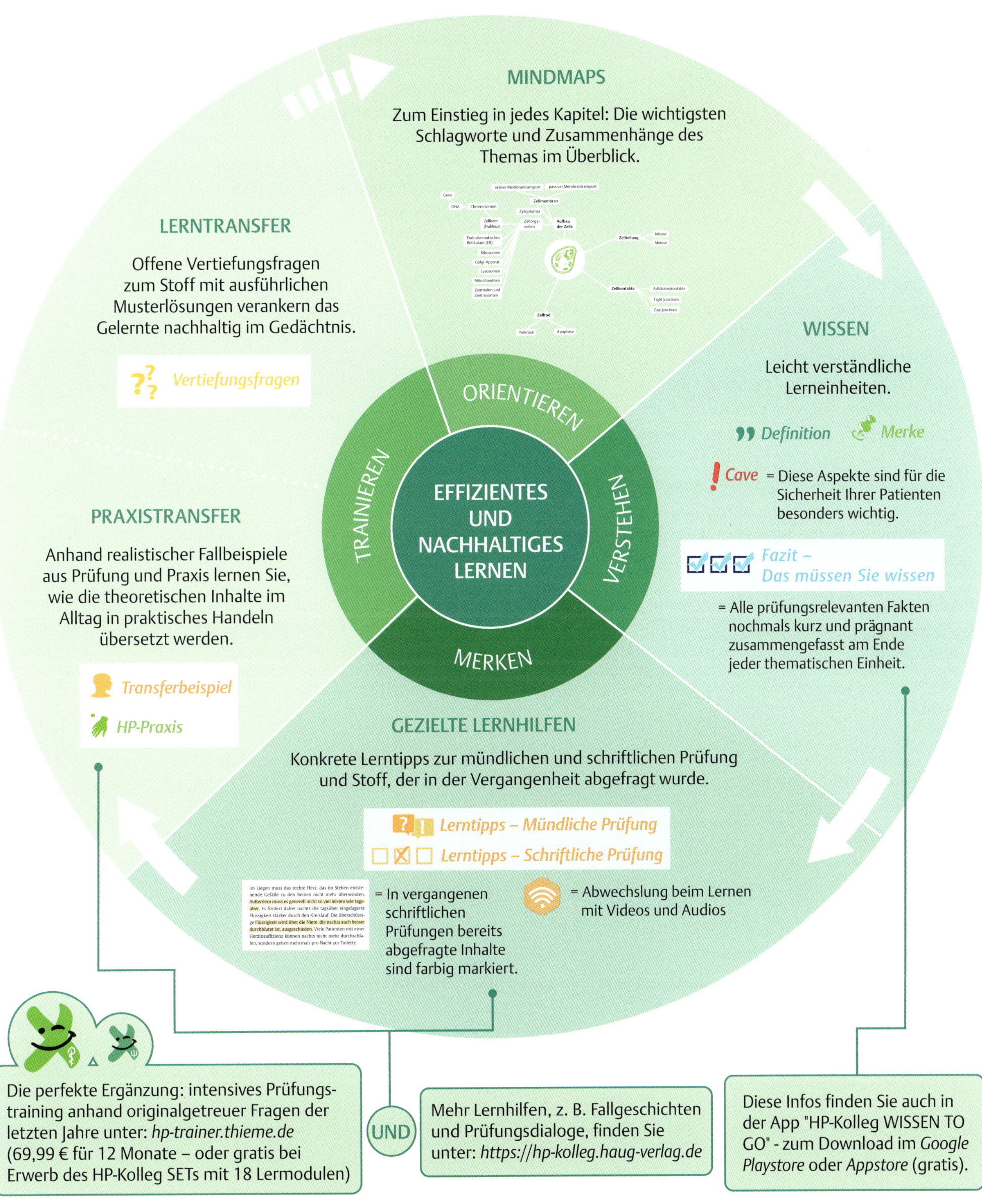

Die perfekte Ergänzung: intensives Prüfungstraining anhand originalgetreuer Fragen der letzten Jahre unter: *hp-trainer.thieme.de* (69,99 € für 12 Monate – oder gratis bei Erwerb des HP-Kolleg SETs mit 18 Lermodulen)

UND

Mehr Lernhilfen, z. B. Fallgeschichten und Prüfungsdialoge, finden Sie unter: *https://hp-kolleg.haug-verlag.de*

Diese Infos finden Sie auch in der App "HP-Kolleg WISSEN TO GO" - zum Download im *Google Playstore* oder *Appstore* (gratis).

Die Autorin

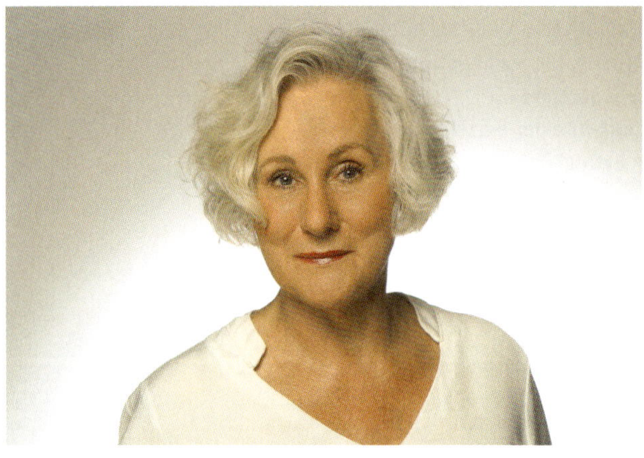

Maria Niemeyer

- Jahrgang 1960
- Studium der Publizistik und Kommunikationswissenschaften
- Mutter von 3 Söhnen und Großmutter
- Heilpraktikerin seit 1997
- Praxis für ganzheitliche Heilkunde mit dem Schwerpunkt Schmerztherapie und Arbeit mit Kindern und Jugendlichen
- Inhaberin/Leitung der Thalamus Heilpraktikerschule in Essen seit 2000
- als Dozentin in der Prüfungsvorbereitung tätig und in der Spezialisierung „Ganzheitliche Schmerztherapie"
- Vorstandsmitglied im Fachverband deutsche Heilpraktikerschulen, FDHPS

Maria **Niemeyer**
THALAMUS Heilpraktikerschule Essen
Sibyllastraße 15
45136 Essen
Deutschland

Vorwort

Die Themengebiete Herz und Kreislauf haben einen festen Bestandteil in schriftlichen und mündlichen Heilpraktikerüberprüfungen. Aus gutem Grund: akute Störungen können lebensbedrohlich sein, chronische Störungen verkürzen die Lebenserwartung oder vermindern die Lebensqualität. Angehende Heilpraktiker*innen sollten daher Anzeichen kardiovaskulärer Erkrankungen kennen, Risikofaktoren einschätzen können und entsprechend die weitere medizinische Versorgung anstoßen. In der praktischen Tätigkeit ist die Beratung in Bezug auf Lebensstiländerungen und Prävention ein großes Thema. Dieses Lernmodul bietet eine gute Grundlage für Ihren Lernerfolg und wird Sie sicherlich auch als informatives Nachschlagewerk in der Praxis begleiten.

Inhaltsverzeichnis

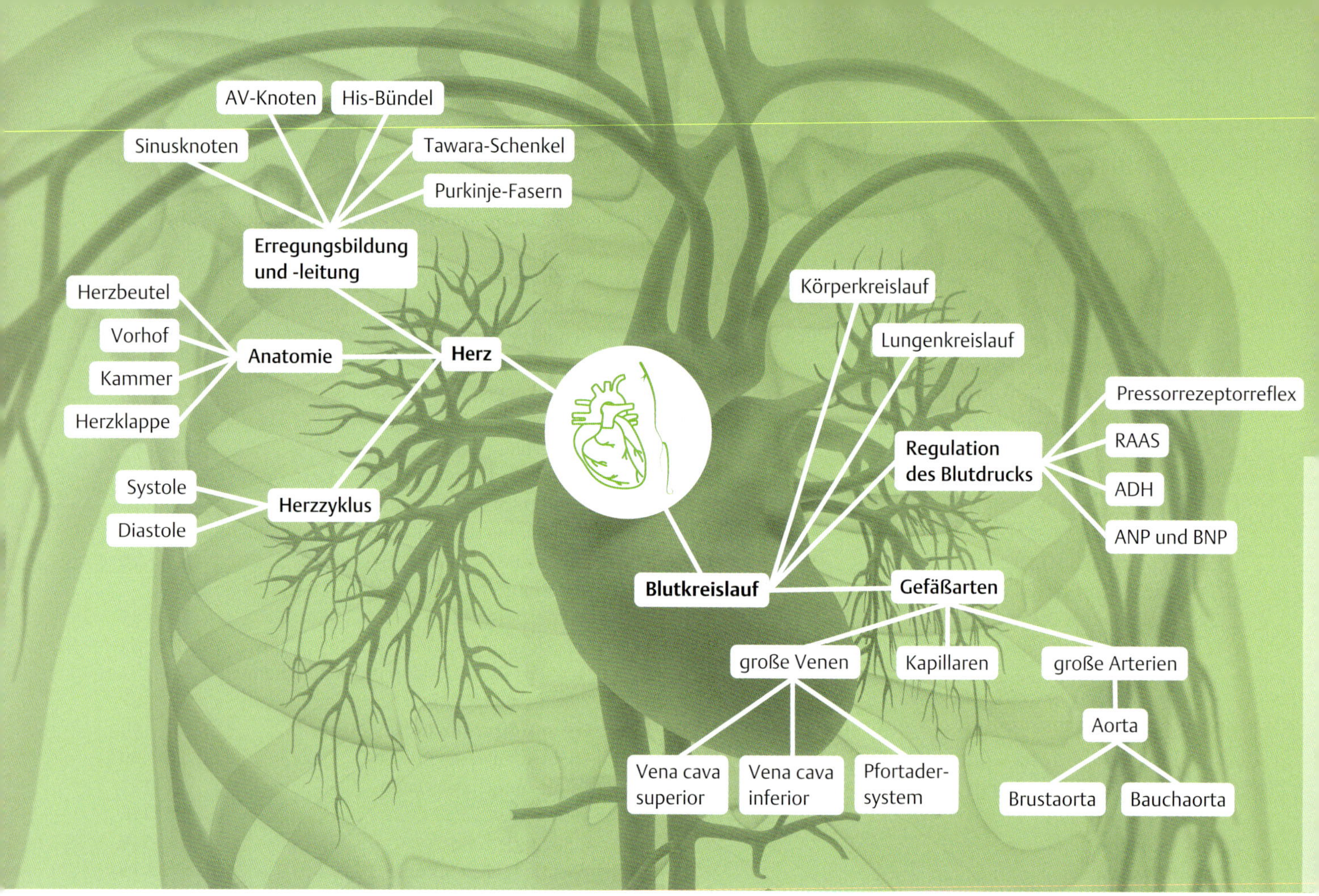

AV-Knoten
His-Bündel
Sinusknoten
Tawara-Schenkel
Purkinje-Fasern
Erregungsbildung und -leitung
Herzbeutel
Vorhof
Kammer
Herzklappe
Anatomie
Herz
Systole
Diastole
Herzzyklus
Körperkreislauf
Lungenkreislauf
Pressorrezeptorreflex
Regulation des Blutdrucks
RAAS
ADH
ANP und BNP
Blutkreislauf
Gefäßarten
große Venen
Kapillaren
große Arterien
Aorta
Vena cava superior
Vena cava inferior
Pfortader-system
Brustaorta
Bauchaorta

1 Anatomie und Physiologie

1.1 Herz

1.1.1 Feinbau, Gefäßversorgung und Blutfluss

Das Herz arbeitet als Pumpe, die sauerstoffarmes Blut zur Lunge (rechtes Herz) und sauerstoffreiches Blut in den Körper (linkes Herz) befördert. Es liegt im **Mediastinum** und ist vom **Herzbeutel** (Perikard) umgeben (▶ **Abb. 1.1**). Das Herz hat die Form eines Kegels mit **Herzbasis** und **Herzspitze**, **Vorderwand** und **Hinterwand**.

Rechte und linke Herzhälfte werden durch die **Herzscheidewand** (Septum) voneinander getrennt (▶ **Abb. 1.2**). Jede Herzhälfte besitzt einen **Vorhof** (Atrium) und eine **Kammer** (Ventrikel). Zwischen den Kammern und den Vorhöfen bzw. den Kammern und den großen Gefäßen (Aorta und Truncus pulmonalis) sorgen insgesamt **4 Klappen**, die in Segel- und Taschenklappen unterteilt werden, dafür, dass das Blut nur in eine Richtung fließt:

- **Segelklappen** (Atrioventrikular- oder AV-Klappen):
  - Die **Mitralklappe** (Bikuspidalklappe, linke AV-Klappe) besteht aus 2 Segeln und trennt den linken Vorhof von der linken Kammer.
  - Die **Trikuspidalklappe** (rechte AV-Klappe) besteht aus 3 Segeln und trennt den rechten Vorhof von der rechten Kammer.

Abb. 1.1 Lages des Herzens im Brustkorb.

A. carotis communis dextra und V. jugularis interna dextra
A. carotis communis sinistra und V. jugularis interna sinistra
A. u. V. subclavia dextra
A. u. V. subclavia sinistra
V. cava superior
Aorta ascendens
Vv. pulmonales dextrae
Truncus pulmonalis
Diaphragma
Apex cordis

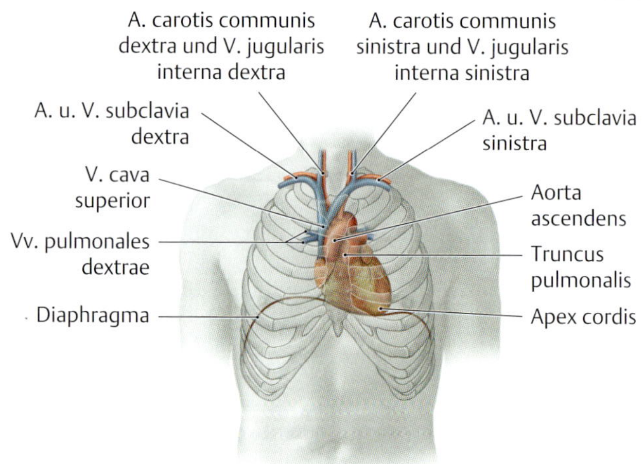

Das Herz liegt zu etwa ⅔ links der Mittellinie, die Herzachse verläuft schräg nach unten-links. Gefäße, die sauerstoffreiches Blut führen, sind rot dargestellt, Gefäße, die sauerstoffarmes Blut führen, blau. *Abb. aus: Schünke M, Schulte E, Schumacher U et al. 3.1 Lage des Herzens im Thorax. In: Schünke M, Schulte E, Schumacher U et al., Hrsg. Prometheus LernAtlas - Innere Organe. 5. Auflage. Stuttgart: Thieme; 2018.*

Abb. 1.2 Blutfluss durch das Herz.

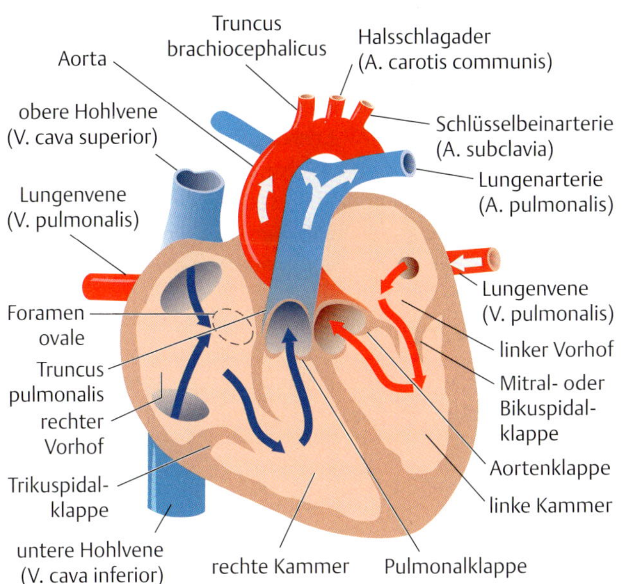

Das venöse Blut aus dem Körperkreislauf gelangt über den rechten Vorhof und durch die Trikuspidalklappe in die rechte Kammer, die es durch die Pulmonalklappe in den Lungenkreislauf weiterpumpt. Aus dem Lungenkreislauf erreicht das jetzt sauerstoffreiche Blut zunächst den linken Vorhof. Von dort fließt es durch die Mitralklappe in die linke Kammer. Diese pumpt es durch die Aortenklappe in die Aorta und damit in den Körperkreislauf. Die Pfeile stellen die Flussrichtung dar: blaue Pfeile = sauerstoffarmes Blut; rote Pfeile = sauerstoffreiches Blut. *Abb aus: I care Krankheitslehre. 2. Auflage, Thieme; 2020 nach Bommas-Ebert U, Teubner P, Vos R, Hrsg. Kurzlehrbuch, Anatomie und Embryologie. 3. Auflage, Thieme; 2011.*

- **Taschenklappen** (Semilunarklappen):
  - Die **Pulmonalklappe** liegt zwischen rechter Kammer und Truncus pulmonalis.
  - Die **Aortenklappe** liegt zwischen linker Kammer und Aorta.

Von innen nach außen besteht die Herzwand aus 4 Schichten: **Endokard**, **Myokard**, **Epikard** und **Perikard**. Zwischen Epikard und Perikard liegt die **Perikardhöhle**.

Das Herz wird durch die Koronargefäße (Herzkranzarterien, Koronararterien) mit Sauerstoff versorgt (▸ **Abb. 1.3**). Die **rechte Herzkranzarterie** (A. coronaria dextra) versorgt meist die Wand des rechten Vorhofs und der rechten Herzkammer. Die **linke Herzkranzarterie** teilt sich in den Ramus interventricularis anterior (**RIVA** oder **LAD**) und den Ramus circumflexus (**RCX**). Sie versorgen bei den meisten Menschen den linken Vorhof, die linke Herzkammer und die Herzscheidewand.

Sauerstoffarmes Blut fließt über die **Herzvenen** ab, die weitgehend parallel zu den arteriellen Gefäßen verlaufen. Sie münden in den **Sinus coronarius** (Koronarvenensinus). Dieser umgibt das Herz und führt das Blut neben der oberen Hohlvene in den rechten Vorhof.

Abb. 1.3 Versorgungsbereiche der Herzkranzgefäße.

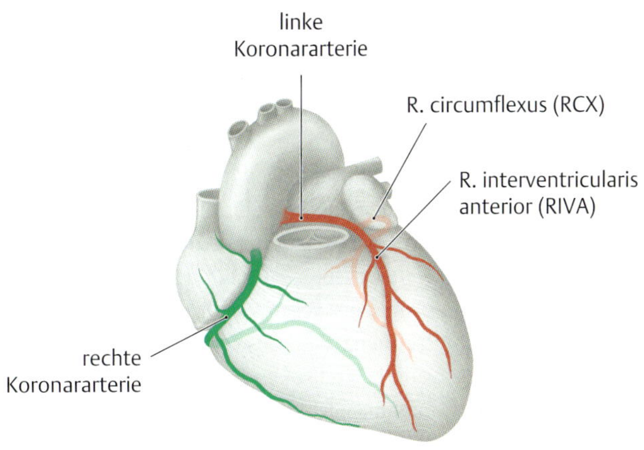

Verlauf der Koronararterien (Ansicht auf das Herz von vorn). Rot: linke Koronararterie (A. coronaria sinistra = LCA), verzweigt sich in ihre 2 Hauptäste (Ramus circumflexus = RCX und Ramus interventricularis anterior = RIVA). Grün: rechte Koronararterie (A. coronaria dextra = RCA). *Abb. aus: Schünke M, Schulte E, Schumacher U et al. 3.14 Koronararterien: Versorgungstypen am Herzen. In: Schünke M, Schulte E, Schumacher U et al., Hrsg. Prometheus LernAtlas - Innere Organe. Illustrationen von M. Voll und K. Wesker. 5. Auflage. Stuttgart: Thieme; 2018.*

Fazit – Das müssen Sie wissen

Herz – Feinbau, Gefäßversorgung, Blutfluss

Das Herz liegt im **Mediastinum** und ist vom **Herzbeutel** umgeben. Die **Herzscheidewand** (Septum) trennt das Herz in eine rechte und eine linke Hälfte. Die rechte Herzhälfte pumpt sauerstoffarmes Blut zur Lunge, die linke sauerstoffreiches Blut in den Körper. Jede Herzhälfte besitzt einen **Vorhof** (Atrium) und eine **Kammer** (Ventrikel). Man unterscheidet **Segelklappen** (Mitral- und Trikuspidalklappe) und **Taschenklappen** (Pulmonal- und Aortenklappe). Die Klappen sorgen dafür, dass das Blut nur in eine Richtung fließt.

Das Blut durchfließt das Herz in folgender Reihenfolge:

- rechtes Herz: obere/untere Hohlvene → rechter Vorhof → Trikuspidalklappe → rechte Herzkammer → Pulmonalklappe → Truncus pulmonalis
- linkes Herz: Lungenvenen → linker Vorhof → Bikuspidalklappe → linke Herzkammer → Aortenklappe → Hauptschlagader

Von innen nach außen besteht die Herzwand aus 4 Schichten: **Endokard**, **Myokard**, **Epikard** und **Perikard**. Zwischen Epikard und Perikard liegt die **Perikardhöhle**.

Die **Koronargefäße** versorgen das Herz mit Sauerstoff.

1.1.2 Erregungsbildung, Erregungsleitung, Herzfrequenz

Das Herz schlägt unabhängig vom Nervensystem des Körpers in einem Grundrhythmus. Dabei erzeugen spezialisierte Herzmuskelzellen (Schrittmacherzellen) des herzeigenen **Erregungsbildungssystems** elektrische Impulse, die von den Zellen des **Erregungsleitungssystems** weitergegeben werden. Man spricht auch von einem Reizbildungs- bzw. Reizleitungssystem (RLS).

Primärer Schrittmacher ist der **Sinusknoten** in der Wand des rechten Vorhofs. Die dort spontan entstehende Erregung breitet sich über die Zellen des Vorhofmyokards aus und erreicht den **AV-Knoten**. Er leitet den Impuls nur verzögert an das **His-Bündel** weiter. Durch diese AV-Knoten-vermittelte Verzögerung der Erregungsüberleitung von den Vorhöfen auf die Kammern beginnt die Kammerkontraktion erst, wenn die Vorhofkontraktion beendet ist, sodass die Kammern ausreichend Zeit haben, sich mit Blut zu füllen. Über die **Tawara-Schenkel** wird die Erregung an die **Purkinje-Fasern** weitergegeben. Sie sind für die Erregung der Muskelzellen der Herzkammern verantwortlich.

Die normale **Herzfrequenz** wird also vom Sinusknoten bestimmt und beträgt beim Erwachsenen 60–100 Schläge/min. Bei Neugeborenen und Säuglingen ist sie mit 120–150 Schlägen/min fast doppelt so hoch. Fällt der Sinusknoten aus, springen zunächst der AV-Knoten (sekundärer Schrittmacher, Frequenz 40–50 Schläge/min) und nach dessen Ausfall das His-Bündel (tertiärer Schrittmacher, Frequenz 20–30 Schläge/min) ein. Bei Bedarf passt das vegetative Nervensystem (Sympathikus und Parasympathikus) die Herzleistung (bestimmt durch die Frequenz, das Schlagvolumen bzw. die Kontraktionskraft und die Überleitungsgeschwindigkeit im AV-Knoten) den Umständen an. Unter dem Einfluss des Sympathikus steigt das HZV, unter dem Einfluss des Parasympathikus nimmt es ab. Bei einem gesunden Erwachsenen liegt das **Herzzeitvolumen** (HZV) in Ruhe normalerweise bei ca. 5 l/min und das **Schlagvolumen** bei ca. 70 ml.

1.1.3 Herzzyklus

Ein **Herzzyklus** besteht aus einer Kontraktionsphase (Systole) und einer Erschlaffungsphase (Diastole; ▸ **Abb. 1.4**).

Abb. 1.4 Phasen der Herztätigkeit.

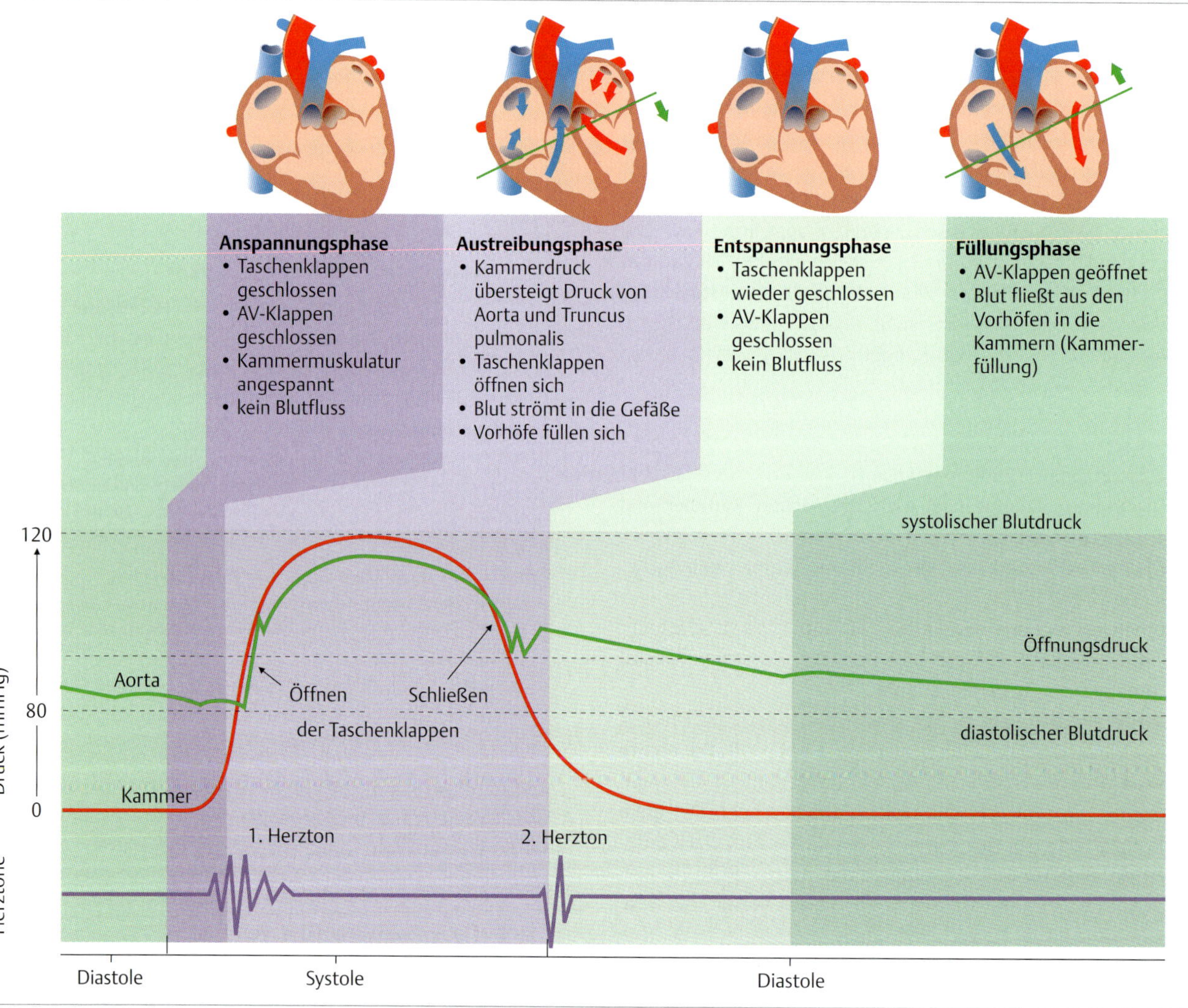

Anspannungs- und Austreibungsphase gehören zur Systole, Entspannungs- und Füllungsphase zur Diastole. Die untere Hälfte der Abbildung zeigt die Druckverhältnisse in der linken Herzkammer (rot) und in der Aorta (grün) während der Herzaktion. Überschreitet in der Anspannungsphase der Druck in der Herzkammer denjenigen in der Aorta (Öffnungsdruck), geht die Aortenklappe auf und die Austreibungsphase beginnt. Dieser Zeitpunkt fällt mit dem 1. Herzton zusammen (untere Linie, blau). Der 2. Herzton entsteht beim Schließen der Aortenklappe am Ende der Austreibungsphase. Am rechten Herzen laufen die Phasen analog und fast gleichzeitig ab, die Pulmonalklappe ist auf der Abbildung nicht dargestellt. *Abb. aus: I care Anatomie, Physiologie. 2. Auflage, Thieme; 2020. Nach: Schwegler J, Lucius R, Der Mensch – Anatomie und Physiologie. Hrsg. 7. überarbeitete Auflage. Thieme; 2021.*

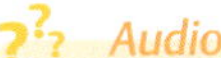

Systole

In der Systole ziehen sich die Herzmuskelzellen zusammen und pressen das Blut aus den beiden Herzkammern in die abgehenden Gefäße: die Aorta (→ Körperkreislauf) bzw. den Truncus pulmonalis (→ Lungenkreislauf). Man unterscheidet eine Anspannungs- und eine Austreibungsphase.

Während der **Anspannungsphase** spannt sich die Kammermuskulatur an. Der Druck in den beiden Herzkammern steigt. Dadurch schließen sich die Segelklappen. Die Taschenklappen sind noch geschlossen, da der Druck noch nicht ausreicht, um sie zu öffnen.

In der **Austreibungsphase** übersteigt der Druck in den Herzkammern die Drücke in der Aorta bzw. im Truncus pulmonalis. Die Segelklappen sind weiterhin geschlossen. Die Taschenklappen öffnen sich und das Blut kann aus den beiden Herzkammern in die Gefäße strömen. Durch den Unterdruck bei der Kontraktion des Kammermyokards füllen sich die Vorhöfe mit Blut. Die Austreibungsphase ist beendet, wenn der Druck in den Kammern unter den Druck in den abführenden Gefäßen fällt und sich die Taschenklappen wieder schließen.

Diastole

In der Diastole entspannen sich die Herzmuskelzellen wieder, sodass das Blut aus den Vorhöfen in die Herzkammern strömt. Man unterscheidet eine Entspannungs- und eine Füllungsphase.

Die **Entspannungsphase** beginnt, wenn der Druck in den Herzkammern wieder unter den Druck in der Aorta bzw. im Truncus pulmonalis gefallen ist und die Taschenklappen wieder geschlossen sind. Da auch die Segelklappen geschlossen sind, fließt noch kein Blut von den Vorhöfen in die Kammern.

Erst wenn in der **Füllungsphase** der Druck in den Kammern unter den Druck in den Vorhöfen fällt, öffnen sich die Segelklappen und das Blut strömt aus den Vorhöfen in die beiden Herzkammern. Das Herz füllt sich wieder.

1.1.4 Herztöne und Herzgeräusche

Beim Gesunden hört man gewöhnlich **2 Herztöne** (▶ **Abb. 1.4**; ▶ **Audio 1.1**; ▶ **Audio 1.2**). Sie entstehen beim Verschluss der Herzklappen:

- **1. Herzton:** Anspannung des Kammermyokards und Verschluss der AV-Klappen
- **2. Herzton:** Schluss der Taschenklappen

Audio

Audio 1.1 Normale Herztöne.

1. Herzton (HT) und 2. HT sind dumpf. Der 2. HT ist schärfer und kürzer als der 1. HT. Da sie aus 2 Komponenten bestehen, können sie physiologischerweise gespalten sein. Von der Herzspitze zur Herzbasis hin wird der 1. HT zunehmend leiser (und kann sogar völlig verschwinden), während der 2. HT lauter wird. Bei normaler Herzfrequenz ist die auskultatorische Systole (Abstand vom 1. zum 2. HT) kürzer als die Diastole (Abstand vom 2. zum nächsten HT). *Aus: Middeke M. Normale Herztöne und Extratöne. In: Füeßl H, Middeke M, Hrsg. Duale Reihe Anamnese und Klinische Untersuchung. 6., aktualisierte Auflage. Thieme; 2018*

Audio

Audio 1.2 Abgeschwächter 1. Herzton, z. B. bei Herzinsuffizienz, arterieller Hypotonie oder verlängerter AV-Überleitung.

Die Ursache ist eine kardiale Kontraktilitätsschwäche, z. B. bei Herzinsuffizienz, arterieller Hypotonie oder verlängerter AV-Überleitung. Die Klappensegel sind unmittelbar vor der Ventrikelkontraktion bereits sehr nahe beisammen, sodass die Klappen aus schon nahezu geschlossener Stellung geschlossen werden. Dadurch fällt der 1. HT leiser aus. *Aus: Middeke M. Normale Herztöne und Extratöne. In: Füeßl H, Middeke M, Hrsg. Duale Reihe Anamnese und Klinische Untersuchung. 6., aktualisierte Auflage. Thieme; 2018*

Herzgeräusche entstehen durch Verwirbelungen des Blutstroms und weisen i. d. R. auf krankhafte Veränderungen hin (▶ **Audio 1.3**, ▶ **Audio 1.4**, ▶ **Audio 1.5**, ▶ **Audio 1.6**, ▶ **Audio 1.7**, ▶ **Audio 1.8**). Ursache sind meist die Herzklappen, doch können auch Defekte der Herzscheidewand, ein offener Ductus arteriosus Botalli oder veränderte Fließeigenschaften (z. B. bei Anämie) verantwortlich sein.

Die Herzgeräusche werden nach ihrer Entstehung eingeteilt in:

- organische Geräusche durch Strömungsanomalien an Klappenfehlern oder infolge kardialer Fehlbildungen
- funktionelle Geräusche durch ein erhöhtes Schlagvolumen mit erhöhter Flussgeschwindigkeit (z. B. bei körperlicher Arbeit, Fieber, Anämie, Hypertonie, Hyperthyreose, Schwangerschaft); am Herzen bestehen keine organischen Veränderungen.
- akzidentelle Geräusche bei Herzgesunden (lage-/bewegungsabhängig, v. a. bei Kindern und Jugendlichen)

Charakterisiert werden Herzgeräusche durch den Zeitpunkt ihres Auftretens im Herzzyklus (diastolisch, systolisch), ihre Lautstärke, ihr Geräuschmuster (crescendo, decrescendo, spindel- oder bandförmig), die Stelle, an der sie am lautesten abgehört werden können (Punctum maximum, P. m.) und ob das Geräusch fortgeleitet wird.

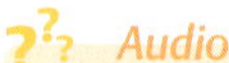

Audio 1.3 Geräusche der Aortenklappe bei Aortenstenose.

leichte Aortenstenose (AS): raues oder kratzendes, mittel- bis tieffrequentes Systolikum bei Aortenklappendeformierung und leichter AS. Das Geräuschmaximum fällt in die frühe bis mittlere Systole. *Aus: Middeke M. Normale Herztöne und Extratöne. In: Füeßl H, Middeke M, Hrsg. Duale Reihe Anamnese und Klinische Untersuchung. 6., aktualisierte Auflage. Stuttgart: Thieme; 2018*

Audio

Audio 1.4 Geräusche der Aortenklappe bei Aortenstenose und Aorteninsuffizienz.

Kombiniertes Aortenvitium (Aortenstenose und -insuffizienz): Zu hören ist das klassische Auf-und-ab-Geräusch von Aortenstenose und -insuffizienz, ein tieffrequentes, scharfes, spindelförmiges systolisches Geräusch (SM) und ein helles, frühes diastolisches Geräusch (DM). Der 2. HT ist abgeschwächt. *Aus: Middeke M. Normale Herztöne und Extratöne. In: Füeßl H, Middeke M, Hrsg. Duale Reihe Anamnese und Klinische Untersuchung. 6., aktualisierte Auflage. Thieme; 2018*

Audio

Audio 1.5 Geräusche der Mitralklappe.

Leichte Mitralinsuffizienz (MI): Das Geräusch der MI ist meist holosystolisch, bandförmig und hochfrequent, kann aber auch als früh- bis spätsystolisches Decrescendogeräusch auftreten. Es ist oft (sehr) leise (1–2/6) und von fauchendem bis blasendem Charakter. Im Beispiel ist über der Herzspitze ein leises, helles, blasendes systolisches Geräusch zu hören. *Aus: Middeke M. Normale Herztöne und Extratöne. In: Füeßl H, Middeke M, Hrsg. Duale Reihe Anamnese und Klinische Untersuchung. 6., aktualisierte Auflage. Thieme; 2018*

Audio

Audio 1.6 Geräusch der Pulmonalklappe.

Pulmonalstenose: Zu hören ist ein lautes (4–5/6), langes, scharfes bzw. raues früh- bis mesosystolisches Geräusch. Der 2. HT ist gespalten, der Aortenton (A) wird von dem Geräusch überlagert. Der Pulmonalton (P) ist verzögert und am Ende des Geräuschs gerade eben hörbar. Das Geräusch entsteht durch Wirbelbildungen hinter der Pulmonalklappe. *Aus: Middeke M. Normale Herztöne und Extratöne. In: Füeßl H, Middeke M, Hrsg. Duale Reihe Anamnese und Klinische Untersuchung. 6., aktualisierte Auflage. Thieme; 2018*

Audio

Audio 1.7 Geräusche des Vorhofseptums.

Vorhofseptumdefekt (ASD): Typisch ist ein früh- bis mittelsystolisches, spindelförmiges raues Austreibungsgeräusch, das vor dem 2. HT endet. Der 2. HT ist konstant gespalten (A = 2. Aortenton, P = 2. Pulmonalton). Die fixierte Spaltung ist pathognomonisch für den ASD. Der 1. HT ist gewöhnlich betont. *Aus: Middeke M. Normale Herztöne und Extratöne. In: Füeßl H, Middeke M, Hrsg. Duale Reihe Anamnese und Klinische Untersuchung. 6., aktualisierte Auflage. Thieme; 2018*

Audio

Audio 1.8 Geräusche des Perikards.

Perikardreiben: Die Geräusche entstehen durch Aneinanderreiben der meist entzündlich fibrinös veränderten Perikardblätter im Rahmen einer Perikarditis. Sie sind ohrnah, schabend, reibend oder kratzend und können mesosystolisch und meso- bis enddiastolisch zu hören sein. *Aus: Middeke M. Normale Herztöne und Extratöne. In: Füeßl H, Middeke M, Hrsg. Duale Reihe Anamnese und Klinische Untersuchung. 6., aktualisierte Auflage. Thieme; 2018*

Fazit – Das müssen Sie wissen

Herz – Erregungsbildung, Erregungsleitung, Herzzyklus

Elektrische Impulse, die für den Grundrhythmus sorgen, werden wie folgt weitergeleitet: Sinusknoten (primärer Schrittmacher; Erzeugung der Impulse) → über Vorhofmyokard zum **AV-Knoten** (sekundärer Schrittmacher) → verzögert zum **His-Bündel** (tertiärer Schrittmacher) → **Tawara-Schenkel** → **Purkinje-Fasern** → Erregung der Muskelzellen der Herzkammern

- **Herzfrequenz**: beim Erwachsenen 60–100 Schläge/min; bei Neugeborenen und Säuglingen: 120–150 Schläge/min
- **Schlagvolumen**: ca. 70 ml
- **Herzzeitvolumen** (HZV): ca. 5 l/min

Der **Herzzyklus** besteht aus 2 Phasen:

- **Systole**: Kontraktionsphase; Blut wird aus den Kammern in die Aorta bzw. den Truncus pulmonalis gepumpt; besteht aus der Anspannungs- und der Austreibungsphase
- **Diastole**: Erschlaffungsphase; Herzkammern werden mit Blut gefüllt; besteht aus der Entspannungs- und der Füllungsphase

Herztöne entstehen beim Verschluss der Herzklappen. Beim 1. Herzton spannt sich das Kammermyokard an und die AV-Klappen schließen sich. Beim 2. Herzton schließen die Taschenklappen. **Herzgeräusche** sind i. d. R. pathologisch und mögliche Hinweise auf krankhafte Veränderungen.

1.2 Blutkreislauf

In den Blutgefäßen fließt das Blut vom Herzen durch die Organe und zurück zum Herzen. Zusammen mit dem Herzen bilden die Blutgefäße das **Herz-Kreislauf-System**. Dessen Hauptaufgabe ist der Transport von **Atemgasen** (Sauerstoff und Kohlenstoffdioxid) und **Nähr-** und **Abfallstoffen**, die bei den Stoffwechselvorgängen gebildet werden. Eine weitere wichtige Aufgabe des Blutkreislaufs ist seine Beteiligung an der **Steuerung des Wasserhaushalts** und an der **Wärmeregulation** des Organismus.

Das Kreislaufsystem besteht aus 2 Teilkreisläufen (▸ **Abb. 1.5**): Der **Körperkreislauf** (großer Kreislauf) versorgt die Organe und Gewebe mit Sauerstoff und Nährstoffen und transportiert die entstehenden Stoffwechselprodukte ab. Im **Lungenkreislauf** (kleiner Kreislauf) wird das Blut mit Sauerstoff angereichert und Kohlendioxid abgegeben.

Abb. 1.5 Körperkreislauf und Lungenkreislauf.

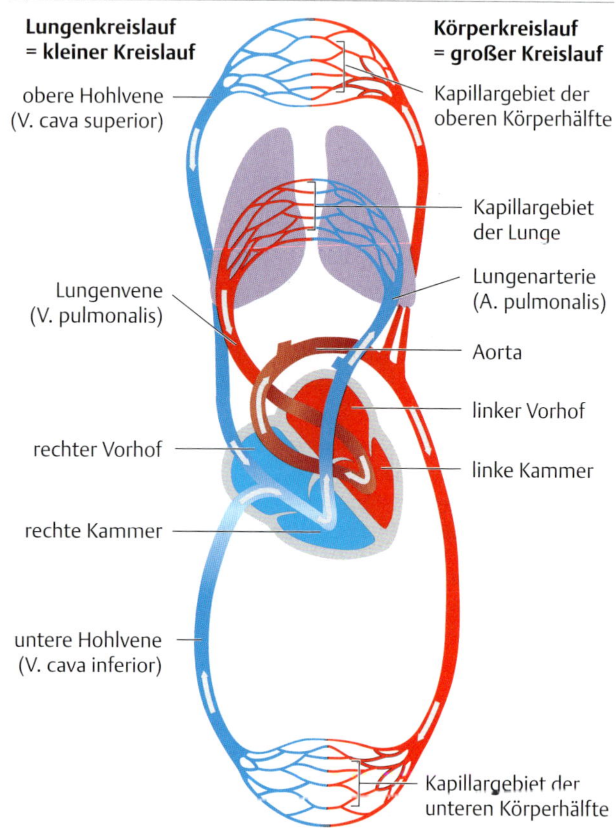

Gefäße, die sauerstoffreiches Blut führen, sind rot gezeichnet, Gefäße, die sauerstoffarmes Blut führen, blau. Die Pfeile geben die Richtung des Blutflusses an. Die Darstellung ist vereinfacht, gezeigt werden nur die großen Gefäße. *Abb. aus: Schünke M, Schulte E, Schumacher U, Übersicht und prinzipieller Wandbau. In: Schünke M, Schulte E, Schumacher U, Hrsg. Prometheus LernAtlas - Innere Organe. Illustrationen von M. Voll und K. Wesker. 5. Auflage. Stuttgart: Thieme; 2018*

1.2.1 Gefäßarten

Es gibt 2 Gefäßarten: **Arterien** und **Venen**. Die **Kapillaren** bilden den Übergang von den arteriellen zu den venösen Blutgefäßen.

Arterien

Die **Arterien** transportieren das Blut vom Herzen weg: In den Arterien des **Körperkreislaufs** (z. B. in der Arteria femoralis und im Truncus coeliacus) fließt **sauerstoffreiches** Blut vom Herzen zu den Organen, in den Arterien des **Lungenkreislaufs** (Lungenarterien, Arteriae pulmonales) fließt **sauerstoffarmes** Blut vom Herzen zur Lunge. Arterien sind als Widerstandsgefäße stark kontraktionsfähig, aber wenig dehnbar.

Die Arterien verzweigen sich in ihrem Verlauf, wobei der Gefäßdurchmesser immer weiter abnimmt. Sehr kleine Arterien mit einem Durchmesser von etwa 40–100 µm werden als **Arteriolen** bezeichnet. Sie gehen schließlich in die Kapillaren über.

Die Arterien des Körperkreislaufs bilden zusammen mit dem kontrahierten linken Ventrikel das **Hochdrucksystem** (▸ **Abb. 1.6**). Der Name rührt daher, dass dort mit durchschnittlich ca. 100 mmHg ein wesentlich höherer Druck herrscht als im Niederdrucksystem (s. u.). Dieser Druck ist notwendig, damit das Blut auch weiter vom Herzen entfernte Organe erreichen kann. Er wird auch als **arterieller Blutdruck** bezeichnet. Im Hochdrucksystem befinden sich etwa 15 % der Gesamtblutmenge des Körpers.

Venen

Die Venen transportieren das Blut zum Herzen zurück: In den Venen des **Körperkreislaufs** (z. B. in der Vena femoralis) fließt **sauerstoffarmes** Blut von den Organen zum Herzen, in den Venen des **Lungenkreislaufs** (Lungenvenen, Venae pulmonales) strömt dagegen **sauerstoffreiches** Blut von der Lunge zum Herzen. Venen sind als Kapazitätsgefäße stark dehnbar und wenig kontraktionsfähig; sie dienen der **Blutspeicherung**.

Venen mit einem geringen Durchmesser (ca. 40–100 µm) bezeichnet man als **Venolen**. Sie gehen aus den Kapillaren hervor. Durch Vereinigung mit anderen Venolen nimmt ihr Durchmesser in Richtung Herz zu, bis sie schließlich in die größeren Venen münden.

Alle Venen des Körperkreislaufs (z. B. die Pfortader), die arteriellen und die venösen Blutgefäße des Lungenkreislaufs (z. B. die Arteriae pulmonales und die Venae pulmonales), das rechte Herz, der linke Vorhof und während der Diastole auch der linke Ventrikel gehören zusammen mit den Kapillaren zum **Niederdrucksystem** (▸ **Abb. 1.6**). Dieses enthält 85 % der Gesamtblutmenge.

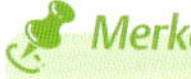

Merke

Arterien und Venen

Alle vom Herzen wegführenden Gefäße werden als Arterien bezeichnet, alle zum Herzen hinführenden Gefäße als Venen.

An Armen und Beinen gibt es **oberflächliche** und **tiefe Venen**, die durch **Perforansvenen** miteinander verbunden sind. Die Venenklappen der Perforansvenen lassen nur einen Blutfluss von außen nach innen zu, sodass das Blut aus den oberflächlichen Venen über die tiefen Venen zum Herzen hin transportiert wird.

Abb. 1.6 Hoch- und Niederdrucksystem.

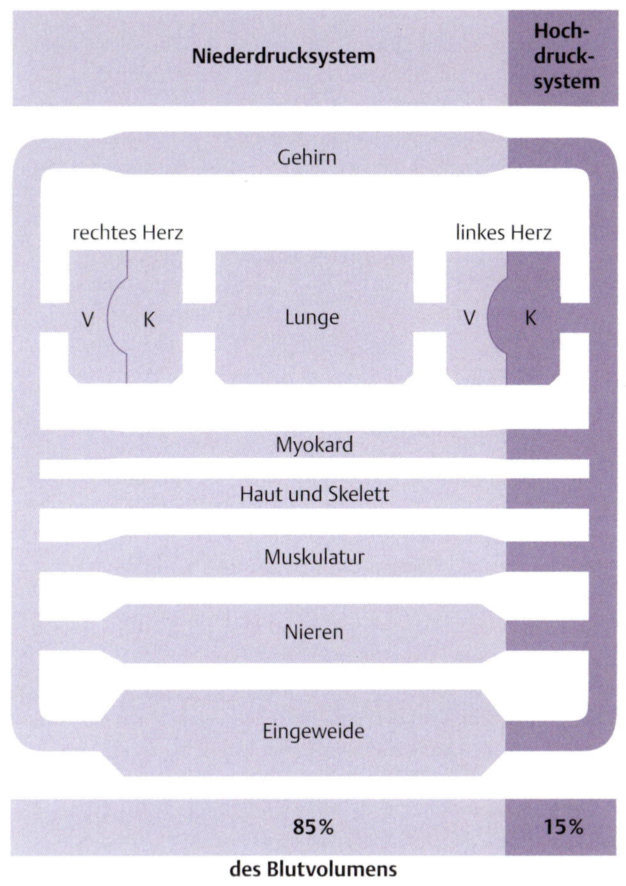

85% des Blutvolumens zirkulieren im Niederdrucksystem (Venen und Lungenkreislauf), 15% zirkulieren im Hochdrucksystem (Arterien). V = Vorhof, K = Kammer. *Abb aus: I care Anatomie, Physiologie. 2. Auflage. Thieme; 2020. Nach: Grissmer S. Blutkreislauf. In: Behrends J, Bischofberger J, Deutzmann R, Ehmke H, Frings S, Grissmer S, Hoth M, Kurtz A, Leipziger J et al., Hrsg. Duale Reihe Physiologie. 4. Auflage. Thieme; 2021.*

Kapillaren

Die Kapillaren bilden ein Netz aus **sehr kleinen Gefäßen**. Sie schließen sich im Blutverlauf an die Arteriolen an und gehen in die Venolen über. Die dem Kapillarnetz vorgeschalteten Arteriolen, das Kapillarnetz und die darauffolgenden Venolen werden auch unter dem Begriff **terminale Strombahn** zusammengefasst. Dort, wo die Kapillaren aus den Arteriolen hervorgehen, liegen ihrer Wand Muskelzellen an. Sie bilden den präkapillaren Sphinkter, der bei der Regulation des Blutflusses in das Kapillarnetz eine Rolle spielt.

Der Durchmesser der Kapillaren bleibt über deren gesamten Verlauf weitestgehend unverändert. Ihre Wand ist so dünn, dass kleine Moleküle hindurchdiffundieren können. So können Nährstoffe und Atemgase das Gewebe erreichen bzw. aus dem Gewebe aufgenommen werden. Dieser Prozess wird auch als **Mikrozirkulation** bezeichnet.

Die Anzahl der Kapillaren ist in den verschiedenen Organen unterschiedlich. Ein dichtes Kapillarnetz weisen z. B. die Lunge, die Leber und die Muskulatur auf, während die Sehnen und Bänder nur wenig kapillarisiert sind. Die Linse und die Hornhaut des Auges sowie Knorpel sind frei von Kapillaren.

Bei der Blutversorgung der Leber und der Hypophyse sind 2 Kapillargebiete hintereinandergeschaltet. Da das Gefäß, das die beiden Kapillargebiete jeweils miteinander verbindet, als Pfortader bezeichnet wird, spricht man vom hepatischen bzw. hypophysären **Pfortadersystem**.

1.2.2 Gefäßwand

Die Wand größerer Gefäße besteht aus 3 Schichten: innen die **Intima** (Tunica intima oder T. interna; aus Endothel mit einer Schicht aus lockerem Bindegewebe), als mittlere Schicht die **Media** (Tunica media; aus Muskelzellen, bei einigen Arterien mit elastischen Fasern), außen die **Adventitia** (Tunica adventitia oder T. externa; aus lockerem Bindegewebe). Bei Arterien und manchen Venen befindet sich zwischen der Intima und der Media noch eine weitere Lage aus elastischen Fasern, die Lamina elastica interna.

Arterien. Die Wände der Arterien sind relativ dick, v. a. die herznaher Arterien. Die Media ist bei Arterien stärker ausgeprägt als bei Venen. Bei herznahen Arterien enthält die Media neben den Muskelzellen viele elastische Fasern (Arterie vom elastischen Typ). Die Elastizität sorgt dafür, dass das Blut relativ gleichmäßig durch das Gefäßsystem strömt, obwohl es vom Herzen stoßweise gepumpt wird (**Windkesseleffekt**). Je weiter die Arterien vom Herzen entfernt sind, umso geringer ist der Anteil der elastischen Fasern und umso größer ist die relative Dicke der Muskelschicht (Arterien vom muskulären Typ; **Widerstandsgefäße**). Diese Arterien regulieren die Durchblutung der von ihnen versorgten Organe.

Venen. Viele Venen verlaufen parallel zu den entsprechenden Arterien. Dabei entspricht ihr Umfang meist dem der begleitenden Arterien. Da der Blutdruck in den Venen wesentlich geringer ist als in den Arterien, sind ihre Wände im Verhältnis zu denen der Arterien relativ dünn. Das bedeutet, dass der vom Gefäß umschlossene Hohlraum (Gefäßlumen) bei den Venen größer ist als bei den entsprechenden Arterien. Dies trägt dazu bei, dass sich der Großteil des Gesamtblutvolumens im Niederdrucksystem befindet. Venen werden deshalb auch als **Kapazitätsgefäße** bezeichnet. Von den Schichten der Gefäßwand ist vor allem die Media weniger ausgeprägt als bei den Arterien, am deutlichsten ist sie noch in den Beinvenen vorhanden.

Die Intima der Venen bildet die **Venenklappen**. Sie verhindern ein Zurückfließen des Bluts und ermöglichen so den zielgerichteten Transport des Bluts zum Herzen hin. Der Blutfluss wird in den Venen durch die Kontraktion der umgebenden Skelettmuskeln unterstützt (**Muskelpumpe**). Die wichtigste Muskelgruppe für den Abtransport des venösen Bluts aus den unteren Extremitäten sind die Wadenmuskeln, die über alltägliche Bewegungen wie Gehen, Radfahren, Treppensteigen aktiviert werden. Unterstützend wirkt außerdem die Sogwirkung des rechten Herzens in der Kammersystole (**Ventilebenenmechanismus**). Zudem werden die Venen, bedingt durch den parallelen Verlauf mit den Arterien, durch die arterielle Pulswelle komprimiert (**arteriove-**

nöse Kopplung). Unterstützend wirkt auch die **abdominothorakale Atempumpe**: Die Venen im Thorax erweitern sich während der Inspiration, da der Druck im Thorax sinkt, während die Venen unterhalb des Zwerchfells durch die Drucksteigerung im Abdomen komprimiert werden.

Kapillaren. Kapillaren nehmen eine Sonderstellung bezüglich des Wandbaus ein. Ihre Wand ist nicht 3-schichtig, sondern besteht nur aus einer **sehr dünnen Endothelzellschicht** und ist teilweise locker von Perizyten (zur Kontraktion fähige Bindegewebszellen) ummantelt. Die Endothelzellschicht weist kleine Lücken auf, die den Übertritt von Stoffen aus dem Blut ins Gewebe bzw. umgekert ermöglichen. Man unterscheidet 3 Kapillartypen mit unterschiedlich ausgeprägten Lücken (kontinuierliche Kapillaren, fenestrierte Kapillaren und Sinusoide = diskontinuierliche Kapillaren).

1.2.3 Regulation des Blutdrucks

Die Kraft, die das Blut auf die Gefäßwand ausübt, wird als **Blutdruck** bezeichnet. Er ist abhängig von der Herzfrequenz, dem Gesamtblutvolumen und dem Gesamtwiderstand aller arteriellen Gefäße (wobei sich der Gefäßwiderstand mit dem Durchmesser des Gefäßes ändert). Es gilt: **Je kleiner der Durchmesser, umso größer ist der Widerstand und umso höher ist der Blutdruck**.

Reguliert wird der Blutdruck vorwiegend über folgende Mechanismen:

- **Pressorezeptorreflex**: Bei einem Blutdruckabfall wird der Sympathikus aktiviert. Die Herzfrequenz nimmt zu und die Gefäße werden eng gestellt (Vasokonstriktion). Der Gefäßwiderstand nimmt zu und der Blutdruck steigt. Bei einem Blutdruckanstieg wird der Sympathikus hingegen gehemmt und der Blutdruck sinkt.
- **Renin-Angiotensin-Aldosteron-System (RAAS)**: Wenn die Nierendurchblutung sinkt, wird Angiotensin II gebildet. Es stellt die Gefäße eng und führt außerdem zur Freisetzung von Aldosteron. Dieses bewirkt, dass die Niere weniger Wasser und Natrium ausscheidet, wodurch das Blutvolumen steigt – und damit auch der Blutdruck.
- **antidiuretisches Hormon (ADH)**: Bei einem Blutdruckabfall wird von der Hypophyse ADH ausgeschüttet. Dadurch wird über die Niere weniger Wasser ausgeschieden und Blutvolumen wie auch Blutdruck steigen an.
- **natriuretische Peptide (ANP und BNP)**: Auch bei der Blutdruckregulation durch natriuretische Peptide spielt die Dehnung der Vorhofwand eine Rolle: Die Kardiomyozyten des Vorhofs setzen das atriale natriuretische Peptid (ANP) und geringe Mengen des natriuretischen Peptids Typ B (BNP) frei, wenn die Vorhofwand wegen eines erhöhten Blutvolumens gedehnt wird. Beide Hormone erweitern die Gefäße und hemmen die Freisetzung von Aldosteron. Letzteres steigert die renale Ausscheidung von Natrium und Wasser. Beides führt zur Blutdrucksenkung.

Der Pressorezeptorreflex ist v. a. an der kurzfristigen, innerhalb von wenigen Sekunden erfolgenden Anpassung des Blutdrucks beteiligt. Das RAAS und die Freisetzung von ADH wie der natriuretischen Peptide dienen der längerfristigen Blutdruckregulation.

Fazit – Das müssen Sie wissen

Blutkreislauf

Das **Herz-Kreislauf-System** (Herz und Gefäße) dient dem **Transport** von Atemgasen, Nährstoffen und Abfallstoffen, der **Steuerung des Wasserhaushalts** und der **Wärmeregulation**. Man unterscheidet den **Körperkreislauf** (großer Kreislauf) und den **Lungenkreislauf** (kleiner Kreislauf). Die 3 Gefäßarten sind:

- **Arterien**: leiten Blut vom Herzen weg; enthalten im Körperkreislauf sauerstoffreiches, im Lungenkreislauf sauerstoffarmes Blut; stark kontraktionsfähig, wenig dehnbar;
- **Venen**: leiten Blut zum Herzen hin; enthalten im Körperkreislauf sauerstoffarmes, im Lungenkreislauf sauerstoffreiches Blut; stark dehnbar, wenig kontraktionsfähig; dienen der Blutspeicherung;
- **Kapillaren**: verbinden arterielles und venöses System; dienen dem Stoffaustausch mit dem Gewebe.

Die Arterien des Körperkreislaufs und der kontrahierte linke Ventrikel gehören zum **Hochdrucksystem**. Die Venen des Körperkreislaufs, die Gefäße des Lungenkreislaufs, das rechte Herz, der linke Vorhof, während der Diastole auch der linke Ventrikel, und die Kapillaren gehören zum **Niederdrucksystem**.
Die Gefäßwand besteht i. d. R. aus 3 Schichten: **Intima**, **Media** und **Adventitia**.
Venenklappen sorgen für den Transport des Bluts zum Herzen hin. Unterstützt wird der Blutfluss in den Venen durch die **Muskelpumpe**, den **Ventilebenenmechanismus**, die **arteriovenöse Kopplung** und die **abdominothorakale Atempumpe**.
Der **Blutdruck** (Arterien: ca. 100 mmHg; Venen: < 20 mmHg) ist die Kraft, die das Blut auf die Gefäßwand ausübt. Er ist abhängig von der Herzfrequenz, dem Gesamtblutvolumen und dem Gefäßdurchmesser. Mechanismen der **Blutdruckregulation** sind der Pressorezeptorreflex, das RAAS, ADH wie auch ANP und BNP.

1.2.4 Große Arterien des Körperkreislaufs

Damit alle Organe und Gewebe mit Sauerstoff versorgt werden, sind die Arterien zahlreich und stark verzweigt (▶ **Abb. 1.7**). Die Lage der herznahen Gefäße im Brustkorb ist in ▶ **Abb. 1.1** dargestellt.

Hauptschlagader (Aorta)

Die **Hauptschlagader (Aorta)** entspringt direkt aus der linken Herzkammer. Sie ist das größte arterielle Gefäß im menschlichen Körper. Von ihr stammen letztlich alle Arterien des Körpers ab. Vom Herzen (der linken Herzkammer) ausgehend zieht sie im Brustkorb zunächst in Richtung Kopf (aufsteigender Teil, **Aorta ascendens**; ▶ **Abb. 1.8**), um dann nach ca. 6 cm einen Bogen zu bilden (**Aortenbogen**, Arcus aortae) und in Richtung der Beine zu verlaufen (absteigender Teil, **Aorta descendens**). Auf ihrem Weg in den Bauchraum passiert die Aorta das Zwerchfell (Diaphragma), das die Brusthöhle von der Bauchhöhle trennt. Oberhalb des Zwerchfells wird der absteigende Teil der Aorta **Brustaorta** (Aorta thoracica), unterhalb des Zwerchfells **Bauchaorta** (Aorta abdominalis) genannt.

Abb. 1.7 Große Arterien des Körperkreislaufs.

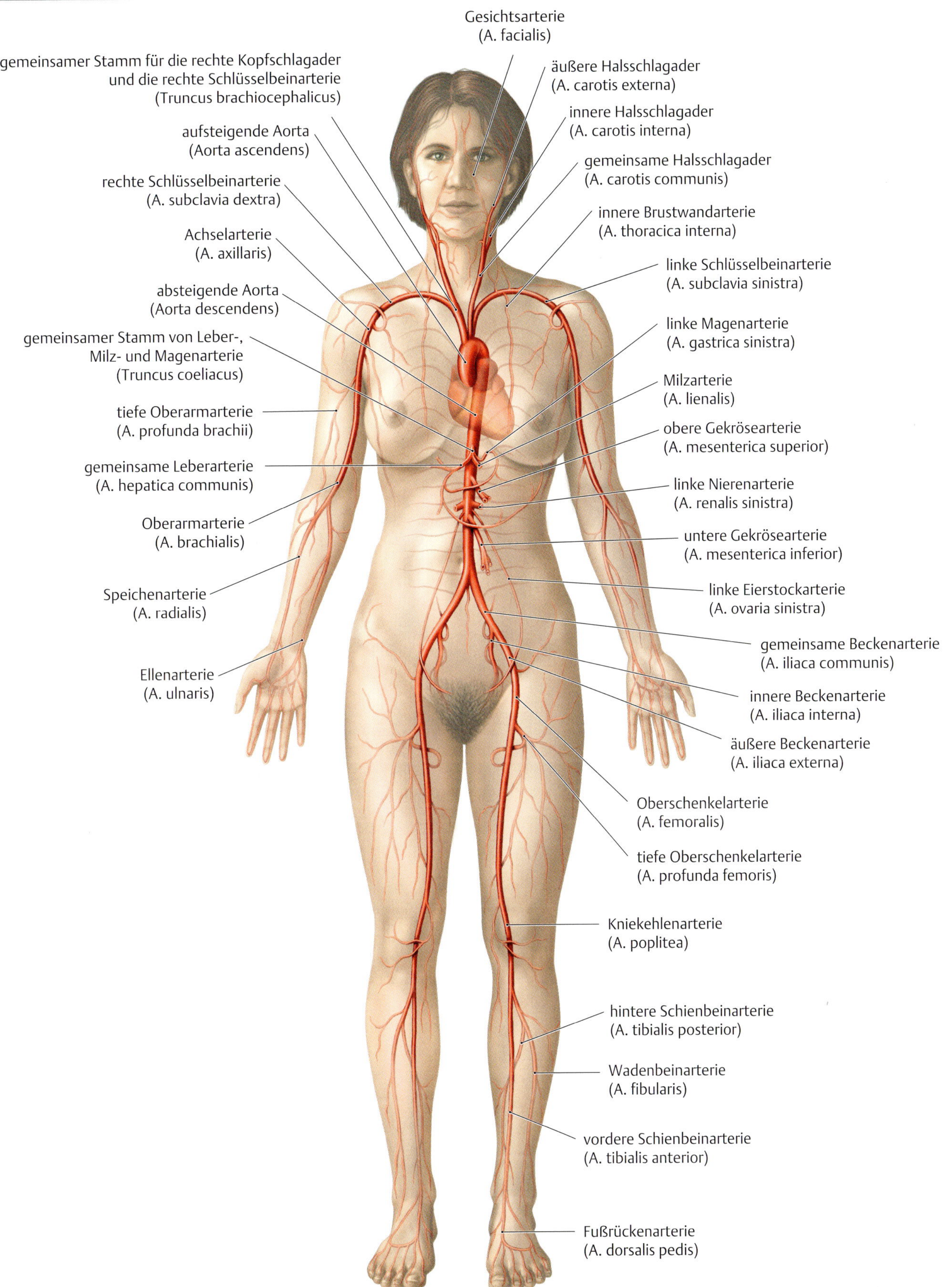

Abb. aus: Schünke M, Schulte E, Schumacher U et al. 2. Kreislaufsystem. In: Schünke M, Schulte E, Schumacher U et al., Hrsg. Prometheus LernAtlas - Innere Organe. Illustrationen von M. Voll und K. Wesker. 5. Auflage. Stuttgart: Thieme; 2018.

Abb. 1.8 Die Brustaorta mit ihren wichtigsten Abgängen.

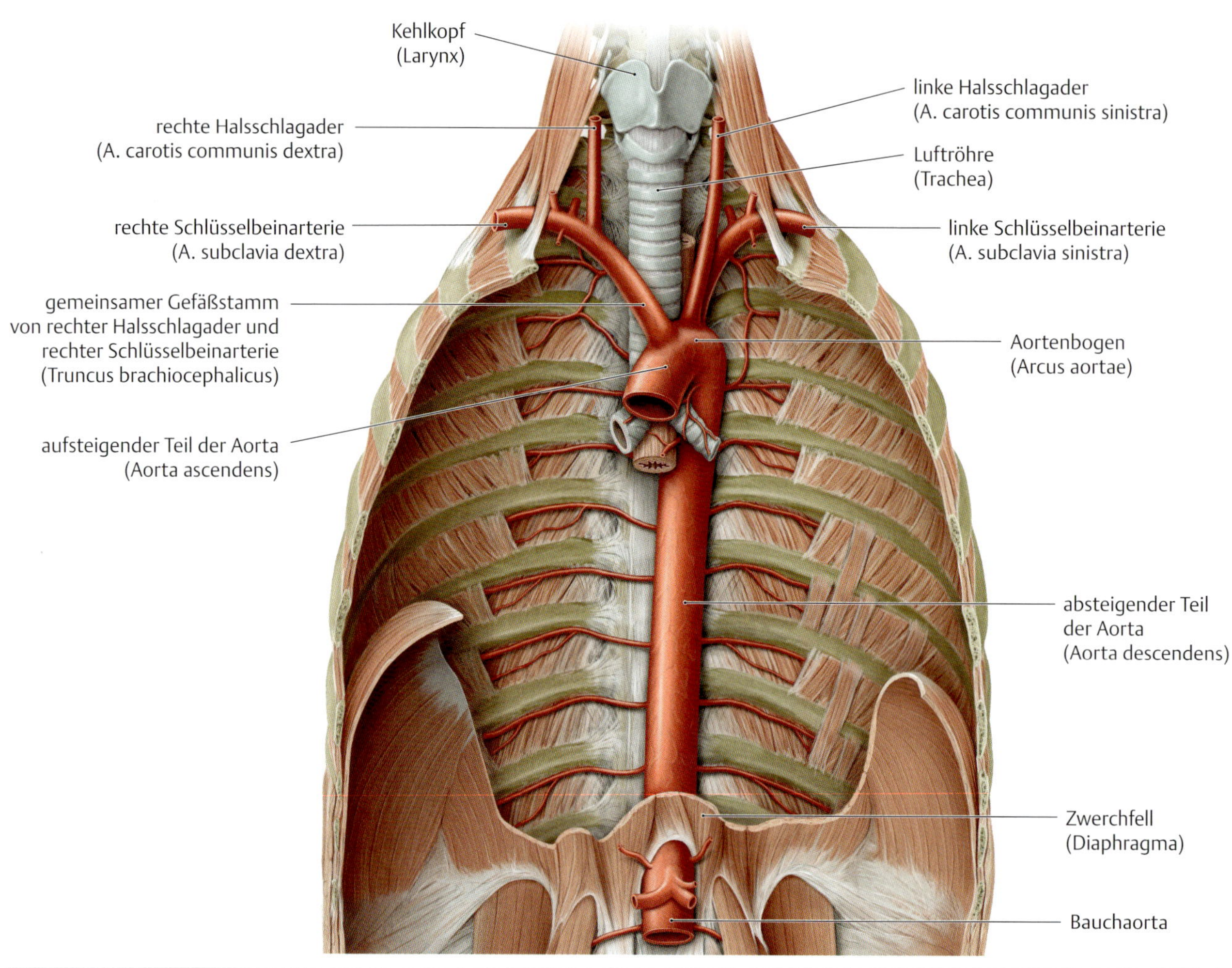

Die Brustaorta besteht aus einem aufsteigenden Teil (Aorta ascendens), dem Aortenbogen (Arcus aortae) und einem absteigenden Teil (Aorta descendens). Mit ihrem Durchtritt durch das Zwerchfell geht sie in die Bauchaorta über. *Abb. aus: Schünke M, Schulte E, Schumacher U et al. 2. Kreislaufsystem. In: Schünke M, Schulte E, Schumacher U et al., Hrsg. Prometheus LernAtlas - Innere Organe. Illustrationen von M. Voll und K. Wesker. 5. Auflage. Stuttgart: Thieme; 2018.*

Abgänge der Brustaorta

Bereits auf der kurzen Strecke bis zum Übergang zur absteigenden Aorta liegen einige bedeutende Arterienabgänge:

Die Herzkranzarterien zweigen aus der **Aorta ascendens** unmittelbar nach deren Ursprung aus dem linken Ventrikel ab. Dieser Bereich wird auch **Aortensinus** genannt.

Am Beginn des **Aortenbogens** (▶ **Abb. 1.8**) entlässt die Aorta zunächst einen Gefäßstamm (**Truncus brachiocephalicus**), der sich kurz darauf in die rechte Halsschlagader (**A. carotis communis dextra**) und die rechte Schlüsselbeinarterie (**A. subclavia dextra**) teilt. Anders verhält es sich bei der linken Halsschlagader (**A. carotis communis sinistra**) und der linken Schlüsselbeinarterie (**A. subclavia sinistra**): Sie gehen ohne gemeinsamen Gefäßstamm jeweils direkt aus dem Aortenbogen hervor (▶ **Abb. 1.8**).

Die **A. subclavia** zieht beiderseits weiter in Richtung Arm und Hand, wobei sie mehrere kleine Äste abgibt (▶ **Abb. 1.7**). Während ihres Verlaufs ändert sie ihren Namen: Im Bereich der Achsel heißt sie **A. axillaris** (Achselarterie), im Bereich des Armes dann **A. brachialis** (Oberarmarterie). Kurz nach dem Ellenbogengelenk teilt sich die A. brachialis in 2 Äste: die A. radialis und die A. ulnaris.

Die rechte und die linke **A. carotis communis** teilen sich in Höhe des 4. Halswirbels in jeweils 2 Äste: die A. carotis interna und die A. carotis externa. Die Teilungsstelle wird als **Karotisgabel** (Karotisbifurkation oder Bifurcatio carotidis) bezeichnet. Die **A. carotis externa** gibt im Halsbereich verschiedene Äste ab, die zusammen mit denen der A. subclavia die Strukturen im Halsbereich (Muskeln, Organe) versorgen. Die **A. carotis interna** zieht – ohne Äste abzugeben – durch den Hals in Richtung Kopf.

Neben diesen Hauptgefäßen entlässt die Brustaorta noch kleinere Arterien, die u. a. zur Speiseröhre und zur Zwischenrippenmuskulatur ziehen.

Abgänge der Bauchaorta

Die Abgänge der Bauchaorta versorgen die Bauch- und Beckeneingeweide. Knapp unterhalb des Zwerchfells entspringt als großer Gefäßstamm der **Truncus coeliacus** (▶ **Abb. 1.7**). Er teilt sich nach wenigen Zentimetern in 3 Gefäße auf:

- die linke Magenarterie (A. gastrica sinistra)
- die Milzarterie (A. splenica = A. lienalis)
- die gemeinsame Leberarterie (A. hepatica communis)

Diese Äste des Truncus coeliacus versorgen Leber, Magen, Milz und Teile von Pankreas und Duodenum mit sauerstoffreichem Blut.

Unterhalb des Truncus coeliacus gibt die Bauchaorta zunächst die **A. mesenterica superior** ab und im weiteren Verlauf die **A. mesenterica inferior**.

Zwischen den beiden Mesenterialarterien entspringen als kräftige paarige Gefäße die rechte und die linke **Nierenarterie** (A. renalis). Kleinere paarige Arterien ziehen zu den Nebennieren und den Eierstöcken bzw. Hoden.

Knapp unterhalb des Bauchnabels teilt sich die Bauchaorta dann in die rechte und die linke große Beckenarterie (**A. iliaca communis dextra** und **sinistra**; ▶ **Abb. 1.7**). Diese verzweigen sich kurz oberhalb der Leiste in einen äußeren (A. iliaca externa) und einen inneren Ast (A. iliaca interna), der zu den Beckenorganen zieht. Der äußere Ast verläuft über die Leiste als Oberschenkelarterie (**A. femoralis**) weiter zum Bein und in Richtung Fuß. Genauso wie die Armarterie gibt auch die A. femoralis im Verlauf mehrere kleinere Äste ab und wechselt ihren Namen: Im Kniebereich heißt sie **A. poplitea**. Sie teilt sich unterhalb des Gelenks in 2 Äste, die vordere und die hintere Schienbeinarterie (A. tibialis anterior und A. tibialis posterior).

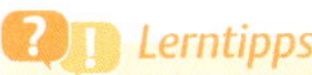
Lerntipps

Große Arterien

Die großen Arterien des Körperkreislaufs sollten Sie kennen.

Fazit – Das müssen Sie wissen

Große Arterien

Die **Hauptschlagader (Aorta)** besteht aus einem aufsteigenden Teil, dem Aortenbogen und einem absteigenden Teil, der durch das Zwerchfell zieht.

Oberhalb des Zwerchfells wird sie als **Brustaorta** bezeichnet. Deren wichtigste Abgänge sind die Herzkranzgefäße zum Herzmuskel, die Halsschlagader (A. carotis) zum Kopf und die Schlüsselbeinarterie (A. subclavia) zum Arm.

Unterhalb des Zwerchfells wird sie als **Bauchaorta** bezeichnet. Sie teilt sich auf in die linke und die rechte große Beckenarterie (A. iliaca communis), die über ihre Äste die Organe des Beckens (A. iliaca interna) und die Beine (A. femoralis) mit Blut versorgen.

1.2.5 Große Venen des Körperkreislaufs

Die meisten Venen verlaufen als Begleitvenen parallel zu den entsprechenden Arterien (s. o.). Ins Herz zurück gelangt das Blut entweder über die obere oder die untere Hohlvene, die getrennt in den rechten Vorhof münden. ▶ **Abb. 1.9** gibt einen Überblick über die großen Venen des Körperkreislaufs.

Obere Hohlvene (V. cava superior)

Die **obere Hohlvene (V. cava superior)** leitet in erster Linie das venöse Blut der Arme und des Kopfes zum Herzen (▶ **Abb. 1.9**). Sie entsteht aus dem Zusammenfluss der linken und der rechten **V. brachiocephalica** (s. u.).

Das tief verlaufende Venensystem des Arms entspricht mit der V. radialis, der V. ulnaris, der V. brachialis, der V. axillaris und der **V. subclavia** auf beiden Seiten den arteriellen Gefäßen.

Zusätzlich sind am Arm 2 Venen ausgebildet, die oberflächlicher – also dichter unter der Haut – und ohne entsprechende Arterie verlaufen: die V. cephalica und die V. basilica. In der Ellenbeuge sind beide Venen in der Regel über eine kurze Vene (V. mediana cubiti) miteinander verbunden. Die **V. mediana cubiti** ist in der Ellenbeuge gut zu sehen, besonders dann, wenn man das Blut am Oberarm staut. Sie wird häufig zur **Blutentnahme** und für **intravenöse Injektionen** genutzt.

Die Vene, die der Halsschlagader (A. carotis) entspricht, ist die **Drosselvene (V. jugularis)**. Auch sie besitzt mit der V. jugularis externa und der V. jugularis interna 2 Äste. Während aber bei der Arterie beide Äste etwa gleich dick sind, ist die V. jugularis externa nur dünn ausgebildet. Sie mündet direkt in die V. subclavia, ohne ein gemeinsames Gefäß mit der V. jugularis interna zu bilden. Die **V. jugularis interna** ist die **Hauptvene** am Hals. Sie vereinigt sich mit der V. subclavia, wodurch die **V. brachiocephalica** entsteht. Die linke und die rechte V. brachiocephalica verbinden sich schließlich zur **V. cava superior**, die in den rechten Vorhof mündet.

Zusatzinfo

ZVK

Die **V. jugularis interna** wird verwendet, wenn größere Flüssigkeitsmengen intravenös verabreicht werden sollen. Über kleinere Venen, wie die V. mediana cubiti, würde dies wegen des geringen Gefäßdurchmessers zu lange dauern. Bei einem venösen Zugang über die V. jugularis interna spricht man von einem **zentralen Venenkatheter** (ZVK).

Untere Hohlvene (V. cava inferior)

Die untere Hohlvene (V. cava inferior) kann man als das venöse Gegenstück der Aorta descendens betrachten (▶ **Abb. 1.9**). Sie sammelt das venöse Blut aus den Körperbereichen, die unterhalb des Herzens liegen.

Die beiden Schienbeinvenen (V. tibialis anterior und V. tibialis posterior) verlaufen als Begleitvenen der entsprechenden Arterien. Sie vereinigen sich zur V. poplitea, die dann oberhalb des Knies als **V. femoralis** in Richtung Leiste zieht. Zusätzlich sind am Bein 2 größere Venen ausgebildet, die eher oberflächlich verlaufen und zu denen keine entsprechende Arterie existiert: die V. saphena parva und die V. saphena magna.

Durch die Vereinigung der V. saphena magna und der V. femoralis entsteht die **V. iliaca externa**. Sie trifft oberhalb der Leiste mit der **V. iliaca interna** zusammen, wodurch die **V. iliaca communis** entsteht. Etwa in Nabelhöhe vereinigen sich die linke und die rechte V. iliaca communis zur unteren Hohlvene (**V. cava inferior**), die in den rechten Vorhof mündet.

Abb. 1.9 Große Venen des Körperkreislaufs.

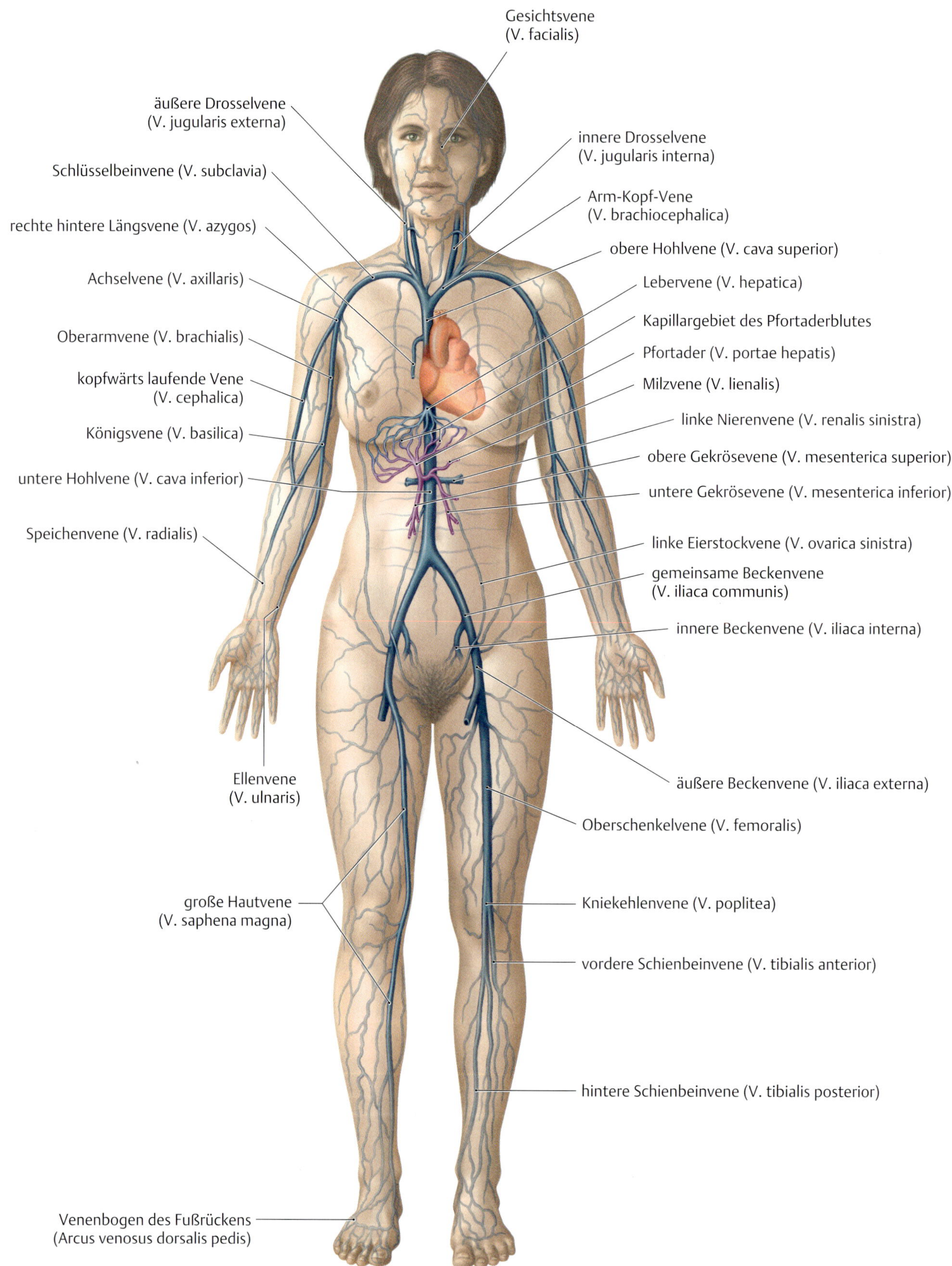

Am linken Bein ist die V. femoralis gezeigt, am rechten die V. saphena magna. Die V. saphena parva ist nicht zu sehen, da sie auf der Unterschenkelrückseite verläuft. *Abb. aus: Schünke M, Schulte E, Schumacher U et al. 2. Kreislaufsystem. In: Schünke M, Schulte E, Schumacher U et al., Hrsg. Prometheus LernAtlas - Innere Organe. Illustrationen von M. Voll und K. Wesker. 5. Auflage. Stuttgart: Thieme; 2018.*

Kurz unterhalb des Zwerchfells münden die **Lebervenen** in die V. cava inferior. Sie führen das Blut aus den nicht paarweise angelegten Bauch- und Beckenorganen, das zuvor das Pfortadersystem durchlaufen hat.

Pfortadersystem

Die **Pfortader** (V. portae hepatis) entsteht aus der Vereinigung der Milzvene (**V. splenica = V. lienalis**), in welche die V. mesenterica inferior (untere Eingeweidevene) drainiert, und der **V. mesenterica superior** (obere Eingeweidevene, aus dem Darm). Die Pfortader sammelt das nährstoffreiche Blut aus den Verdauungsorganen und führt es zur Leber (▶ **Abb. 1.10**). Dort werden die Nährstoffe aufgenommen und schädliche Substanzen entsorgt. Anschließend gelangt das Blut über die V. hepatis in die V. cava inferior (untere Hohlvene).

Lerntipps - Mündliche Prüfung

Große Venen

Die großen Venen des Körperkreislaufs sollten Sie kennen. In der Prüfung kann direkt danach gefragt werden. Manchmal wird das Wissen darüber aber auch indirekt geprüft, z. B. mit der Frage, welche Gefäße ein Embolus passiert hat, wenn er nach einer Unterschenkelthrombose eine Lungenembolie hervorgerufen hat. Die korrekte Antwort hier ist: die Vena femoralis.

Abb. 1.10 Das Pfortadersystem.

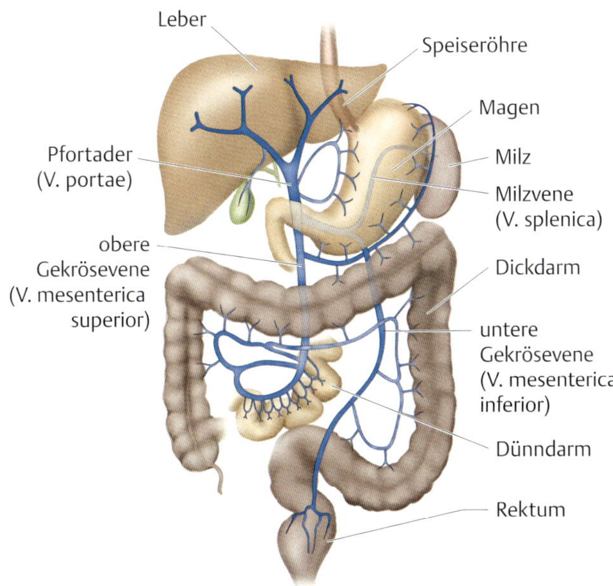

Die V. portae hepatis verbindet die Kapillargebiete des Magen-Darm-Kanals mit dem der Leber. *Abb. aus: I care Anatomie, Physiologie. 2. Auflage. Thieme; 2020. Nach: Becker C, Droste W, Hoehl M et al. Pflege von Patienten mit Erkrankungen des Verdauungssystems. In: Schewior-Popp S, Sitzmann F, Ullrich L, Hrsg. Thiemes Pflege. 15. Auflage. Thieme; 2020.*

Fazit – Das müssen Sie wissen

Große Venen

Die meisten Venen entsprechen in ihrem Verlauf und mit ihrem Namen den jeweiligen Arterien.

Das venöse Blut der Arme und des Kopfes wird von der **oberen Hohlvene (V. cava superior)** zum Herzen transportiert, das Blut aus den Bereichen unterhalb des Herzens von der **unteren Hohlvene (V. cava inferior)**.

Wichtige Venen ohne entsprechende Arterien sind am Bein die **V. saphena magna** und die **V. saphena parva**, am Arm die **V. cephalica** und die **V. basilica**.

1.3 Vertiefungsfragen zur Anatomie von Herz und Gefäßen

Vertiefungsfragen

Frage 1

Schildern Sie in wenigen Worten den Blutfluss durch die Herzkammern, die Lunge und den restlichen Körper.

Musterlösung:

Die rechte Herzkammer pumpt das Blut in den Lungenkreislauf, die linke Herzkammer pumpt das Blut in den Körperkreislauf.

Frage 2

Nennen Sie die einzige leitende Verbindung zwischen Atrium und Ventrikel.

Musterlösung:

Der Atrioventrikularknoten ist die einzige leitende Verbindung zwischen beiden.

Frage 3

In welchem Abschnitt des Erregungsleitungssystems ist die kardiale Erregungsleitung typischerweise am langsamsten und warum ist das so?

Musterlösung:

Die Erregungsleitung ist im Atrioventrikularknoten am langsamsten. Die Verzögerung stellt sicher, dass die Ventrikelkontraktion erst erfolgt, nachdem die Vorhofkontraktion beendet ist.

Frage 4

Welche großen Gefäße des Körpers (Arterien, Venen) transportieren sauerstoffreiches Blut, welche transportieren Blut zum Herzen hin und welche vom Herzen weg?

Musterlösung:

Transport von sauerstoffreichem Blut: im Körperkreislauf Arterien, im Lungenkreislauf Venen; Transport zum Herzen hin: Arterien; Transport vom Herzen weg: Venen.

Frage 5

Worin bestehen Gemeinsamkeiten von Arterien und Venen und welche wichtigen Unterschiede gibt es?

Musterlösung:

Den Gefäßen gemeinsam ist der Transport von Flüssigkeiten; außerdem durchziehen sie als Bahnen den ganzen Körper. Venen und Arterien haben einen mehrschichtigen Wandaufbau. Die Unterschiede bestehen in ihren anatomischen Besonderheiten und den speziellen Funktionen:

- ***Arterien*** *sind zu einer starken Kontraktion fähig, wodurch das Blut schnell, kraftvoll und gleichmäßig transportiert wird. Sie sind nur wenig dehnbar und werden deshalb Widerstandsgefäße genannt.*
- ***Venen*** *sind kaum kontraktionsfähig, aber stark dehnbar. Als Kapazitätsgefäße können sie Blut (und Wärme) speichern. In ihnen herrscht ein geringerer Druck als in den Arterien. Klappen bestimmen die Flussrichtung des Bluts.*

Frage 6

Ihre Patientin möchte nach New York fliegen. Obwohl vor Kurzem ihre tiefen Beinvenen von einem Phlebologen untersucht worden sind, sorgt sie sich wegen ihrer Krampfadern und des langen Sitzens. Welche Empfehlungen geben Sie ihr?

Musterlösung:

Sie beruhigen die Patientin und raten ihr, während des Flugs Stützstrümpfe zu tragen. Sie sollte viel Wasser trinken, Alkohol meiden und, falls es die Flugsituation erlaubt, häufig aufstehen. Aktiviert wird der Blutfluss durch ein Ausstrecken der Beine und ein Anziehen und Strecken der Fußspitzen. Auf einengende Kleidung (Hose, Gürtel, Strümpfe) sollte sie verzichten.

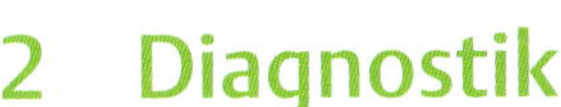

2 Diagnostik

2.1 Anamnese

In der Diagnostik von Erkrankungen des Herz-Kreislauf- und des Gefäßsystems werden in der Anamnese neben den **allgemeinen Aspekten** wie aktuellen Beschwerden und deren Verlauf v. a. folgende Punkte abgeklärt:

- **Leitsymptome**: Besteht der Verdacht auf eine kardiovaskuläre Erkrankung, wird u. a. nach Schmerzen und **Druckgefühl** im **Brustkorb** (Lokalisation, Ausstrahlung, Abhängigkeit von Atmung und Bewegung), **Luftnot** (Dyspnoe), geschwollenen Füßen (**Ödeme**) und der körperlichen **Belastbarkeit** (z. B. beim Treppensteigen) gefragt. Einige Herz-Kreislauf-Erkrankungen wie Herzrhythmusstörungen (S. 56) gehen mit **Schwindel** und Phasen kurzfristiger Bewusstlosigkeit (**Synkopen**) einher; dies wird ebenfalls anamnestisch abgeklärt. Beim Verdacht auf eine Gefäßerkrankung werden v. a. Missempfindungen (Kribbeln, Taubheit), Schmerzen, Bewegungseinschränkungen, **Schwellungen** und **Rötungen** im Bereich der Extremitäten besprochen.
- **kardiovaskuläre Risikofaktoren**: Besondere Bedeutung haben die Risikofaktoren für eine Atherosklerose. Dies sind v. a. Nikotinkonsum, Diabetes mellitus, Bluthochdruck (S. 84), starkes Übergewicht (Adipositas), erhöhte Blutfettwerte und auch das Alter.
- **weitere Vorerkrankungen** und **Operationen**: Es muss u. a. abgeklärt werden, ob bei dem Patienten kardiovaskuläre Vorerkrankungen bekannt sind, z. B. eine koronare Herzkrankheit (S. 41) oder ein bereits abgelaufener Herzinfarkt. Der Patient wird nach bekannten Herzrhythmusstörungen und Tumorerkrankungen befragt – beides geht mit einer erhöhten Gefahr von Blutgerinnseln in den Gefäßen (Thromben) einher. Auch bisherige Eingriffe (wie eine Herzkatheteruntersuchung und eine Bypass-Operation) sind von Bedeutung.
- **Medikation**: Die aktuelle Medikation (z. B. blutdrucksenkende Präparate) kann Hinweise auf eine bekannte Grunderkrankung liefern. Außerdem können bestimmte herzwirksame Medikamente wie Antiarrhythmika oder Herzglykoside selbst Auslöser von kardialen Beschwerden (v. a. Herzrhythmusstörungen) sein. Es muss abgeklärt werden, ob der Patient gerinnungshemmende Medikamente einnimmt, z. B. Thrombozytenaggregationshemmer wie Acetylsalicylsäure (Aspirin) oder Antikoagulanzien wie Phenprocoumon (Marcumar). Bei Frauen wird abgeklärt, ob sie hormonelle Verhütungsmethoden (wie die „Pille") anwenden, da diese die Gerinnungsneigung des Bluts erhöhen. Dies ist v. a. in der Diagnostik von Thrombosen von Bedeutung.
- **familiäre Vorbelastung**: Bei der Entstehung einiger Erkrankungen des Herz-Kreislauf-Systems spielt eine erbliche Komponente eine Rolle. Daher sollte nach kardiovaskulären Erkrankungen von Angehörigen (z. B. Herzinfarkt, Schlaganfall, Gefäßerkrankungen wie Thrombosen sowie Stoffwechselerkrankungen – v. a. Diabetes mellitus und Fettstoffwechselstörungen) von Verwandten gefragt werden.

Fazit – Das müssen Sie wissen

Anamnese

In der Anamnese werden folgende Punkte abgeklärt:

- **allgemeine Aspekte**: aktuelle Beschwerden und deren Verlauf
- **Leitsymptome:**
  - **kardiovaskulärer Erkrankungen**: Schmerzen, Druckgefühl im Brustkorb, Luftnot (Dyspnoe), Ödeme, körperliche Belastbarkeit, Schwindel, kurzfristige Bewusstlosigkeit (Synkopen)
  - **von Erkrankungen peripherer Gefäße**: Missempfindungen (Kribbeln, Taubheit), Schmerzen, Bewegungseinschränkungen, Schwellungen und Rötungen im Bereich der Extremitäten
- **kardiovaskuläre Risikofaktoren**: Risikofaktoren für eine Atherosklerose: Nikotinkonsum, Diabetes mellitus, Bluthochdruck (S. 84), Adipositas, erhöhte Blutfettwerte, Alter)
- **weitere Vorerkrankungen** und **Operationen**: Es muss u. a. abgeklärt werden, ob bei dem Patienten kardiovaskuläre Vorerkrankungen bekannt sind, z. B. eine koronare Herzkrankheit (S. 41) oder ein bereits abgelaufener Herzinfarkt. Der Patient wird nach bekannten Herzrhythmusstörungen und Tumorerkrankungen befragt – beides geht mit einer erhöhten Gefahr von Blutgerinnseln in den Gefäßen (Thromben) einher. Auch bisherige Eingriffe (wie eine Herzkatheteruntersuchung und eine Bypass-Operation) sind von Bedeutung.
- **Medikation**: z. B. blutdrucksenkende Präparate, bestimmte herzwirksame oder gerinnungshemmende Medikamente, hormonelle Verhütungsmethoden
- **familiäre Vorbelastung**: kardiovaskuläre Erkrankungen oder Stoffwechselerkrankungen von Angehörigen

2.2 Klinische Untersuchung

2.2.1 Inspektion

Beim Verdacht auf eine Erkrankung des Herz-Kreislauf-Systems werden der **Allgemein-** und der **Ernährungszustand** des Patienten beurteilt: Wirkt der Patient angestrengt oder geschwächt? Ist er ängstlich oder panisch? Ist er über- oder untergewichtig?

Herzerkrankungen, die mit einem erniedrigten Sauerstoffgehalt des Bluts (**Hypoxie**) einhergehen, führen bei einigen Patienten zu Veränderungen der Finger und Nägel: Es entstehen **Trommelschlägelfinger** und **Uhrglasnägel**.

Die **Atmung** liefert wichtige Informationen über die akute Gefährdung eines Patienten und die Dringlichkeit von Therapiemaßnahmen: Bei herzkranken Patienten ist die Atemfrequenz häufig erhöht (**Tachypnoe**) und die Patienten klagen über Luftnot (**Dyspnoe**). Einige Patienten haben im Liegen so starke Luftnot, dass sie sich aufrichten und die Arme abstützen müssen (Zuhilfenahme der Atemhilfsmuskulatur); man spricht dabei von **Orthopnoe**.

Auch die Beobachtung der **Haut** liefert wichtige Informationen über den Zustand des Patienten. Normalerweise ist die Haut rosig. **Blässe** deutet auf eine verminderte Durchblutung hin; **gerötete** Haut spricht für eine übermäßig starke Durchblutung. Eine bläuliche Verfärbung der Haut bezeichnet man als Zyanose (S. 121). Sie entsteht durch eine mangelnde Sauerstoffsättigung des Bluts. Ursächlich können periphere Durchblutungsstörungen, aber auch zentrale Probleme von Herz oder Lunge sein.

Einige **Gefäßveränderungen** sind direkt ersichtlich, z. B. Besenreiser oder Krampfadern (**Varizen**) sowie oberflächliche Venen- oder Lymphgefäßentzündungen (Phlebitis oder Lymphangitis). Indirekt können Geschwüre (**Ulzera**) oder **nekrotische** (abgestorbene, schwarze) Hautareale an den Extremitäten auf Gefäßerkrankungen hinweisen. **Pratt-Warnvenen** (epifasziale, seitliche Venenzeichnung im Bereich der Tibia) können durch eine tiefe Beinvenenthrombose entstehen, eine verdickte, geschlängelte Temporalarterie durch eine Arteriitis temporalis.

Bei bestimmten Erkrankungen des Herz-Kreislauf-Systems staut sich das Blut vor dem Herzen. Dies ist an **Stauungszeichen** zu erkennen: Stark **gefüllte Halsvenen (Jugularvenen)** sind Hinweise auf eine obere Einflussstauung, die u. a. im Rahmen einer Herzinsuffizienz vorkommt. Auch die Zungengrundvenen sind gestaut. **Ödeme** (Flüssigkeitseinlagerungen im Gewebe) an den Extremitäten können durch Abflussstörungen des Herz-Kreislauf- oder des Lymphgefäßsystems hervorgerufen werden. Zur Unterscheidung zwischen diesen beiden Formen liefert der Tastbefund (S. 26) wichtige Anhaltspunkte.

2.2.2 Palpation

Palpation des Herzens

Zu tasten ist nur der **Herzspitzenstoß**. Dieser wird am besten mit den Spitzen des Zeige-, Mittel- und eventuell des Ringfingers im 5. Interkostalraum links in der Medioklavikularlinie palpiert. Bei Zwerchfellhochstand kann der Herzspitzenstoß verlagert sein, bei Linksherzinsuffizienz ist er nach lateral verschoben.

Da bei **Frauen** meist die Mamma in dem zu tastenden Bereich liegt, sollte die untersuchende Hand die Mamma, von kaudal kommend, hochschieben, um den Herzspitzenstoß im 5. ICR tasten zu können.

Palpation des Pulses

Prinzip. Das Tasten des Pulses ist eine sehr einfache Möglichkeit, sich rasch einen Eindruck von der Herz-Kreislauf-Situation des Patienten zu verschaffen. Normalerweise wird mit jeder Herzaktion Blut in den Körperkreislauf ausgeworfen. Die sich dabei in die Peripherie ausbreitende Druckwelle lässt sich in Form von Pulsationen (klopfende „Schläge“) an Arterien tasten, die nahe unter der Hautoberfläche liegen (▶ **Abb. 2.1**).

Indikation. Für die Palpation des Pulses gibt es grundsätzlich 2 Indikationen:

- **Pulskontrolle**: Beurteilung der Herz-Kreislauf-Situation (Puls als Vitalparameter)
- **Pulsstatus**: Beurteilung des Zustands der Gefäße insgesamt

Pulskontrolle. Die Pulskontrolle gehört zu den diagnostischen **Routinemaßnahmen**, z. B. bei der Kontrolle der Vitalparameter oder im Rahmen einer körperlichen Untersuchung.

In der Routinediagnostik wird der Puls meist am Handgelenk im Bereich der A. radialis getastet (Radialispuls). Üblicher Messort für den Puls in der Notfallsituation ist der seitliche Hals (A. carotis). Am Bein lässt sich der Puls der Arteria tibialis posterior

Abb. 2.1 Pulsmessorte.

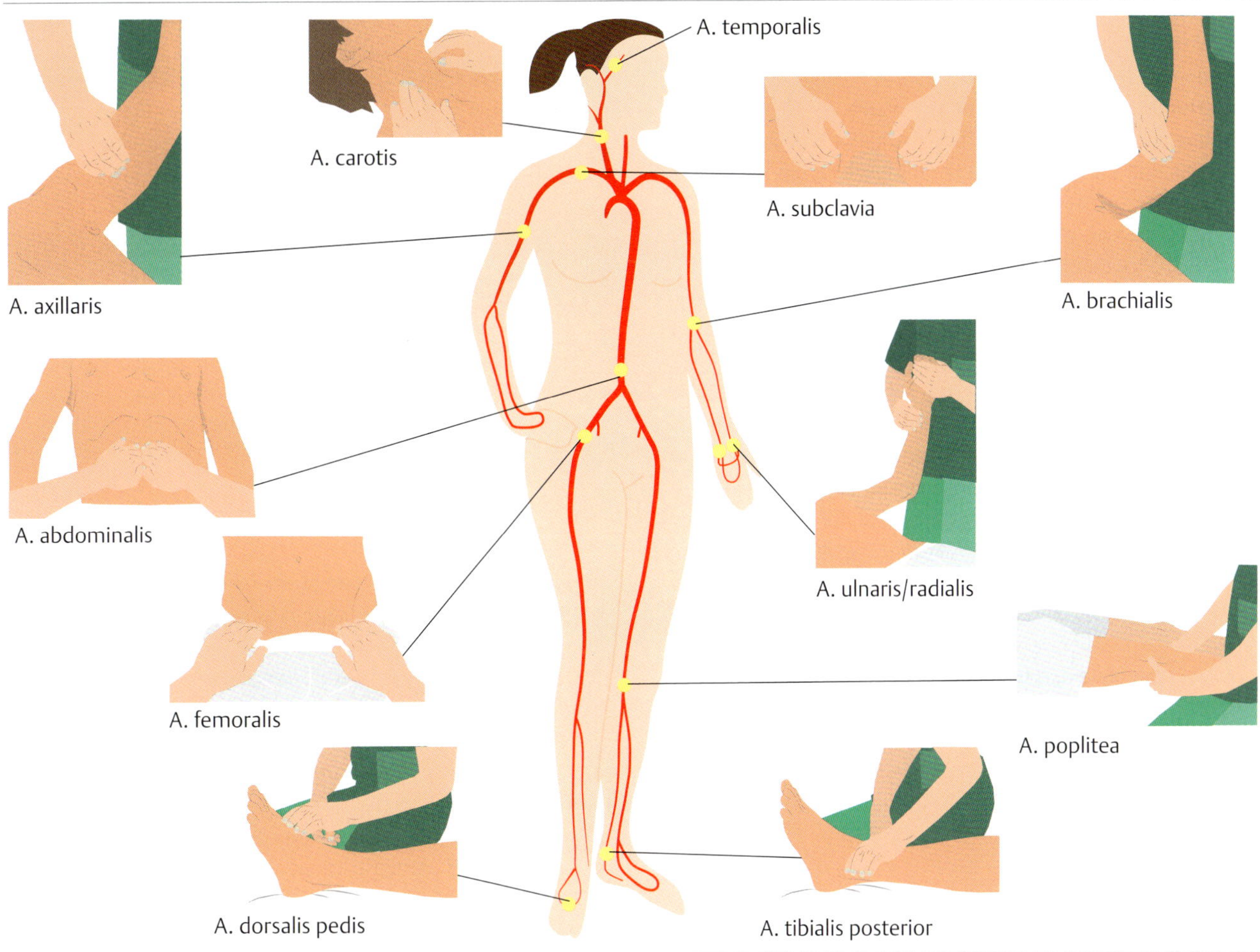

Mögliche Taststellen zur Palpation des Pulses. *Abb. aus: I care Pflege. 2. Auflage, Thieme; 2020. Nach: Middeke M. Pulsmessung. In: Füeßl H, Middeke M, Hrsg. Duale Reihe Anamnese und Klinische Untersuchung. 6., aktualisierte Auflage. Thieme; 2018.*

(hintere Schienbeinarterie) und an der Arteria dorsalis pedis (Fußrückenarterie) gut tasten.

Den Radialispuls können Sie am besten auf der **Innenseite** des **Unterarms** (**Daumenseite**) in der Nähe des Handgelenks tasten. Legen Sie dazu Zeige-, Mittel- und Ringfinger einer Hand dicht nebeneinander in **Längsrichtung** entlang der Speiche auf. Mit dem Daumen können Sie auf der Rückseite des Unterarms leichten Gegendruck erzeugen. Wenn Sie nicht auf Anhieb einen Puls tasten, verändern Sie leicht die Lage Ihrer Finger und den ausgeübten Druck.

! Cave

Pulstastung

- Die A. carotis muss immer **einseitig palpiert** werden, kurz und mit leichtem Druck, um einen starken Blutdruckabfall mit Kreislaufkollaps (Karotissinus-Reflex) zu verhindern.
- Außerdem sollte **vorsichtig palpiert** werden. Durch festes Drücken könnten sich bei Patienten, die unter atherosklerotischen Veränderungen der Halsgefäße leiden, Plaques lösen, die mit dem Blutstrom in Richtung Gehirn geschwemmt werden.
- Bei der Pulsmessung an der Halsschlagader dürfen **keine massierenden Bewegungen** gemacht werden, weil sich hier Rezeptoren befinden, die an der Regulation des Blutdrucks beteiligt sind.
- Für die Pulstastung sollte **nicht der Daumen** verwendet werden, da der eigene Puls mit dem des Patienten verwechselt werden könnte.

Bei der Pulskontrolle werden u. a. folgende Aspekte des Pulses beurteilt:

- **Qualität**: schwach oder kräftig, ggf. hämmernd oder schwirrend
- **Rhythmus:** regelmäßig oder unregelmäßig
- **Frequenz**: Üblicherweise wird die Anzahl der Schläge 15 s lang gezählt und dieser Wert mit 4 multipliziert, um die Schläge pro Minute zu errechnen. Bei Patienten mit Herzrhythmusstörung oder wenn der Puls nicht sicher getastet werden kann, sollte 60 s lang ausgezählt werden.

Bewertung der Pulskontrolle: Normalerweise hat der Puls eine **Frequenz** zwischen **60 und 100** Schlägen/min, ist **regelmäßig** und **kräftig** (aber nicht hämmernd) tastbar. Abweichungen davon lassen Rückschlüsse auf mögliche Erkrankungen zu, sind aber nicht zwangsläufig als pathologisch zu werten. Beispielsweise handelt es sich um eine normale Anpassungsreaktion, wenn bei körperlicher Belastung oder Angst die Pulsfrequenz auf Werte um 150–180 Schläge/min ansteigt – solange sie im Anschluss daran auf den normalen Ruhewert abfällt. Je nach Alter ist die Herzfrequenz bei Kindern höher. So hat ein Neugeborenes in Ruhe eine Frequenz von 120–160 Schlägen/min. Mit zunehmendem Alter sinkt die Herzfrequenz in Ruhe.

Die Qualität des Pulses (schwach oder kräftig) liefert u. a. Hinweise darauf, ob der **Blutdruck** des Patienten eher niedrig oder hoch ist.

Pulsstatus. Bei Patienten mit kardiovaskulären Risikofaktoren (z. B. Diabetes mellitus) kann der Pulsstatus wichtige Hinweise auf ggf. vorhandene Gefäßverengungen liefern. Bei Patienten mit bereits bekannten Gefäßveränderungen, z. B. im Rahmen einer peripheren arteriellen Verschlusskrankheit, wird der Pulsstatus regelmäßig zur Verlaufskontrolle erhoben. Zur Erhebung des Pulsstatus werden Pulsmessorte im **Seitenvergleich** palpiert.

Lässt sich ein Puls tasten, kann die Druckwelle die vorangehenden Abschnitte des Gefäßes passieren. Ist an einem Pulsmessort kein Puls tastbar, befindet sich in den vorangehenden Gefäßabschnitten vermutlich eine Engstelle oder ein Verschluss. Dieser Schluss kann jedoch nur gezogen werden, wenn auf der anderen Seite im Seitenvergleich ein Puls tastbar ist. Ist einer der Pulse an einem Pulsmessort nicht oder nicht eindeutig tastbar, sollte der Befund mithilfe einer Ultraschalluntersuchung (S. 36) überprüft werden.

Palpation der Haut

Die **Temperatur** der Haut liefert Hinweise auf die Durchblutungssituation des Patienten. Bei verminderter Durchblutung ist die Haut eher kühl; bei einem Rückstau des Bluts oder einer Entzündung hingegen überwärmt. Ein Schock (S. 84) geht meist mit kaltschweißiger Haut einher.

Palpation von Ödemen

Wassereinlagerungen im Gewebe werden als Ödeme (S. 123) bezeichnet; sie können verschiedene Ursachen haben. Durch Tasten kann die Beschaffenheit beurteilt und ihre Ursachen können näher eingegrenzt werden. Hierzu drückt man für einige Sekunden mit dem Daumen auf das geschwollene Gewebe und lässt dann los. **Kardial** bzw. venös bedingte Ödeme sind **weich** und zeigen auch nach dem Loslassen noch kurzfristig eine Delle (▶ **Abb. 2.2**); sie werden dementsprechend als **„wegdrückbar“** bezeichnet.

Abb. 2.2 Palpation von Ödemen.

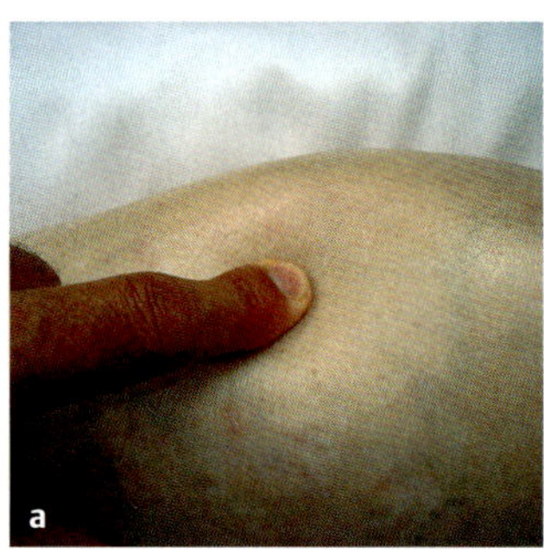

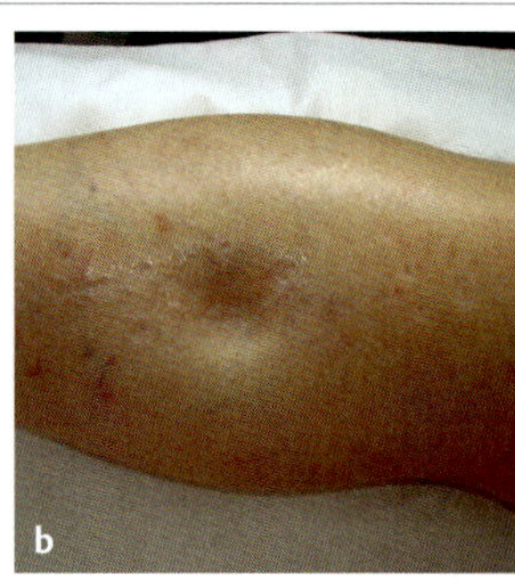

a Palpation eines Ödems.
b Bei kardial oder venös bedingten Ödemen bleibt nach dem Wegdrücken typischerweise eine Delle bestehen.

Abb. aus: Kähler J. Ödeme. In: Arastéh K, Baenkler H, Bieber C et al., Hrsg. Duale Reihe Innere Medizin. 4. Auflage, Thieme; 2018.

Ödeme infolge einer **Lymphabflussstörung** (Lymphödeme) sind hingegen, v. a. in fortgeschrittenen Stadien, derber. Sie nehmen i. d. R. sofort ihre ursprüngliche Form an (lassen sich also nicht wegdrücken). Auch ein Myxödem im Rahmen einer Schilddrüsenunterfunktion ist nicht wegdrückbar. Das Lymphgefäßsystem wird in LM 8 „Atmung, Lunge, Blut, Immunsystem“ besprochen.

Palpation bei Thromboseverdacht

Ein Blutgerinnsel im Bereich der Beinvenen bezeichnet man als tiefe Venenthrombose (TVT) bzw. Phlebothrombose. Besteht der Verdacht auf eine TVT, werden an den Beinen bestimmte Tastuntersuchungen durchgeführt. Weitere Untersuchungen wie eine Ultraschalluntersuchung müssen sich anschließen.

2.2.3 Perkussion

Die Perkussion erlaubt eine Abschätzung von **Größe** und **Lage des Herzens**. Beim Abklopfen des Brustkorbs tritt im Bereich des Herzens ein gedämpfter Klopfschall auf (Herzdämpfung). Im Bereich der **Lungen** kann mittels Perkussion ggf. ein gedämpfter Klopfschall über einem **Pleuraerguss** nachgewiesen werden.

2.2.4 Auskultation

Auskultation des Herzens

Prinzip. Durch das Abhören des Herzens mit einem Stethoskop beurteilt der Untersucher die **physiologischen Herztöne** sowie eventuell vorhandene **pathologische Herzgeräusche**, die auf Klappenfehler oder andere Herzerkrankungen hinweisen können. Außerdem lassen sich **Frequenz** und **Rhythmus** des Herzschlags bestimmen.

Indikation und Durchführung. Die Herzauskultation ist fester Bestandteil einer körperlichen Untersuchung.

Das Herz wird i. d. R. am **liegenden** Patienten abgehört. Bei besonderen Fragestellungen muss sich der Patient aufrichten und leicht nach vorne gebeugt sitzen oder in Linksseitenlage positioniert werden. Damit Herzgeräusche nicht von störenden Atemgeräuschen überlagert werden, bittet der Untersucher den Patienten zwischenzeitlich immer wieder, kurz den **Atem anzuhalten**.

Das Stethoskop wird nacheinander an 5 klar definierten Punkten auf dem Brustkorb aufgesetzt (▶ **Abb. 2.3**). Die **Aortenklappe** wird im 2. Interkostalraum (ICR) rechts parasternal, d. h. neben dem Brustbein, abgehört. Die **Pulmonalklappe** auskultiert man im 2. ICR links parasternal. Die **Trikuspidalklappe** wird im 4. ICR rechts parasternal abgehört und die **Mitralklappe** im 5. ICR links in der Medioklavikularlinie (diese verläuft senkrecht durch das Schlüsselbein). Der **Erb-Punkt** befindet sich im 3. ICR links parasternal; hier hört man alle Herzklappen ungefähr gleich laut.

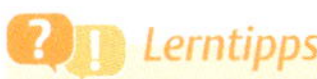
Lerntipps

Auskultationspunkte

Mit dieser Eselsbrücke merken Sie sich die Auskultationspunkte:
Anton **Pul**mann **tri**nkt **Mi**lch um 22.45 Uhr und **erb**richt um 3 (rechts – links – rechts – links – links)

Aortenklappe **2**. ICR **rechts** parasternal
Pulmonalklappe **2**. ICR **links** parasternal
Trikuspidalklappe **4**. ICR **rechts** parasternal
Mitralklappe **5**. ICR **links** medioklaviculär
Erb-Punkt **3**. ICR **links** parasternal

Bewertung. Die beiden ersten **Herztöne** (1. und 2. HT) sind normale – auch beim Herzgesunden hörbare – Klappenverschlusstöne: Der 1. Herzton entsteht durch das Schließen der Segelklappen (Trikuspidal- und Mitralklappe), der 2. Herzton durch den Verschluss der Taschenklappen (Aorten- und Pulmonalklappe). Die Herztöne markieren Anfang (1. HT) und Ende (2. HT) der Systole, also der Kontraktionsphase der Kammern.

Gelegentlich hört man einen gespaltenen 2. Herzton oder zusätzliche Herztöne (3. bzw. 4. HT). Dies kann physiologisch sein (v. a. bei Kindern und Jugendlichen), aber auch pathologische Ursachen haben, z. B. eine Herzinsuffizienz.

Herzgeräusche sind hingegen immer als krankhaft zu werten. Sie entstehen z. B., wenn die gleichmäßige Blutströmung an geschädigten Herzklappen unterbrochen und das Blut dadurch verwirbelt wird. Ein Geräusch während der Systole (**Systolikum**) ohne bestehende Klappen- oder Herzfehler kann bei Jugendlichen oder Schwangeren, aber auch bei einer verstärkten Herztätigkeit und Belastung physiologisch auftreten oder auch pathologische Ursachen wie Hyperthyreose, Fieber oder Anämie haben. Ein Systolikum weist auf eine Segelklappeninsuffizienz oder eine Taschenklappenstenose hin. Ein Geräusch während der Diastole (**Diastolikum**) kann dagegen eine Taschenklappeninsuffizienz oder eine Segelklappenstenose anzeigen.

Charakteristisch für bestimmte Herzklappenfehler ist die **Fortleitung** der Herzgeräusche in bestimmte Körperregionen: So kann man Geräusche der Aortenklappe ggf. bei der Auskultation der Halsschlagader (A. carotis) hören; Geräusche der Mitralklappe können in die linke Achselhöhle fortgeleitet werden.

Abb. 2.3 Auskultationsstellen am Herzen.

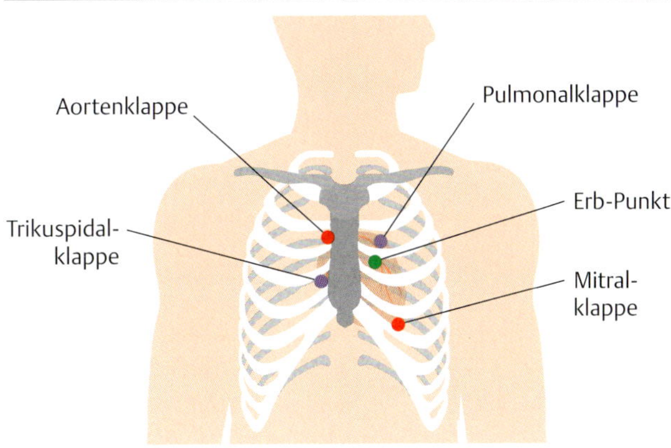

Projektionsorte der 4 Herzklappen (rot: Klappen des linken Herzens, blau: Klappen des rechten Herzens) sowie Erb-Punkt (grün), an dem alle 4 Klappen etwa gleich laut zu hören sind. *Abb. aus: I care Krankheitslehre. 2., überarbeitete Auflage. Thieme; 2020.*

Als **Pulsdefizit** bezeichnet man Unterschiede zwischen der auskultierten und der peripher getasteten Herzfrequenz. Die Differenz bedeutet, dass einzelne Herzaktionen nicht kreislaufwirksam sind (z. B. bei Extrasystolen oder Vorhofflimmern) oder dass der Blutstrom das Tastareal nur unzureichend erreicht (z. B. bei peripheren Durchblutungsstörungen oder ausgeprägter Hypotonie).

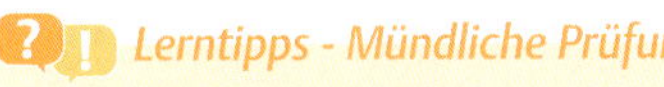
Lerntipps - Mündliche Prüfung

Systolikum oder Diastolikum?

Möglicherweise müssen Sie in der Prüfung in Diagnoserätseln oder auf Nachfrage einem Herzgeräusch den entsprechenden Klappenfehler zuordnen. Hier hat sich folgende Lernhilfe bewährt. Merken Sie sich die 3 S:

Systolikum:
Stenose in der **S**ystole → Ta**s**chenklappen (Aorten- und Pulmonalklappe)
Für die Insuffizienz in der Systole bleibt dann nur noch Folgendes: Insuffizienz in der Systole → AV- oder Segelklappen (Mitral- und Trikuspidalklappe)

Diastolikum:
Hier ist die Zuordnung dann genau umgekehrt:
Stenose in der Diastole → AV- oder Segelklappen (Mitral- und Trikuspidalklappe)
Insuffizienz in der Diastole → Taschenklappen (Aorten- und Pulmonalklappe)

Auskultation der Blutgefäße

Eine vollständige Untersuchung des Herz-Kreislauf-Systems beinhaltet auch die Auskultation der großen arteriellen Gefäße. Hierzu zählen die beiden **Halsschlagadern** (Aa. carotides), die **Bauchaorta** (Aorta abdominalis), die **Nierengefäße** (Aa. renales) und die **Beckengefäße** (Aa. femorales).

Man prüft, ob **pulssynchrone Strömungsgeräusche** zu hören sind. Diese hochfrequenten pathologischen Geräusche entstehen, wenn der Blutfluss in erweiterten Gefäßabschnitten (z. B. Aneurysmen) oder an verengten Stellen (Stenosen) durch Wirbelbildung gestört wird. Über einem normal weiten Gefäß hört man i. d. R. kein Geräusch.

Auskultation der Lunge

Zur Untersuchung eines herzkranken Patienten gehört immer auch die Auskultation der Lunge. Man achtet dabei, insbesondere in den tiefer gelegenen Lungenabschnitten, auf **Rasselgeräusche** (kurz RGs), die u. a. auf eine Linksherzinsuffizienz mit Rückstau des Bluts in die Lunge (Lungenödem) hinweisen können.

Fazit – Das müssen Sie wissen

Klinische Untersuchung – Inspektion, Palpation, Perkussion, Auskultation

In der **Inspektion** wird der **Allgemein-** und **Ernährungszustand** des Patienten abgeklärt (Patient geschwächt, ängstlich, übergewichtig?). Es wird auf die **Hautfarbe** (blass, gerötet, zyanotisch?) sowie auf **Läsionen** und sichtbare Gefäßveränderungen wie Varizen geachtet. Auch die Atmung wird beurteilt. Die **Palpation** des **Pulses** ermöglicht eine erste Beurteilung der Herz-Kreislauf-Situation und die Durchgängigkeit der Arterien. Kardial oder venös bedingte **Ödeme** sind im Gegensatz zu Lymphödemen wegdrückbar. Durch die **Perkussion** lassen sich Größe und Lage des Herzens abschätzen und auch die Lungen untersuchen. Zusätzliche Informationen liefert die **Auskultation** des **Herzens** (Herzgeräusche?), der **Blutgefäße** (Strömungsgeräusche?) und der **Lunge** (Rasselgeräusche?).

2.2.5 Funktionsprüfungen

Schellong-Test

Prinzip. Mithilfe dieser Untersuchung kann geprüft werden, ob das Herz-Kreislauf-System (Herzfrequenz und Blutdruck) des Patienten angemessen auf einen abrupten **Lagewechsel** vom Liegen zum Stehen reagiert. Aufgrund der Schwerkraft sackt das Blut beim Aufstehen zunächst in die Beinvenen ab. Die Kreislaufregulation muss gegensteuern, indem die **Herzfrequenz gesteigert** und die **Blutgefäße enggestellt** werden. Wenn das nicht gelingt, werden die oberen Bereiche des Körpers (u. a. das Gehirn) minderversorgt, was rasch zu einem Bewusstseinsverlust und Kollaps des Patienten führen kann.

Indikation. Die Untersuchung wird zur Abklärung von unklarem **Schwindel** oder **Synkopen** (plötzlicher, vorübergehender Bewusstseinsverlust) eingesetzt. Man kann auf diese Weise herausfinden, ob eine Fehlsteuerung des Kreislaufs, eine **orthostatische Hypotonie**, die Ursache ist.

Durchführung. Zu Beginn der Untersuchung sollte der Patient etwa 10 min lang ruhig im Bett oder auf einer Liege liegen. Nun werden mindestens **2 Ruhewerte** von Puls und Blutdruck bestimmt. Im Anschluss an die letzte Liegendmessung wird der Patient aufgefordert, zügig aufzustehen und möglichst ohne Festhalten stehen zu bleiben. Unmittelbar nach dem **Aufrichten** (und danach in **minütlichen** Abständen) werden über einen Zeitraum von wiederum ca. **10 min** Puls und Blutdruck gemessen und der Patient genau beobachtet.

Bewertung. Der Test gilt als **positiv** (auffällig bzw. pathologisch), wenn der **systolische** Blutdruck während des Stehens um mehr als **20 mmHg** bzw. der **diastolische** Blutdruck um mehr als **10 mmHg** abfällt. Weil die Kreislaufreaktion zu verschiedenen **Tageszeiten** unterschiedlich stark ausgeprägt ist, sollte der Test zu verschiedenen Zeiten **wiederholt** werden.

Im Anschluss müssen die genauen Ursachen der Fehlregulation des Kreislaufs internistisch weiter abgeklärt werden. Dazu erfolgen in der Regel zunächst 24-h-EKG und 24-h-Blutdruckmessungen sowie eine Ultraschalluntersuchung des Herzens (Echokardiografie).

Nagelbettprobe

Die **Durchblutung der Extremitäten** kann mithilfe der Nagelbettprobe überprüft werden. In Notfallsituationen lässt sich mit diesem Test rasch und einfach erkennen, ob der Kreislauf des Patienten im Rahmen eines Schocks (S. 84) „zentralisiert“ ist.

Hintergrund des Tests ist, dass das Nagelbett einer der wenigen Orte im menschlichen Körper ist, an dem man direkten „Zugriff“ auf das kapilläre Blutstromgebiet hat und damit die Gewebeversorgung der herzfernen (peripheren) Körperbereiche beurteilen kann. Normalerweise wird das Gewebe nach einem kurzen Druck und Abblassen schnell (innerhalb von 2 s) wieder rosig, beim Schock oder auch bei einer Mangelversorgung der betreffenden Extremität ist das nicht der Fall.

2.2.6 Untersuchung der Arterien

Allen-Test

Prinzip. Mithilfe dieses Tests wird orientierend die **Blutversorgung der Hand** geprüft. Diese erfolgt über Gefäßausläufer der beiden Unterarmarterien (A. ulnaris = Ellenarterie, A. radialis = Speichenarterie). Die Versorgung ist aufgrund eines gemeinsam in der Hand gebildeten **Gefäßnetzes** auch dann gewährleistet, wenn eine der beiden Arterien verschlossen ist. Kritisch wird es jedoch, wenn **beide Arterien** stark **verengt** oder nicht mehr durchlässig sind.

Indikation. Durchgeführt wird der Test, wenn der konkrete Verdacht auf die **Verengung** einer der beiden Arterien besteht, z. B. im Rahmen einer pAVK (S. 98) oder durch eine Embolie.

Durchführung. Der Untersucher drückt gezielt gleichzeitig beide Arterien im Bereich des Handgelenks ab. Um den Durchblutungsbedarf der Hand zu erhöhen, wird der Patient aufgefordert, die Hand 10- bis 20-mal zur Faust zu schließen und zu öffnen (Muskelarbeit), woraufhin die Hand deutlich abblasst (▶ **Abb. 2.4a**). Nach Freigabe einer der beiden abgedrückten Arterien sollte die Hand zügig (< 15 s) wieder ihre rosige Ausgangsfarbe annehmen (▶ **Abb. 2.4b**), weil sie durch diese freigegebene Arterie ausreichend mit Blut versorgt wird.

Abb. 2.4 Allen-Test.

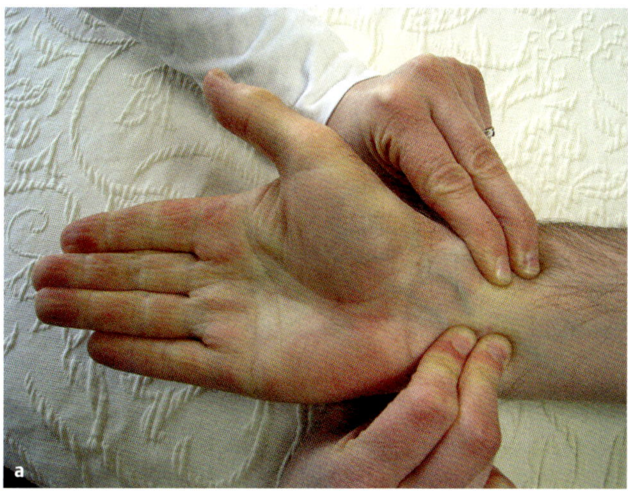

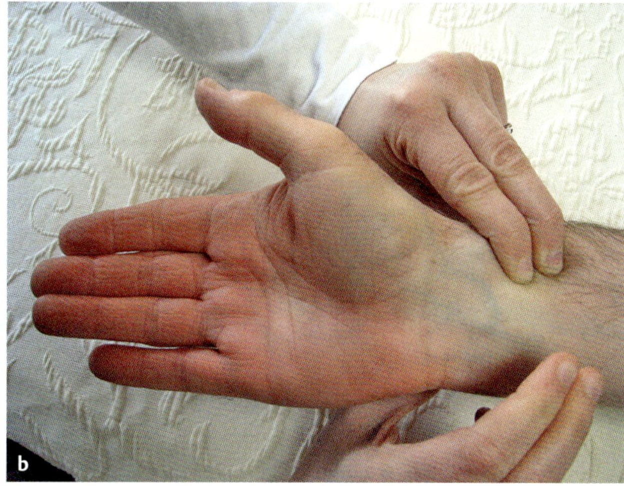

a Am Handgelenk des Patienten werden beide Unterarmarterien abgedrückt. Die Hand blasst mit der Zeit deutlich ab (beschleunigt durch mehrfachen Faustschluss des Patienten).

b Nach Freigabe einer der beiden Arterien (hier A. ulnaris, Ellenarterie) sollte die Hand rasch wieder rosig werden.

Abb. aus: Huck K. Angiologie. In: Arastéh K, Baenkler H, Bieber C et al., Hrsg. Duale Reihe Innere Medizin. 4. Auflage, Thieme; 2018.

Bewertung. Dauert es länger als 15 s, bis die Hand wieder rosig wird, oder bleibt sie anhaltend blass, spricht man von einem **pathologischen** Allen-Test. Das nicht abgedrückte Gefäß ist wahrscheinlich stark verengt oder verschlossen, was z. B. mithilfe einer Ultraschalluntersuchung überprüft werden sollte.

Faustschlussprobe

Prinzip und Indikation. Eine etwas einfachere Variante des Allen-Tests ist die Faustschlussprobe, die ebenfalls zur Einschätzung der **arteriellen Durchblutung der Hände** angewendet wird.

Durchführung. Im Gegensatz zum Allen-Test werden vom Untersucher keine bestimmten Gefäße abgedrückt, sondern die arterielle Blutzufuhr der Patientenhand durch kräftigeres **Umfassen des Handgelenks** generell unterbunden. Das weitere Vorgehen erfolgt wie bei dem Allen-Test.

Bewertung. Während beim Gefäßgesunden kaum Veränderungen bemerkbar sind, **blassen** bei Patienten mit einer arteriellen Durchblutungsstörung (wie einer fortgeschrittenen pAVK) die Hände deutlich ab. Gegebenenfalls treten zusätzlich Schmerzen auf.

Ratschow-Lagerungsprobe

Prinzip und Indikation. Auch mithilfe der Ratschow-Lagerungsprobe kann beurteilt werden, ob eine **periphere Durchblutungsstörung** (z. B. eine pAVK) vorliegt. Bei diesem Test werden gezielt die **Beine bzw. Füße** untersucht. Durch Anheben der Beine wird die Blutversorgung erschwert, der Durchblutungsbedarf im Gegenzug jedoch durch kreisende Fußbewegungen (Muskelarbeit!) erhöht. Es wird ein belastungsabhängiger **Ischämieschmerz** provoziert, der als Beweis für eine pAVK dienen kann.

Durchführung. Der auf dem Rücken liegende Patient wird gebeten, seine Beine im 90°-Winkel nach oben zu strecken und für einige Zeit (ca. 2 min) kreisende Bewegungen mit den Füßen auszuführen (▶ **Abb. 2.5**). Typischerweise blassen die Füße dabei ab. Dann wird der Patient gebeten, sich aufzusetzen und die Beine herabhängen zu lassen. Es wird die Zeit gemessen, bis zu der sich eine diffuse **Rötung** der Füße einstellt (normalerweise innerhalb von 5 s) bzw. die **Venen** des Fußrückens **füllen** (normalerweise innerhalb von 20 s).

Bewertung. Treten bereits während des Beinhebens und/oder Fußkreisens **Schmerzen** auf, deutet dies auf eine pAVK hin. Jede Verlängerung der genannten **Zeiten** nach Herabhängen der Füße erhärtet diesen Verdacht.

Gehtest

Prinzip und Indikation. Dieser Funktionstest wird bei Verdacht auf das Vorliegen einer **peripheren Durchblutungsstörung** (z. B. pAVK) durchgeführt. Durch Ermittlung der **schmerzfreien Gehstrecke** (▶ **Tab. 3.11**) kann darüber hinaus das Ausmaß der Erkrankung eingeschätzt werden.

Durchführung. Beim standardisierten Geh- oder Laufbandtest wird die Strecke bestimmt, nach der der Patient Schmerzen in den Beinen angibt.

Bewertung. Liegt eine pAVK vor, treten nach einer bestimmten Gehstrecke Schmerzen auf, die durch eine Ischämie der Wadenmuskulatur entstehen. Je kürzer die schmerzfreie Gehstrecke ist, desto ausgeprägter sind die Durchblutungsstörungen. Wenn während des Gehens keine Schmerzen auftreten, kann angenommen werden, dass (noch) keine durchblutungsrelevanten Engstellen in den Arterien vorliegen.

Abb. 2.5 Ratschow-Lagerungsprobe.

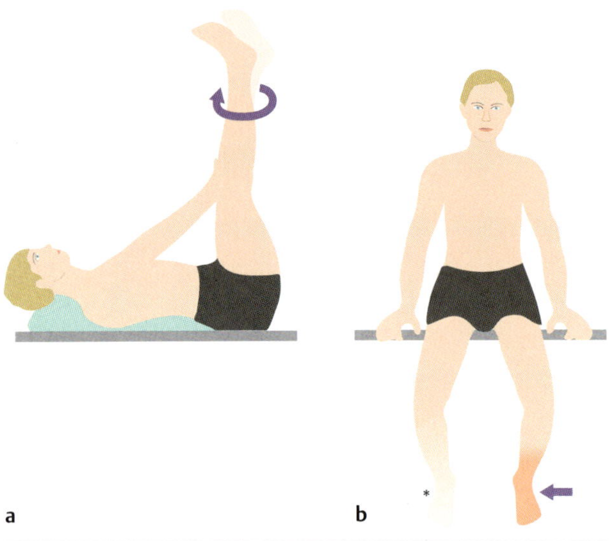

a Bei nach oben gestreckten Beinen blassen die Füße – unterstützt durch kreisende Fußbewegungen – mit der Zeit ab.
b Wenn im Anschluss die Füße herabhängen, tritt normalerweise innerhalb von ca. 5 s eine reaktive Rötung auf (→). Innerhalb von 20 s füllen sich die Venen des Fußrückens. Bei verengten oder verschlossenen Beingefäßen (z. B. bei pAVK) dauert dies deutlich länger (*).
Abb. aus: I care Krankheitslehre. 2. Auflage, Thieme; 2020. Nach: Wagner H. Periphere arterielle Verschlusskrankheit. In: Gerlach U, Wagner H, Wirth W, Hrsg. Innere Medizin für Pflegeberufe. 8. Auflage, Thieme; 2015.

2.2.7 Untersuchung der Venen

Auch für die Überprüfung der Venenfunktion gibt es verschiedene klinische Tests. Diese haben jedoch aufgrund der etablierten und ohne viel Aufwand durchführbaren Ultraschalldiagnostik in der Praxis inzwischen deutlich an Bedeutung verloren. Sie werden deshalb nachfolgend nur kurz erläutert.

Bei den beiden beschriebenen Tests wird die Funktion der **Venenklappen** im Bereich der Verbindungen zwischen oberflächlichem und tiefem Venensystem (Perforansvenen bzw. Venenkrosse) überprüft. Im intakten Zustand verhindern diese Klappen den **Rückstrom** von Blut aus den tiefen in die oberflächlichen Venen.

Trendelenburg-Test. Am liegenden Patienten sollen sich die oberflächlichen Venen im Normalfall nach dem **Entleeren der oberflächlichen Venen** durch Nachobenstrecken des Beins (ggf. unterstützt durch zusätzliches Ausstreichen der Venen zum Becken hin) und Kompression mittels Stauschlauch im Bereich von Oberschenkel und Knöchel nach dem **Herabsenken** des Beins **nicht wieder füllen**.

Perthes-Test. Nach Anlegen eines **Stauschlauchs** am **Oberschenkel** schwellen mit der Zeit die oberflächlichen Venen unterhalb davon sichtbar an. Bei offenen Perforansvenen und funktionstüchtigen Venenklappen kann das Blut durch **Aktivierung der Muskelpumpe**, z. B. durch Wippen der Füße oder Umherlaufen, ins tiefe Venensystem abtransportiert werden. Wenn das nicht der Fall ist oder sich die Venen sogar noch weiter füllen, muss eine weitere Abklärung erfolgen.

2.2.8 Orientierende neurologische Untersuchung

Einige kardiale Erkrankungen können auch neurologische Ausfälle zur Folge haben. Näheres zu den neurologischen Untersuchungen finden Sie in Lernmodul 12 „Nervensystem“.

Fazit – Das müssen Sie wissen

Klinische Untersuchung – Funktionsprüfungen, Untersuchung der Arterien

Zur Abklärung unklaren Schwindels oder einer Synkope misst man mittels eines **Schellong-Tests**, wie sich Blutdruck und Herzfrequenz bei abruptem Wechsel vom Liegen zum Stehen verändern. Bei Fehlregulationen kann es zu starkem Blutdruckabfall kommen (→ **Reanimationsbereitschaft**).

Bei Verdacht auf einen Schockzustand oder auf die Mangeldurchblutung einer Extremität liefert die **Nagelbettprobe** wichtige Informationen: Dauert es nach Druck auf einen Finger- oder Zehennagel länger als 2 s, bis die Färbung des Nagelbetts wieder normal ist, liegt eine Durchblutungsstörung vor.

Die Durchgängigkeit der **Unterarmarterien** kann mit dem **Allen-Test** überprüft werden. Dieser wird beim Verdacht auf eine periphere Durchblutungsstörung durchgeführt. Weitere Tests zur Abklärung einer arteriellen Durchblutungsstörung sind die **Faustschlussprobe** bzw. für die **Beine** die **Ratschow-Lagerungsprobe** oder der **Gehtest**. Informationen über die Funktion der **Venenklappen** liefern der **Trendelenburg-** und der **Perthes-Test**.

2.2.9 Apparative Untersuchungen

Laboruntersuchungen

Bestimmte Laborparameter können Hinweise auf Erkrankungen des Herz-Kreislauf-Systems und der Gefäße liefern, z. B.:

- Marker für **kardiovaskuläre Risikofaktoren**: Blutfettwerte (LDL-Cholesterin ↑, HDL-Cholesterin ↓, Triglyzeride ↑) und Blutglukose
- **Herzenzyme** (z. B. Troponin T und I, CK, CK-MB) bei Verdacht auf einen Herzinfarkt
- **BNP** (Brain Natriuretic Peptide) bei Verdacht auf eine Herzinsuffizienz
- **Schilddrüsenwerte** bei Verdacht auf eine Schilddrüsenüberfunktion oder **Elektrolyte** bei Verdacht auf entsprechende Entgleisungen; beides kann für Herzrhythmusstörungen verantwortlich sein.
- **D-Dimer-Test:** bei Verdacht auf eine Thrombose oder Embolie
- **Thrombophiliescreening:** Bestimmung weiterer Gerinnungsparameter bei Verdacht auf eine erhöhte Thromboseneigung (Thrombophilie)
- **Antikörper:** bei Verdacht auf eine autoimmunbedingte Gefäßentzündung (Vaskulitis)

Blutdruckmessung

Im klinischen Alltag wird üblicherweise der **arterielle Blutdruck** bestimmt. Bei speziellen Fragestellungen kann aber auch der Druck in den **Venen** oder direkt im **Herzen** gemessen werden.

Messung des arteriellen Blutdrucks

Definition

Arterieller Blutdruck

Der arterielle Blutdruck ist der Druck, der nach Auswurf des Bluts aus dem Herzen in den **großen Arterien** herrscht.

Prinzip. Die Messung des arteriellen Blutdrucks gehört zur Basisdiagnostik des Herz-Kreislauf-Systems. Der ermittelte Wert kann Auskunft geben über:

- die **Pumpfunktion** des Herzens (je mehr Auswurf innerhalb einer bestimmten Zeit, desto höher der Blutdruck)
- den Zustand des **Gefäßsystems** (je enger die Gefäße, desto höher der Blutdruck)
- das zirkulierende **Blutvolumen** (je mehr Blut im Kreislauf, desto höher der Blutdruck)

Bei der arteriellen Blutdruckmessung gibt es **2 Erfassungsmethoden**: die **indirekte** („unblutige") Variante und die **direkte** („blutige") Methode, bei der der Druck invasiv mit einem ins Blutgefäß eingebrachten Drucksensor gemessen wird. Angegeben wird der arterielle Blutdruck in **mmHg** (Millimeter Quecksilbersäule).

Da der Blutdruck synchron zur Herzaktion innerhalb eines bestimmten Bereichs schwankt, besteht seine Angabe i. d. R. aus 2 Werten (der aktuellen Ober- und Untergrenze dieses Bereichs):

- Der **systolische Wert** entspricht dem aktuell höchsten Druck in den Arterien. Er wird v. a. von der Auswurfleistung des Herzens beeinflusst.
- Der **diastolische Wert** ist die aktuelle Druckuntergrenze. Er entspricht im Prinzip dem dauerhaft in den Arterien herrschenden Druck (zu dem in der Systole noch die Druckwelle aus dem Herzen hinzukommt). Der diastolische Wert ist abhängig von der Dehnbarkeit und dem Füllungszustand der Blutgefäße.

Eine Angabe von 120/80 mmHg bedeutet, dass der systolische Blutdruck 120 mmHg und der diastolische 80 mmHg beträgt. In der Praxis sagt man üblicherweise: „Der Blutdruck ist 120 zu 80."

Die Blutdruckmessung sollte immer seitenvergleichend sein.

Die **Blutdruckamplitude** (Pulsdruck, pulse pressure) ist die Differenz zwischen systolischem und diastolischem Wert und gilt als Maß für die Dehnbarkeit der Arterien. Bei einem optimalen Wert von 120/80 mmHg beträgt die Differenz 40 mmHg. Werte bis 65 gelten als normal, bei > 90 mmHg ist der Wert stark erhöht.

Zu den Ursachen für eine vergrößerte Blutdruckamplitude zählen Aortenklappeninsuffizienz, Hyperthyreose und Atherosklerose. Eine hohe Amplitude erhöht bei einer bestehenden Atherosklerose das Risiko von Komplikationen wie einer Plaqueruptur.

Indikation. Die **indirekte Messung** des Blutdrucks gehört zur Standard- und Routinediagnostik. Sie erfolgt bei jeder **Patientenaufnahme** und im Rahmen der regelmäßigen **Vitalzeichenkontrolle** auf Station. In nahezu allen **Notfallsituationen** erfolgt eine Blutdruckmessung, damit sich der Kreislaufzustand des Patienten schnell einschätzen lässt. Darüber hinaus ist es in folgenden Situationen notwendig, den Blutdruck zu kontrollieren:

- Zur Diagnose einer **arteriellen Hypertonie** (Bluthochdruck) sollte der Blutdruck über mindestens 24 h in regelmäßigen Abständen gemessen werden (Tagesprofil bzw. 24-h-Langzeitmessung).
- Generell sollte man, bevor **blutdruckbeeinflussende Medikamente** (z. B. Nitrospray) verabreicht werden, den Ausgangswert kennen. Danach muss der Einfluss auf den Kreislauf mit einer erneuten Blutdruckkontrolle überprüft werden. Dies ist u. a. wichtig, um überschießende Reaktionen rechtzeitig zu erkennen.

Kontraindikation. Der Blutdruck darf mit einer Manschette nicht gemessen werden, wenn am gleichen Arm ein Dialyseshunt, eine frische Wunde oder eine Parese (z.B. nach einem Schlaganfall) vorliegt. Nach einer Brustkrebsoperation darf nur auf der nichtoperierten Körperseite gemessen werden. Der Blutdruck sollte nicht am gleichen Arm gemessen werden, wenn dort ein Lymphödem oder ein Gefäßzugang besteht.

Durchführung. Die Blutdruckmessung kann auskultatorisch, palpatorisch oder oszillometrisch durchgeführt werden.

Die **auskultatorische Blutdruckmessung** erfolgt mithilfe der Methode nach **Riva-Rocci**. Riva-Rocci war ein italienischer Arzt; von seinem Namen leitet sich die weit verbreitete Abkürzung „RR" für den Blutdruck ab.

Der **Oberarm** des Patienten sollte **entkleidet** sein. Wählen Sie eine zum Oberarmumfang des Patienten passende Blutdruckmanschette (Breite 35–40 % des Armumfangs). Legen Sie eine luftleere **Blutdruckmanschette** auf **Herzhöhe** so am Oberarm an, dass sich die untere Kante 2 Fingerbreit oberhalb der Ellenbeuge befindet. Verschließen Sie die Manschette eng mithilfe des Rädchens am Manometerventil. Pumpen Sie anschließend die Blutdruckmanschette auf und fühlen Sie dabei den Radialispuls. Sobald Sie diesen nicht mehr tasten können, pumpen Sie weitere 30 mmHg dazu. Dann stecken Sie sich die Ohroliven des **Stethoskops** in Ihre äußeren Gehörgänge und setzen die Membran des Stethoskops auf die **Ellenbeuge** des Patienten im Bereich der A. brachialis (▶ **Abb. 2.6a**). **Öffnen** Sie nun das Ventil der Blutdruckmanschette und lassen Sie den Manschettendruck langsam ab; beobachten Sie dabei das Manometer. Der Druck, bei dem Sie das **erste Klopfgeräusch** wieder hören, entspricht dem **systolischen** Blutdruckwert. Der Manschettendruck, unterhalb dessen die **Klopfgeräusche verschwinden**, entspricht dem **diastolischen** Druck.

Die **palpatorische Blutdruckmessung** erfolgt wie die auskultatorische, doch wird beim Ablassen des Drucks kein Stethoskop für die Messung verwendet, sondern der Puls an der Arteria radialis getastet.

Für die **oszillometrische (automatische) Selbstmessung** gibt es Geräte, die am Handgelenk angelegt werden (▶ **Abb. 2.6b**).

Mögliche **Fehlerquellen**, die die Werte verfälschen, sind:

- eine nicht zum Armumfang passende Manschette; zu schmale Manschette (→ zu hoher Wert); bei einem erhöhten Oberarmumfang und zu schmaler Manschette kann der gemessene

Abb. 2.6 Indirekte („unblutige") Blutdruckmessung.

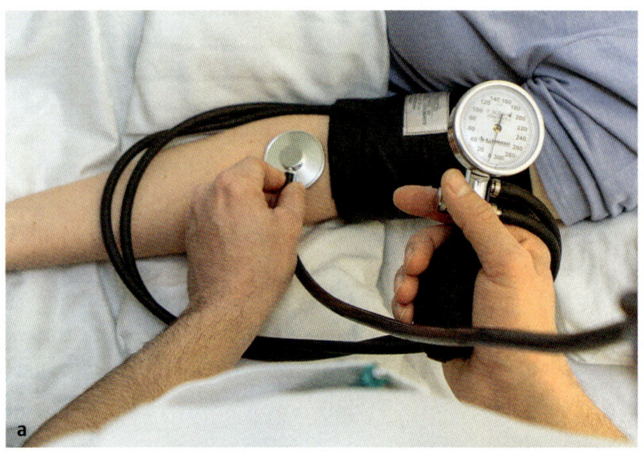

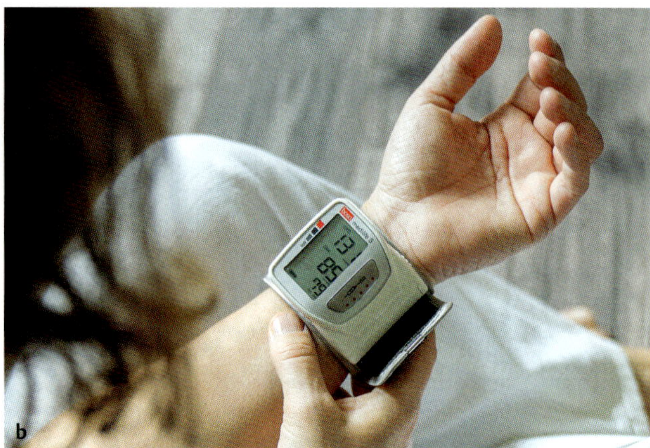

a Auskultatorische Methode am Oberarm.
b Automatische (oszillometrische) Messung am Handgelenk.
Foto: K. Oborny, Thieme Group

Wert höher sein als der tatsächliche Wert, daher sollte eine breitere Manschette verwendet werden; eine zu locker angelegte Manschette (→ zu hoher Wert).

- ein zu geringer Druck in der Manschette (→ zu niedriger systolischer Wert)
- ein zu rasches Ablassen des Drucks aus der Manschette (→ zu niedriger systolischer, zu hoher diastolischer Wert)
- die Lagerung des Arms über Herzhöhe (→ zu niedriger Wert)
- zu geringer Abstand zwischen Messung und Wiederholungsmessung (Wiederholungsmessungen am selben Arm sind frühestens nach 30 s möglich)

Lerntipps – Mündliche Prüfung

Blutdruckmessung

Die Blutdruckmessung wie auch die Fehlerquellen sind ein beliebtes Thema für die mündliche Prüfung und manchmal muss die Messung auch an einem Prüfer demonstriert werden. Schauen Sie sich die unterschiedlichen Methoden genau an.

Bewertung. Eine **Hypotonie** (zu niedriger Blutdruck) liegt vor, wenn die gemessenen Blutdruckwerte unter 100/60 mmHg liegen. Werte ab 140/90 mmHg gelten als **Hypertonie** (zu hoher Blutdruck; ▸ **Tab. 3.6**).

Schwankungen des Blutdrucks können u. a. folgende Ursachen haben:

- Insgesamt variieren die Blutdruckwerte im **Tagesverlauf** – nachts sind sie eher niedrig, mittags normalerweise am höchsten.
- **Sprechen**, **Konsum koffeinhaltiger Getränke** wie auch **Stuhl- und Harndrang** und **akute Zugluft** können die Werte erhöhen.
- Der Blutdruck ist abhängig davon, ob der Patient vorher **in Ruhe** war oder sich **körperlich angestrengt** oder **emotional** aufgeregt hat. Ca. 30 min vor der Messung sollten körperliche oder seelische Belastungen vermieden werden.
- Auch durch **plötzliche Lagewechsel** kann sich der Blutdruck verändern: Wenn der Patient schnell aufsteht (v. a. aus dem Liegen oder aus der Hocke), sackt das Blut in die Beinvenen und der Blutdruck fällt kurzfristig ab (vgl. Schellong-Test (S. 28)).
- Auch die **Sitzposition** ist von Bedeutung. Beide Füße sollten auf dem Boden stehen und der Rücken an eine Stuhllehne gelehnt werden.
- Auch zahlreiche **Medikamente** beeinflussen die Blutdruckwerte.

Bei der Interpretation der gemessenen Werte muss man diese Einflussfaktoren berücksichtigen – es handelt sich im Grunde immer nur um eine Momentaufnahme. Auffällige Werte müssen engmaschig kontrolliert werden. Treten sie dauerhaft auf, besteht Therapiebedarf.

Ergeben 2 im **Seitenvergleich** durchgeführte Messungen eine größere Differenz (> 20 mmHg), ist dies ebenfalls als pathologisch zu werten und es muss nach der Ursache geforscht werden. Dies kann z. B. eine Aortenisthmusstenose (S. 74), ein Aneurysma (S. 104) oder eine pAVK sein.

Messung des zentralen Venendrucks (ZVD)

Definition

Zentraler Venendruck

Der zentrale Venendruck bzw. zentralvenöse Druck (ZVD) ist der Blutdruck, der in der **oberen Hohlvene** (V. cava superior) kurz vor deren Einmündung in den rechten Vorhof des Herzens bzw. im **rechten Vorhof** herrscht.

Prinzip und Indikation. Die Höhe des ZVD hängt von der Funktion des Herzens, vom zirkulierenden Blutvolumen und vom intrathorakalen Druck ab.

Er wird i. d. R. nur bei **kritisch kranken** Patienten auf der Intensivstation zur **Einschätzung** ihrer **Herz-Kreislauf-Situation** ermittelt. Mögliche Indikationen sind die Beurteilung des **Volumenhaushalts** oder des Schweregrads einer **Herzinsuffizienz**, einer **Herzbeuteltamponade** oder einer **Lungenembolie**.

Durchführung und Bewertung. Die Messung erfolgt über einen zentralen Venenkatheter (ZVK). Der Normwert des ZVD liegt bei 4–8 mmHg.

Klinisch **abschätzen** kann man den ZVD mithilfe von 2 sehr einfachen Methoden: Wenn die Halsvenen bei einer Hochlagerung des Oberkörpers um 45° immer noch gefüllt sind, weist dies auf einen erhöhten ZVD hin. Gleiches gilt für das Anheben der Hand (bei gestrecktem Arm) über Herzniveau: Wenn die Venen des Handrückens gefüllt bleiben, ist dies ebenfalls ein Hinweis auf einen erhöhten ZVD.

Fazit – Das müssen Sie wissen

Blutdruckmessung

Der **arterielle Blutdruck** gibt Auskunft über die Auswurfleistung des Herzens, den Dehnungszustand der Arterien und das zirkulierende Blutvolumen. Der **systolische** Wert hängt v. a. von Ersterem, der **diastolische** Wert von den beiden Letzteren ab. Beide Messwerte variieren unter dem Einfluss von Tageszeit, körperlicher Anstrengung, Aufregung und Medikamenten. Bei Ruhewerten < 100/60 mmHg besteht nach WHO-Definition eine **Hypotonie**, ab 140/90 mmHg eine **Hypertonie**. Der mittlere arterielle Blutdruck ist ein Maß für die Organdurchblutung (kritisch < 70 mmHg) und somit v. a. in der Intensivmedizin von Bedeutung.

Der arterielle Blutdruck lässt sich **indirekt** („unblutig“) nach 3 verschiedenen Methoden messen: **auskultatorisch** (mit einer Blutdruckmanschette und einem Stethoskop), **palpatorisch** (mit einer Blutdruckmanschette) oder **oszillometrisch** (z. B. mit einem automatischen Blutdruckmessgerät). Die indirekte Blutdruckmessung ist u. a. indiziert bei Neuaufnahmen, zur Kontrolle der Vitalparameter, bei Verdacht auf eine Hypertonie bzw. beim Ansetzen oder Wechsel eines blutdrucksenkenden Medikaments.

Die **direkte** („blutige“) Blutdruckmessung mittels Drucksensor kommt auf der Intensivstation sowie während und nach einer Operation zum Einsatz.

Der **zentrale Venendruck** (ZVD) ist bei einer Druck- oder Volumenbelastung des rechten Herzens erhöht (> 8 mmHg). Die Messung des ZVD ist i. d. R. nur bei Intensivpatienten indiziert und erfolgt über einen zentralen Venenkatheter (ZVK). Abschätzen lässt er sich anhand der Füllung der Halsvenen bei Oberkörperhochlagerung oder der Füllung der Venen des Handrückens beim Anheben der Hand.

Pulsoxymetrie und Blutgasanalyse (BGA)

Mithilfe der **Pulsoxymetrie** können die **Sauerstoffsättigung** des arteriellen Bluts und die **Herzfrequenz** bestimmt werden – dadurch gewinnt man wichtige Informationen über die Herz-Kreislauf-Funktion des Patienten. In der **Blutgasanalyse** werden die Blutgase (**Sauerstoff** und **Kohlendioxid**) und der **Säure-Basen-Haushalt** untersucht.

Elektrokardiogramm (EKG)

Prinzip. Das Elektrokardiogramm (EKG) gehört zur kardiologischen Basisdiagnostik. Die elektrische Aktivität des Herzens sorgt dafür, dass sich der Herzmuskel in regelmäßigen Abständen kontrahiert und dadurch den Blutkreislauf in Gang hält. Sie lässt sich mithilfe von Elektroden an der Hautoberfläche messen (Ableitung der elektrischen Erregung). Das Messergebnis wird grafisch im zeitlichen Verlauf als **EKG-Kurve** dargestellt. Bei bestimmten Indikationen wird ein EKG auch unter körperlicher Belastung durchgeführt (**Belastungs-EKG**).

Verlauf der EKG-Kurve. ▶ **Abb. 2.7** zeigt den Verlauf der EKG-Kurve eines herzgesunden Menschen. Die einzelnen Ausschläge werden mit Buchstaben von P bis T bezeichnet und kennzeichnen jeweils eine bestimmte Phase des Herzzyklus:

- **P-Welle:** Erregungsausbreitung in den Vorhöfen, Vorhofkontraktion (Beginn der Systole)
- **PQ-Strecke:** Überleitung der Erregung von den Vorhöfen zu den Kammern
- **QRS-Komplex:** Erregungsausbreitung in den Kammern, Kammerkontraktion
- **ST-Strecke:** Beginn der Erregungsrückbildung in den Kammern (Beginn der Diastole)
- **T-Welle:** Abschluss der Erregungsrückbildung in den Kammern

Als **PQ-Zeit** (PQ-Dauer, PQ-Intervall) bezeichnet man das Zeitintervall vom Beginn der P-Welle bis zum Beginn der Q-Zacke. Die **QT-Zeit** (QT-Dauer, QT-Intervall) bezeichnet das Zeitintervall vom Beginn der Q-Zacke bis zum Ende der T-Welle.

Ruhe-EKG

Indikation. Ein Ruhe-EKG wird abgeleitet bei einem Verdacht auf eine **akute Herzerkrankung** (v. a. Herzinfarkt und Herzrhythmusstörungen) oder als **Verlaufskontrolle** bestehender Herzkrankheiten. Weitere Indikationen sind die Vorbereitung auf eine **Operation** oder **Gesundheitsvorsorgeuntersuchungen**.

Bewertung. Der Arzt beurteilt das EKG i. d. R. nach einem standardisierten Schema:

- **Rhythmus:** Schlägt das Herz regelmäßig oder liegen Herzrhythmusstörungen vor?
- **Herzfrequenz:** Wie schnell oder langsam schlägt das Herz?
- **Lagetyp:** Hierüber lässt sich annähernd die anatomische Lage des Herzens im Brustkorb abschätzen und man kann Rückschlüsse auf akute oder chronische Belastungen des Herzens ziehen.
- **Zeiten:** Für die Zeitintervalle einer EKG-Kurve gibt es Normwerte; Abweichungen von diesen Normwerten erlauben Rückschlüsse auf bestimmte Störungen und Krankheitsbilder.
- **Morphologie** (Form) und **Amplitude** (Höhe) der Wellen, Zacken und Strecken (▶ **Abb. 2.7**). Bei der EKG-Auswertung wird überprüft, ob der Verlauf von P-Welle, QRS-Komplex, ST-Strecke und T-Welle von der Norm abweicht. Dies liefert ebenfalls Hinweise auf bestimmte Erkrankungen, z. B. eine Vergrößerung (Hypertrophie) des Herzmuskels oder einen Sauerstoffmangel des Herzmuskels (Myokardischämie). Insbesondere in der Herzinfarktdiagnostik spielen die ST-Strecke und die T-Welle eine wichtige Rolle.

Abb. 2.7 Herzzyklus im normalen EKG.

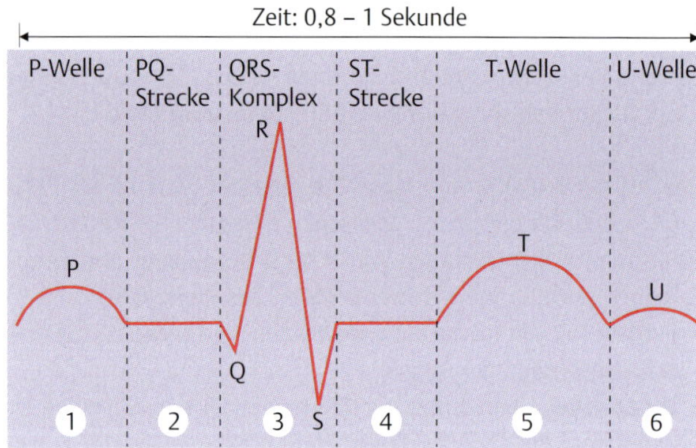

1. Erregungsausbreitung im Vorhofmyokard
2. Das gesamte Vorhofmyokard ist erregt. Erregungsüberleitung auf die Kammern im AV-Knoten
3. Erregungsausbreitung im Kammermyokard
4. Beginn der Erregungsrückbildung in den Kammern
5. Abschluss der Erregungsrückbildung in den Kammern
6. nicht immer vorhanden

Abb. aus: I care Krankheitslehre. 2. Auflage, Thieme; 2020. Nach: Grünewald M, Hoehl M, Kobbert E et al. Pflege von Patienten mit Herzrhythmusstörungen. In: Schewior-Popp S, Sitzmann F, Ullrich L, Hrsg. Thiemes Pflege. 15. Auflage. Thieme; 2020.

Langzeit-EKG (LZ-EKG)

Indikation. **Herzrhythmusstörungen**, die **nicht permanent** vorhanden sind, sondern nur von Zeit zu Zeit auftreten, lassen sich häufig nicht oder nur zufällig im normalen Ruhe-EKG erfassen. Ein Beispiel hierfür ist das intermittierende Vorhofflimmern (S. 60). Eine längere EKG-Aufzeichnung erhöht die Chancen, die Episoden des Vorhofflimmerns aufzuzeichnen.

Mithilfe eines Langzeit-EKGs kann außerdem beurteilt werden, wie häufig und **wie ausgeprägt** bestimmte Störungen (z. B. Extrasystolen) auftreten. Eine weitere Indikation ist die **Kontrolle** einer medikamentösen Therapie, die Einfluss auf den Herzrhythmus haben kann, z. B. die Gabe von Antiarrhythmika.

Bewertung. Bewertet werden v. a. die Variationen der **Herzfrequenz** und alle Abweichungen vom normalen **Herzrhythmus** (Sinusrhythmus) sowie deren **Häufigkeit**.

Belastungs-EKG (Ergometrie)

Prinzip. Mithilfe der Ergometrie beurteilt man die Fähigkeit des **Herz-Kreislauf-Systems**, sich an körperliche Anstrengungen **anzupassen**. Neben einer kontinuierlichen Aufzeichnung eines 12-Kanal-EKGs wird in regelmäßigen Abständen der Blutdruck des Patienten gemessen.

Indikation. Mögliche Indikationen für eine Ergometrie sind:
- Verdacht auf eine **koronare Herzkrankheit** (KHK), die nur unter Belastung symptomatisch wird
- Verdacht auf starke **Blutdruckanstiege** oder **Herzrhythmusstörungen** unter Belastung
- Beurteilung der Belastbarkeit **nach** behandeltem **Herzinfarkt** oder behandelter **KHK**
- Beurteilung der allgemeinen **Leistungsfähigkeit** im Rahmen von Sport- oder Berufstauglichkeitsuntersuchungen
- Beurteilung des **Trainingszustands** eines Sportlers

Kontraindikationen. Für eine ergometrische Untersuchung bestehen folgende Kontraindikationen:
- akuter Herzinfarkt oder instabile Angina pectoris
- dekompensierte Herzinsuffizienz
- hochgradige Aortenklappenstenose
- Myokarditis

Bewertung. Anhand der erreichten Leistungsstufe bei der Ausbelastungsfrequenz kann der Arzt Rückschlüsse auf die **körperliche Leistungsfähigkeit** des Patienten ziehen.

Außerdem wird die Ergometrie in der Diagnostik der koronaren Herzkrankheit (KHK) eingesetzt: Typische Anzeichen für eine KHK sind subjektive Beschwerden des Patienten und Ischämiezeichen im EKG unter Belastung.

Weitere Kriterien bei der Beurteilung des Befunds sind das Auftreten von **Herzrhythmusstörungen** (sie werden dann als belastungsinduziert eingestuft und müssen weiter abgeklärt werden) und die **Veränderungen der Herzfrequenz und der Blutdruckwerte**.

Fazit – Das müssen Sie wissen

Elektrokardiogramm (EKG)

Das EKG leitet die elektrische Aktivität des Herzens ab und bildet sie im zeitlichen Verlauf grafisch ab. Dabei entsprechen die verschiedenen **Kurvenanteile** bestimmten Phasen des Herzzyklus: **P-Welle**, **PQ-Strecke**, **QRS-Komplex**, **ST-Strecke**, **T-Welle**.

Beurteilt werden: Rhythmus, Herzfrequenz, Lagetyp des Herzes, Zeitintervalle der EKG-Kurve, Morphologie und Amplitude der Wellen, Zacken und Strecken des EKGs. Die Ableitung erfolgt über Elektroden an der Brustwand und an den Extremitäten. Es gibt verschiedene EKG-Formen:
- **Ruhe-EKG**: Ableitung bei körperlicher Ruhe; wird v. a. bei Verdacht auf eine akute oder chronische Herzerkrankung sowie im Rahmen einer vorsorgenden Diagnostik durchgeführt
- **Langzeit-EKG**: Ableitung über 24 h möglichst im normalen Alltagsgeschehen; dient v. a. dem Erkennen vorübergehend vorhandener Herzrhythmusstörungen
- **Belastungs-EKG**: Ableitung unter körperlicher Belastung bei Verdacht auf Herzrhythmusstörungen oder eine Minderdurchblutung des Herzmuskels unter Belastung. Die Untersuchung muss unter **ärztlicher Kontrolle** erfolgen!

Ultraschalluntersuchung des Herzens (Echokardiografie)

Definition

Echokardiografie

Bei der Echokardiografie handelt es sich um die Ultraschalluntersuchung des Herzens (im klinischen Alltag oft kurz „Echo“ genannt.

Prinzip. Im Herzultraschall können Form, Größe und Funktion von Herzmuskel und Herzklappen dargestellt werden. Außerdem lassen sich Flüssigkeitsansammlungen am Herzen sichtbar machen.

Bei der farbcodierten Duplexsonografie (FCDS, **Farbduplex**, farbcodierte Dopplersonografie, Farbdoppler) wird die Flussrichtung des Bluts in verschiedenen Farbstufen (von Blau bis Rot) dargestellt. Am Herzen kann man so den Blutfluss durch das Herz erkennen und beurteilen, ob das Blut in die richtige Richtung fließt oder z. B. durch eine undichte Klappe zurückströmt.

Transthorakale Echokardiografie (TTE)

Bei der TTE wird der Schallkopf außen auf den Brustkorb aufgesetzt. Sie ist die am häufigsten durchgeführte Form der Echokardiografie.

Indikation. Die TTE ist inzwischen zu einer der wichtigsten Untersuchungsmethoden in der Kardiologie geworden und kommt bei herzkranken Patienten routinemäßig zum Einsatz. Sie ermöglicht u. a.:

- die Beurteilung der **Pumpfunktion** (z. B. bei oder nach einem akuten Myokardinfarkt)
- die Bestimmung der **Wanddicke** und das Erkennen von **Belastungszeichen** (z. B. bei Kardiomyopathien)
- die Untersuchung von **Herzklappen** auf Stenosen oder Insuffizienzen
- die Untersuchung des **Perikards** (z. B. bei Perikarderguss)
- die Diagnose angeborener oder erworbener **Fehlbildungen**, z. B. der Herzscheidewand

Bewertung. Geübte Untersucher können mithilfe der Echokardiografie in kurzer Zeit sehr zuverlässige Aussagen über die **Struktur** und die **Pumpkraft** des Herzens treffen. Nachteil der Untersuchung ist die fehlende direkte Beurteilung des Zustands der Herzkranzgefäße.

Transösophageale Echokardiografie (TEE)

Bei der TEE (transesophageal echocardiography; „Schluckecho") wird der Schallkopf über ein Endoskop in die Speiseröhre eingeführt und die Schallwellen erreichen das Herz durch die Speiseröhrenwand hindurch.

Indikation. Die TEE ist einer TTE in vielen Punkten deutlich überlegen: Da Herz und Speiseröhre dicht beieinanderliegen, können bestimmte Abschnitte, insbesondere die **Rückwand des Herzens** sowie die **Vorhöfe**, in der TEE besser beurteilt werden als in der TTE (▶ **Abb. 2.8**). Der Ultraschallkopf befindet sich bei der TEE näher am Herzen; dadurch werden die Schallwellen nicht durch andere Strukturen des Brustkorbs abgeschwächt. Da die TEE jedoch **aufwendiger** und **invasiver** ist, wird sie nur bei speziellen Fragestellungen durchgeführt und wenn die TTE keine ausreichenden Ergebnisse liefert.

Indikationen sind u. a.:

- die Suche nach **Thromben** (Blutgerinnseln) in den Vorhöfen (z. B. bei Vorhofflimmern)
- die Beurteilung der **Herzklappen** bei Verdacht auf Stenosen oder Insuffizienzen der Herzklappen, aber auch die Suche nach Besiedlungen der Herzklappen durch Bakterien (sog. Vegetationen) bei bakterieller Endokarditis
- die Beurteilung der aufsteigenden und der absteigenden **Aorta** (z. B. bei V. a. eine Aortendissektion)
- die Suche nach bestimmten **Herzfehlern** (z. B. Vorhofseptumdefekt)

Abb. 2.8 Transösophageale Echokardiografie (TEE).

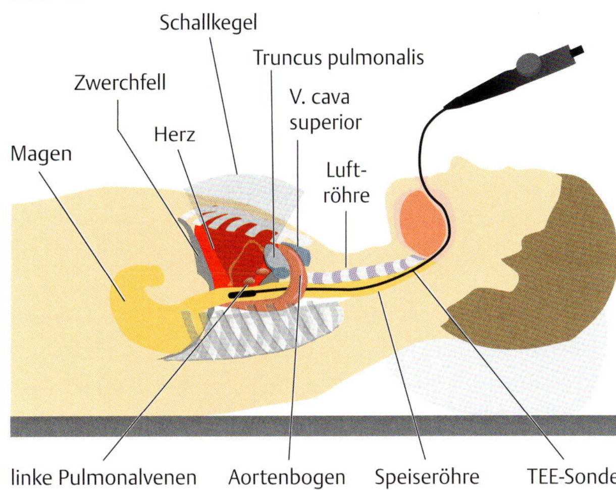

Die Ultraschallsonde wird über die Speiseröhre (Ösophagus) bis auf Höhe des Herzens vorgeschoben und erzeugt dort einen Schallkegel.

Abb. aus: I care Krankheitslehre. 2., überarbeitete Auflage. Thieme; 2020.

Stressechokardiografie

Mithilfe der Stressechokardiografie wird untersucht, wie die **Pumpfunktion** des Herzens auf **Belastung** reagiert. Die Belastung wird entweder (wie bei der Ergometrie) dynamisch durch gleichzeitiges Fahrradfahren hergestellt oder pharmakologisch durch bestimmte i. v. verabreichte Medikamente (Dobutamin oder Adenosin). Während der Belastung verfolgt man die Pumpfunktion kontinuierlich mithilfe der TTE. Eine Stressechokardiografie wird durchgeführt, wenn ein Patient von **belastungsabhängigen Angina-pectoris-Beschwerden** (stabile Angina pectoris) berichtet und eine **koronare Herzerkrankung** vermutet wird.

Fazit – Das müssen Sie wissen

Ultraschalluntersuchung des Herzens

Die Ultraschalluntersuchung des Herzens (**Echokardiografie**) bildet Form, Größe und **Funktion des Herzmuskels** und der Herzklappen ab. Je nachdem, welche Strukturen untersucht werden, wird transthorakal (**TTE**) oder transösophageal (**TEE**) untersucht. Bei der TEE wird der Schallkopf über ein Endoskop in die Speiseröhre eingeführt; die Schallwellen verlaufen durch die Speiseröhrenwand hindurch zum Herzen. Die Patienten müssen vor der Untersuchung und 2 h danach nüchtern bleiben. Die Untersuchung wird z. B. bei Vorhofflimmern durchgeführt (um einen Thrombus im Vorhof auszuschließen) und zur exakteren Untersuchung der Herzklappen (z. B. bei Verdacht auf eine Endokarditis). Eine TTE unter Belastung nennt man **Stressechokardiografie**.

Ultraschalluntersuchung der Gefäße

B-Bild-Sonografie

Die „normale“ Ultraschalluntersuchung wird auch in der Gefäßdiagnostik angewendet. Die reflektierten Ultraschallwellen werden in unterschiedlich helle Grauwerte umgesetzt, sodass sich insgesamt ein zweidimensionales Bild ergibt. Man erhält einen ersten Eindruck von dem **morphologischen Zustand eines Gefäßes** und sieht, ob es weit oder eng ist. Typisch für **Kalkablagerungen** sind helle, längliche Reflexe mit einem sogenannten Schallschatten.

Eine spezielle Anwendung ist die **Kompressionssonografie**, mit deren Hilfe man beurteilen kann, ob sich in einer Vene ein Blutgerinnsel (Phlebothrombose (S. 111)) befindet. Zunächst sucht man, typischerweise am Bein, die zu untersuchende Vene auf und übt von außen mit dem Ultraschallkopf Druck darauf aus. Lässt sich die Vene vollständig komprimieren, ist sie frei von Thromben. Ist sie hingegen nicht komprimierbar, kann dies auf ein Gerinnsel hinweisen.

Weiterhin lassen sich mithilfe des konventionellen Ultraschalls wichtige Zusatzinformationen über das **umgebende Gewebe** gewinnen, beispielsweise ob das Gefäß von außen (z. B. durch einen Tumor) zusammengedrückt wird.

Dopplersonografie (Gefäßdoppler)

Ist einer der Pulse beim Erheben des Pulsstatus nicht oder nicht eindeutig tastbar, kann der Befund mithilfe einer Dopplersonografie überprüft werden (▶ **Abb. 2.9**). Im Gegensatz zu anderen sonografischen Untersuchungen erscheint kein Bild des Gewebes, sondern die Flussgeschwindigkeit (und damit die Pulswelle) wird unter Ausnutzung des Dopplereffekts in ein charakteristisch an- und abschwellendes, „fauchendes“ Geräusch übersetzt und kann damit **akustisch beurteilt** werden. Außerdem können die Wellen auch als Dopplerkurven oder -spektren auf einem Monitor **visualisiert** werden.

Ist der untersuchte Gefäßabschnitt durchblutet, hört man ein **pulssynchrones Fauchen**. Hört man hingegen nichts oder ein durchgängiges Rauschen, ist der vorangehende Abschnitt des Gefäßes sehr wahrscheinlich stark verengt oder verschlossen.

Abb. 2.9 Blutdruckmessung mit dem Gefäßdoppler.

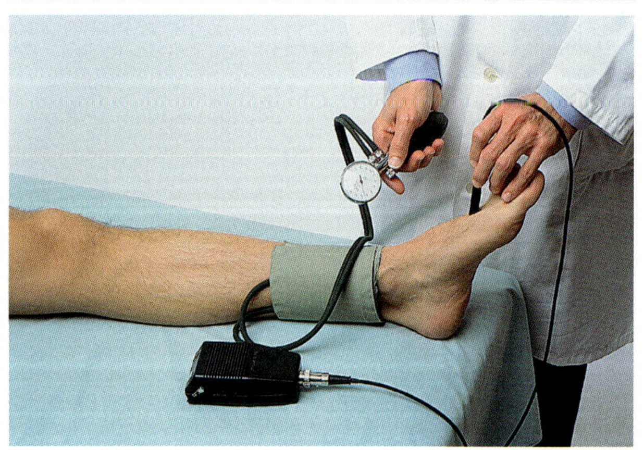

Abb. aus: Füeßl H, Middeke M, Hrsg. Duale Reihe Anamnese und Klinische Untersuchung. 6. Auflage, Thieme; 2018.

Durch weitere Suche kann die Engstelle bzw. der Verschluss im Gefäßverlauf lokalisiert werden.

Die weitergehende Abklärung erfolgt mittels bildgebender Duplexsonografie. Gegebenenfalls kann auch eine Kontrastmitteluntersuchung der Gefäße, eine Angiografie (S. 37), erforderlich werden.

Farbcodierte Duplexsonografie

Bei der Duplexsonografie werden die **B-Bild-Sonografie** und die **Dopplersonografie** miteinander kombiniert, um den Flüssigkeitsstrom in einem Gefäß zusammen mit der Morphologie des Gefäßes sichtbar zu machen. Die Flussrichtung des Bluts kann farbcodiert dargestellt werden: Rot bedeutet, das Blut fließt auf den Schallkopf zu, Blau bedeutet, es fließt vom Schallkopf weg. Verwirbelungen (z. B. an Gefäßstenosen oder -erweiterungen) sind an Farbwechseln zu erkennen. Aus der Kontur der Ströme und den Fließgeschwindigkeiten lässt sich ableiten, ob das Gefäß verengt, normal weit oder erweitert ist. Man erhält Informationen über den Verlauf und die Wandbeschaffenheit der Gefäße. Auch Blutgerinnsel (Thromben) und pathologische Kurzschlussverbindungen zwischen 2 Gefäßen (Shunts) können diagnostiziert werden.

Zusätzlich zum farblich codierten Ultraschallbild wird der Flüssigkeitsstrom in eine **Flusskurve** (Dopplerkurve) übersetzt: Weite Ausschläge bedeuten eine hohe Fließgeschwindigkeit.

Knöchel-Arm-Index (ABI)

Der Knöchel-Arm-Index (ankle brachial index, ABI) wird u. a. berechnet, um den Verdacht auf eine **pAVK** zu bestätigen bzw. deren **Stadium** abschätzen zu können.

Hierzu werden 2 Untersuchungsmethoden miteinander kombiniert: die Dopplersonografie und die nicht invasive (also „normale“) Blutdruckmessung.

Nach einer Liegezeit von ca. 10 min werden nacheinander an beiden Unterschenkeln und Oberarmen die **Verschlussdrücke** gemessen. Diese entsprechen prinzipiell den systolischen Blutdruckwerten. Nach Anlegen und Aufpumpen der Blutdruckmanschette am entsprechenden Körperteil wird distal davon mithilfe der Dopplersonografie bestimmt, ab welchem Blutdruckwert wieder ein arterieller Blutfluss messbar ist. Der Druck wird dafür kontinuierlich aus der Manschette abgelassen.

Um den ABI zu erhalten, wird der **höhere** der beiden am **Knöchel** gemessenen Werte durch den **höheren** der beiden am Arm gemessenen Werte geteilt. Das Ergebnis sollte normalerweise zwischen **0,9 und 1,2** liegen.

Ein Index **< 0,9** bedeutet, dass am Unterschenkel ein deutlich geringerer Druck zum Verschluss der Arterie notwendig ist als am Arm. Es besteht der dringende Verdacht auf eine **pAVK**.

Fazit – Das müssen Sie wissen

Ultraschalluntersuchung der Gefäße

Mit der „normalen" **B-Bild-Sonografie** kann beurteilt werden, ob eine starke Gefäßverengung oder -erweiterung sowie ausgeprägte Kalkablagerungen bestehen. Ein Blutgerinnsel in einer Vene (Phlebothrombose) kann mithilfe der **Kompressionssonografie** dargestellt werden.

Der **Dopplersonografie** ist ein einfaches, nicht invasives Verfahren. Unter Ausnutzung des Dopplereffekts wird der Blutstrom in einem Gefäß hörbar gemacht oder auch in Form von Kurven oder Spektren auf einem Monitor visualisiert.

Die **farbcodierte Duplexsonografie** ist ein kombiniertes Verfahren aus B-Bild-Sonografie und Dopplersonografie, das den Blutstrom im Gefäß und die Morphologie des Gefäßes sichtbar macht. Die Flussrichtung des Bluts kann farbcodiert dargestellt werden.

Der **Knöchel-Arm-Index** (ABI) wird mithilfe einer Dopplersonografie und der nicht invasiven Blutdruckmessung bestimmt. Werte < 0,9 sprechen für eine pAVK.

Röntgenthorax

Die konventionelle Röntgenaufnahme gehört zur Routineuntersuchung von Herz und Lunge. Es werden in der Regel **2 Aufnahmen** angefertigt: eine von hinten oder vorne und eine von der Seite. Die Aufnahme gibt Auskunft über die **Herzgröße** und die **Herzform**; ggf. kann man **Verkalkungen** im Verlauf der Koronararterien und der Herzklappen erkennen. Auch ein **Lungenödem**, z. B. im Rahmen einer Herzinsuffizienz, ist sichtbar.

Myokardszintigrafie

Bei der Myokardszintigrafie wird mithilfe einer **radioaktiven Substanz** sichtbar gemacht, ob Teile des **Myokards minderdurchblutet** sind. Die Untersuchung wird – ähnlich wie ein Belastungs-EKG – nach körperlicher Anstrengung und unter Ruhebedingungen durchgeführt.

Kardio-CT und Kardio-MRT

Diese beiden Untersuchungsmethoden gewinnen zunehmend an Bedeutung, da sie exakte Ergebnisse erzielen und gleichzeitig, im Gegensatz zur Herzkatheteruntersuchung (S. 38), nicht invasiv sind. Im **Kardio-CT** können Verkalkungen und ggf. auch Fettablagerungen in den Herzkranzgefäßen dargestellt werden.

Auch das **Kardio-MRT** kann frühzeitig wichtige Hinweise in der KHK-Diagnostik liefern. Nach einem Herzinfarkt hilft die Untersuchung, das Ausmaß der Herzmuskelschädigung festzustellen. Die Herzkranzgefäße können gut in der Magnetresonanzangiografie (MR-Angiografie) dargestellt werden. Daneben dient das MRT zur Diagnostik von Fehlbildungen und Tumoren am Herzen (die allerdings eher selten vorkommen).

Angiografie

Definition

Angiografie

Unter dem Begriff „Angiografie" werden alle radiologischen Verfahren zur Darstellung von Gefäßen mithilfe von Kontrastmittel zusammengefasst. Nach untersuchten Gefäßen unterscheidet man **Arteriografie** (Arterien), **Phlebografie** (Venen) und **Lymphografie** bzw. **Lymphangiografie** (Lymphgefäße).

Am häufigsten werden Arterien und Venen mit diesem Verfahren sichtbar gemacht. Eine Lymphangiografie wird nur selten durchgeführt.

Prinzip. In das zu untersuchende Gefäßsystem wird **Kontrastmittel** gegeben, das sich im Lumen dieser Gefäße ausbreitet. Nach einer gewissen Zeit wird mit einem Röntgengerät eine Aufnahme des entsprechenden Gefäßgebiets gemacht. Anhand der Silhouette des Kontrastmittels lassen sich Rückschlüsse über den **Gefäßverlauf** sowie mögliche **Wandveränderungen** ziehen, d. h. auch darüber, ob Engstellen bzw. Verschlüsse oder Erweiterungen der Gefäße vorhanden sind.

Indikation. Die Untersuchung dient der Darstellung des Gefäßverlaufs im Untersuchungsbereich: **Verengungen/Verschlüsse** oder **Gefäßerweiterungen** können lokalisiert (und dokumentiert) werden. Angiografische Untersuchungen werden v. a. dann durchgeführt, wenn Gefäßgebiete für Ultraschalluntersuchungen nicht gut zugänglich sind oder nach einer Ultraschalluntersuchung ein noch genaueres Bild des jeweiligen Gefäßabschnitts erforderlich ist.

Mithilfe der **Arteriografie** können z. B. Stenosen der Herzkranzgefäße lokalisiert werden; die Untersuchung entspricht einer **Koronarangiografie** im Rahmen einer Linksherzkatheteruntersuchung (S. 39). Auch Stenosen der Halsschlagadern oder Aneurysmen (S. 104) können in einer Arteriografie dargestellt werden.

Eine **Beinphlebografie** (▶ **Abb. 2.10**) wird u. a. bei Varizen durchgeführt, wenn der Verdacht auf eine Thrombose (S. 111) besteht. Die mit Kontrastmittel durchgeführte Phlebografie unter Durchleuchtungskontrolle hat jedoch in den letzten Jahren immer mehr an Bedeutung verloren, da sie durch die Duplexsonografie ersetzt wurde.

Neben diesem diagnostischen Ansatz besteht im Rahmen einer **Herzkatheteruntersuchung** die Möglichkeit, unmittelbar **therapeutisch** einzugreifen: Engstellen können erweitert und ggf. im Anschluss daran mit Gefäßstützen (Stents) offen gehalten werden. Eine weitere Therapiemöglichkeit während des Eingriffs ist die lokale **Lyse** von Blutgerinnseln.

Durchführung. Bei allen Verfahren wird früher oder später Kontrastmittel in die jeweils untersuchten Gefäße appliziert.

Eine typische Punktionsstelle für die **Arteriografie** ist die Oberschenkelarterie (A. femoralis) in der Leiste. Bei der **Beinphlebografie** wird das Kontrastmittel direkt in eine Fußrückenvene injiziert. Die oberflächlichen Venen werden während der Untersuchung mit einem Stauschlauch abgebunden.

Abb. 2.10 Phlebografie (Normalbefund).

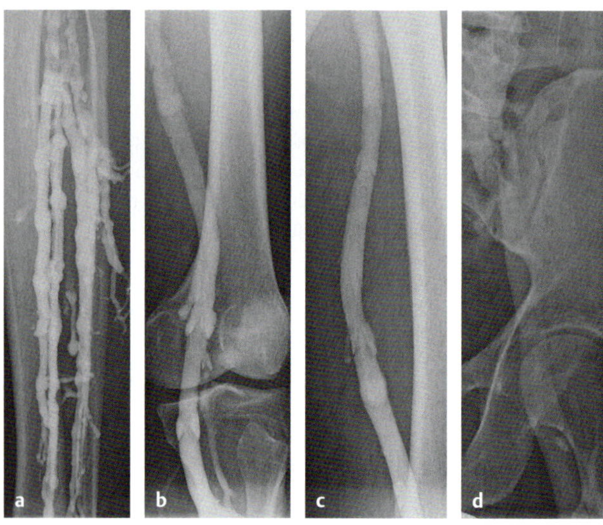

Mithilfe des Kontrastmittels stellen sich die tiefen Venen als helle Strukturen vor den ebenfalls röntgendichten und damit hellen Knochen dar. Die Venen sind in allen 4 Etagen (**a** Unterschenkel, **b** Knie, **c** Oberschenkel und **d** Becken) durchlässig und gut durchblutet. Es sind weder Erweiterungen noch Engstellen zu sehen.

a Venöse Durchblutung im Bereich des Unterschenkels.
b Venöse Durchblutung im Bereich des Knies.
c Venöse Durchblutung im Bereich des Oberschenkels.
d Venöse Durchblutung im Bereich des Beckens.

Abb. aus: Treitl M, Reuter H. Phlebografie. In: Reiser M, Kuhn F, Debus J, Hrsg. Duale Reihe Radiologie. 4. Auflage, Thieme; 2017.

Bewertung. Gefäße, die für das Kontrastmittel durchgängig sind, werden in der jeweiligen Aufnahme sichtbar. Ähnlich wie bei der Duplexsonografie können anhand der Kontur des Kontrastmittelverlaufs Engstellen bzw. Aufweitungen und Verschlüsse der Gefäße festgestellt werden.

Fazit – Das müssen Sie wissen

Angiografie

Die Angiografie ist die radiologische Darstellung von Gefäßen mithilfe von **Kontrastmittel** – dieses wird über einen Katheter appliziert. Häufig eingesetzt werden v. a. die Arteriografie (→ Darstellung der Arterien) und die Phlebografie (→ Darstellung der Venen). Die Untersuchung liefert Hinweise auf den **Gefäßverlauf** (Verengungen/Erweiterungen) und die Wandbeschaffenheit. Darüber hinaus kann **therapeutisch** eingegriffen werden.

Herzkatheteruntersuchung

Bei der Methode handelt sich um ein invasives diagnostisches und therapeutisches Verfahren, bei dem ein dünner Kunststoffschlauch, der Herzkatheter, bis zum Herzen geschoben wird. Durch diesen Schlauch kann **Kontrastmittel** injiziert werden, um die Gefäße besser sichtbar zu machen (**Koronarangiografie**). Auch können unterschiedliche Herzparameter gemessen oder Gewebeproben entnommen werden. Ziel ist, die **Funktionsfähigkeit** des großen und des kleinen **Kreislaufs** wie auch der rechten und der linken **Herzhälfte** sowie der **Herzkranzgefäße** zu beurteilen. Liegen in den Herzkranzgefäßen Engstellen (**Stenosen**) vor, können diese im Rahmen einer Herzkatheteruntersuchung therapeutisch erweitert werden (**therapeutische Intervention**). Man unterscheidet bei der Herzkatheteruntersuchung grundsätzlich 2 Verfahren:

- **Linksherzkatheteruntersuchung**: Der Katheter wird durch eine Arterie gegen die Flussrichtung des Bluts bis in die linke Herzhälfte geschoben (▶ **Abb. 2.11a**).

Abb. 2.11 Zugangswege bei der Herzkatheteruntersuchung.

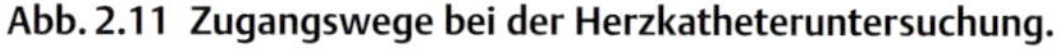

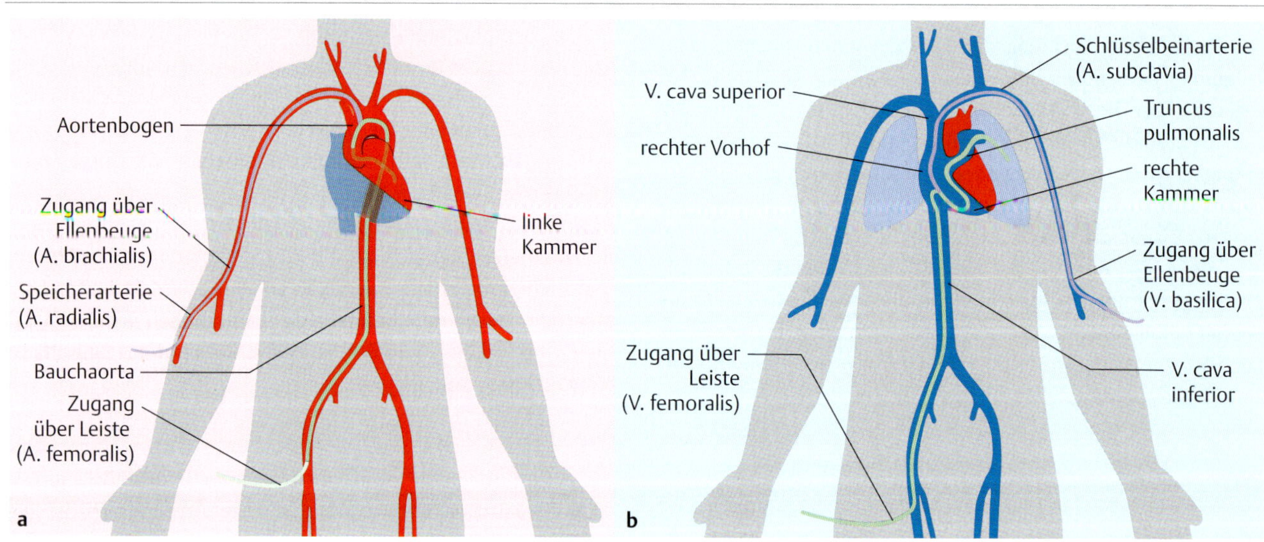

a Linksherzkatheter.
b Rechtsherzkatheter.

Abb. aus: I care Krankheitslehre. 2., überarbeitete Auflage. Thieme; 2020.

- **Rechtsherzkatheteruntersuchung**: Eine periphere Vene wird punktiert und der Katheter in Flussrichtung des Bluts zur rechten Herzhälfte geschoben (▶ **Abb. 2.11b**).

Linksherzkatheteruntersuchung

Die Linksherzkatheteruntersuchung spielt eine zentrale Rolle in der Kardiologie. Die Beurteilung der Herzkranzgefäße mittels **Koronarangiografie** ist das diagnostische Verfahren der Wahl bei der koronaren Herzkrankheit (KHK). Weiterhin sind über den Katheter **direkte Interventionen** (therapeutische Maßnahmen) am Herzen und an den Herzkranzgefäßen möglich.

Der Katheter wird i. d. R. entweder durch die A. femoralis in der Leiste, die A. brachialis an der Armbeuge oder die A. radialis am Handgelenk eingeführt. Die Lage des Katheters wird mithilfe der Röntgendurchleuchtung überprüft. Liegt er in der gewünschten Position, kann Kontrastmittel gespritzt werden. Das Kontrastmittel wird in der Durchleuchtung sichtbar und stellt die linke Herzkammer oder die Herzkranzgefäße dar (▶ **Abb. 2.12**).

Für anschließende Eingriffe kann durch den Katheter ein Draht vorgeschoben werden, der mit einem Ballon oder einem röhrenförmigen Gitterdraht versehen ist. Der Ballon dient dem Aufdehnen von Engstellen (**Ballondilatation**). Mit dem Gitterdraht aus Metall oder Kunststofffasern (**Stent**) können Engstellen erweitert und offen gehalten werden.

Die wichtigsten **Indikationen** sind:

- **koronare Herzkrankheit (KHK):** Die KHK bzw. der Verdacht auf eine KHK bei Angina-pectoris-Beschwerden sind die häufigsten Indikationen.
- **akuter Herzinfarkt:** Die rasche Durchführung einer Linksherzkatheteruntersuchung mit Koronarintervention (möglichst innerhalb von 90 min nach Symptombeginn) ist die primäre Therapieoption beim akuten Herzinfarkt.

Abb. 2.12 Koronarangiogramm.

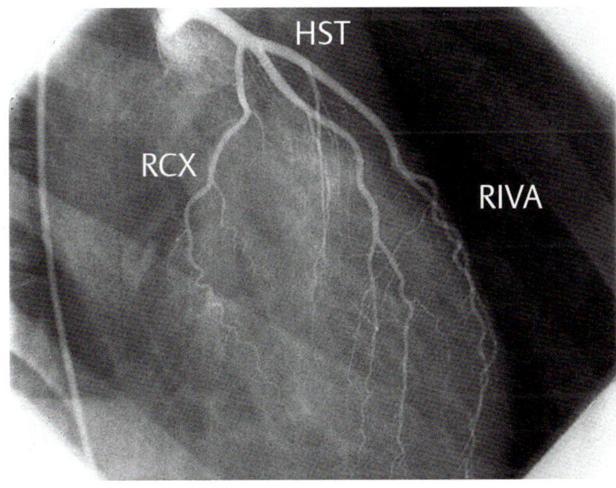

Normalbefund: Der Hauptstamm (HST) der linken Herzkranzarterie verzweigt sich im Verlauf noch weiter in den Ramus interventricularis anterior (RIVA) und den Ramus circumflexus (RCX). *Abb. aus: Arastéh K, Baenkler H, Bieber C et al., Hrsg. Duale Reihe Innere Medizin. 3. Auflage, Thieme; 2012.*

- **OP-Planung:** Vor einer herzchirurgischen Operation wird die Untersuchung routinemäßig durchgeführt, damit mögliche weitere krankhafte Veränderungen vorher erkannt werden.
- **Interventionen an den Herzklappen** oder **Korrektur von Herzfehlern**: Mittels Kathetertechnik kann eine defekte Herzklappe (z. B. bei einer Aortenklappenstenose) ersetzt werden.

Rechtsherzkatheteruntersuchung

Die Rechtsherzkatheteruntersuchung (auch Einschwemmkatheter oder Pulmonaliskatheter genannt) dient hauptsächlich der Beurteilung der **Druck- und Sauerstoffverhältnisse im kleinen Kreislauf**. Sie kommt z. B. bei Verdacht auf **Herzfehler** und/oder **pulmonalarterielle Hypertonie** zum Einsatz.

Dabei wird ein Katheter über die Venen (V. femoralis in der Leiste oder V. basilica in der Ellenbeuge) mit dem Blutstrom ins rechte Herz bis zur Pulmonalarterie „eingeschwemmt". An verschiedenen definierten Punkten (rechter Vorhof, rechte Kammer und Pulmonalarterie) werden sowohl die vorherrschenden Drücke als auch der Sauerstoffgehalt des Bluts und das Herzzeitvolumen gemessen. Außerdem lassen sich durch die Gabe von **Kontrastmittel** mögliche Herzfehler identifizieren. Beispiele hierfür sind Defekte in der Vorhofscheidewand (z. B. offenes Foramen ovale) oder Klappenfehler des rechten Herzens (Untersuchung von Trikuspidal- und Pulmonalklappe).

Fazit – Das müssen Sie wissen

Herzkatheteruntersuchung

Bei der Herzkatheteruntersuchung steht die Beurteilung der Herzkranzgefäße im Fokus; aber auch Ventrikel und Klappen sowie das Reizleitungssystem können beurteilt werden. Außerdem können Herzparameter gemessen und Gewebeproben entnommen werden. Auch eine therapeutische Intervention ist über den Herzkatheter möglich.

Der Katheter kann in die linke und die rechte Herzhälfte eingeführt werden:

- **Linksherzkatheter**: Einführung meist über die A. femoralis, die A. brachialis oder A. radialis bis in die linke Herzhälfte zusammen mit einer Kontrastmitteldarstellung der Herzkranzgefäße (Koronarangiografie) zur Beurteilung einer KHK; ggf. mit direkter therapeutischer Intervention (Ballondilatation, Stenteinlage)
- **Rechtsherzkatheter**: Einführung über eine periphere Vene bis in die rechte Herzhälfte; dient hauptsächlich der Bestimmung der Druck- und Sauerstoffverhältnisse im kleinen Kreislauf sowie der Bestimmung des Herzzeitvolumens im Schock

Kapillarmikroskopie

Mithilfe eines speziellen Mikroskops werden die zarten **Gefäße des Nagelfalzes** beurteilt. Diese weisen bei bestimmten Gefäßerkrankungen charakteristische Veränderungen auf. Beispiele hierfür sind rheumatische Erkrankungen (wie die Sklerodermie) oder das Raynaud-Syndrom (S. 107).

Untersuchung des Augenhintergrunds (Ophthalmoskopie)

Der Zustand der bei dieser Untersuchung sichtbaren Netzhautgefäße spiegelt zu einem gewissen Grad die Beschaffenheit der Gefäße im restlichen Körper wider. Mit verhältnismäßig geringem Aufwand kann sich der Untersucher damit einen Eindruck von der **allgemeinen Gefäßsituation** des Patienten verschaffen. Unabhängig von den spezifischen augenärztlichen Fragestellungen ist es deshalb sinnvoll, sie auch bei Patienten mit entsprechenden kardiovaskulären Risikofaktoren (S. 90) in regelmäßigen Abständen durchzuführen. Allen voran sind hier die arterielle Hypertonie (S. 90) und der Diabetes mellitus zu nennen – beide Erkrankungen haben charakteristische Gefäßveränderungen zur Folge.

2.3 Vertiefungsfragen zur Diagnostik

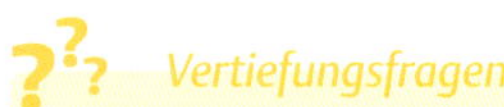
Vertiefungsfragen

Frage 1

Nennen Sie typische Fehler bei der Palpation des Pulses.

Musterlösung:

Die A. carotis wird beidseitig palpiert. Der Druck auf die A. carotis ist zu stark. Für die Erhebung des Pulsstatus werden die Messorte einseitig palpiert. Für die Pulstastung wird der Daumen verwendet. Der Puls wird unmittelbar nach einer körperlichen Belastung palpiert.

Frage 2

Wo befinden sich die Auskultationspunkte des Herzens?

Musterlösung:

Aortenklappe: 2. ICR rechts parasternal; Pulmonalklappe: 2. ICR links parasternal; Trikuspidalklappe: 4. ICR rechts parasternal; Mitralklappe: 5. ICR links medioklavikulär; Erb-Punkt: 3. ICR links parasternal

Frage 3

Was wird mit folgenden Tests geprüft: Allen-Test, Schellong-Test, Gehtest, Raschow-Lagerungsprobe, Faustschlussprobe, Nagelbettprobe?

Musterlösung:

Allen-Test: Prüfung der Blutversorgung der Hände; Schellong-Test: Prüfung der Reaktion des Herz-Kreislauf-Systems auf einen plötzlichen Lagewechsel (Liegen → Stehen); Gehtest und Ratschow-Lagerungsprobe: Prüfung auf eine periphere Durchblutungsstörung; Faustschlussprobe: Prüfung der arteriellen Durchblutung der Hände; Nagelbettprobe: Prüfung der Durchblutung der Extremitäten (z. B. bei Verdacht auf einen Schock)

Frage 4

Ist die Aussage „Hat die Druckwelle des aus dem Herzen ausgeworfenen Bluts ein Gefäß passiert, sinkt der Druck im Gefäß auf null" korrekt? Begründen Sie Ihre Antwort und gehen Sie auf den systolischen und diastolischen Wert des Blutdrucks ein.

Musterlösung:

Die Aussage ist falsch. Der höchste Wert der Druckpulskurve wird in der Systole erreicht (Maximum der Druckwelle). Er wird von der Auswurfleistung des Herzens bestimmt. Der niedrigste Wert der Druckpulskurve (der ≠ 0 ist) wird während der Diastole erreicht und ist von der Dehnbarkeit und dem Füllungszustand der Blutgefäße abhängig.

Frage 5

Ihre Patientin hat sich ein Blutdruckmessgerät für den Hausgebrauch gekauft und misst nun mehrmals am Tag ihren Blutdruck. Jetzt sitzt sie Ihnen stark beunruhigt gegenüber, da sie mehrmals stark schwankende Werte gemessen hat. Auf welche möglichen Fehlerquellen bei der Selbstmessung machen Sie sie aufmerksam?

Musterlösung:

Sie raten ihr, die Messung immer zu derselben Tageszeit durchzuführen, vorher keinen Kaffee oder Schwarztee zu trinken und auch nicht unmittelbar nach einer körperlichen Aktivität zu messen. Zudem erhöht Sprechen während der Messung die Werte und eine Messung sollte auch nicht bei Stuhl- und Harndrang erfolgen. Sie raten ihrer Patientin außerdem, die Beine nicht übereinanderzuschlagen und sich an die Rückenlehne des Stuhls anzulehnen.

Frage 6

Bringen Sie die folgenden Abschnitte einer EKG-Kurve – T-Welle, ST-Strecke, PQ-Strecke, QRS-Komplex, P-Welle – in die richtige Reihenfolge und ordnen Sie ihnen die Phasen des Herzzyklus zu: Erregungsausbreitung in den Vorhöfen, Vorhofkontraktion; Überleitung der Erregung von den Vorhöfen zu den Kammern; Erregungsausbreitung in den Kammern, Kammerkontraktion; Beginn der Erregungsrückbildung in den Kammern; Abschluss der Erregungsrückbildung in den Kammern.

Musterlösung:

- *P-Welle: Erregungsausbreitung in den Vorhöfen, Vorhofkontraktion (Beginn der Systole)*
- *PQ-Strecke: Überleitung der Erregung von den Vorhöfen zu den Kammern*
- *QRS-Komplex: Erregungsausbreitung in den Kammern, Kammerkontraktion*
- *ST-Strecke: Beginn der Erregungsrückbildung in den Kammern (Beginn der Diastole)*
- *T-Welle: Abschluss der Erregungsrückbildung in den Kammern*

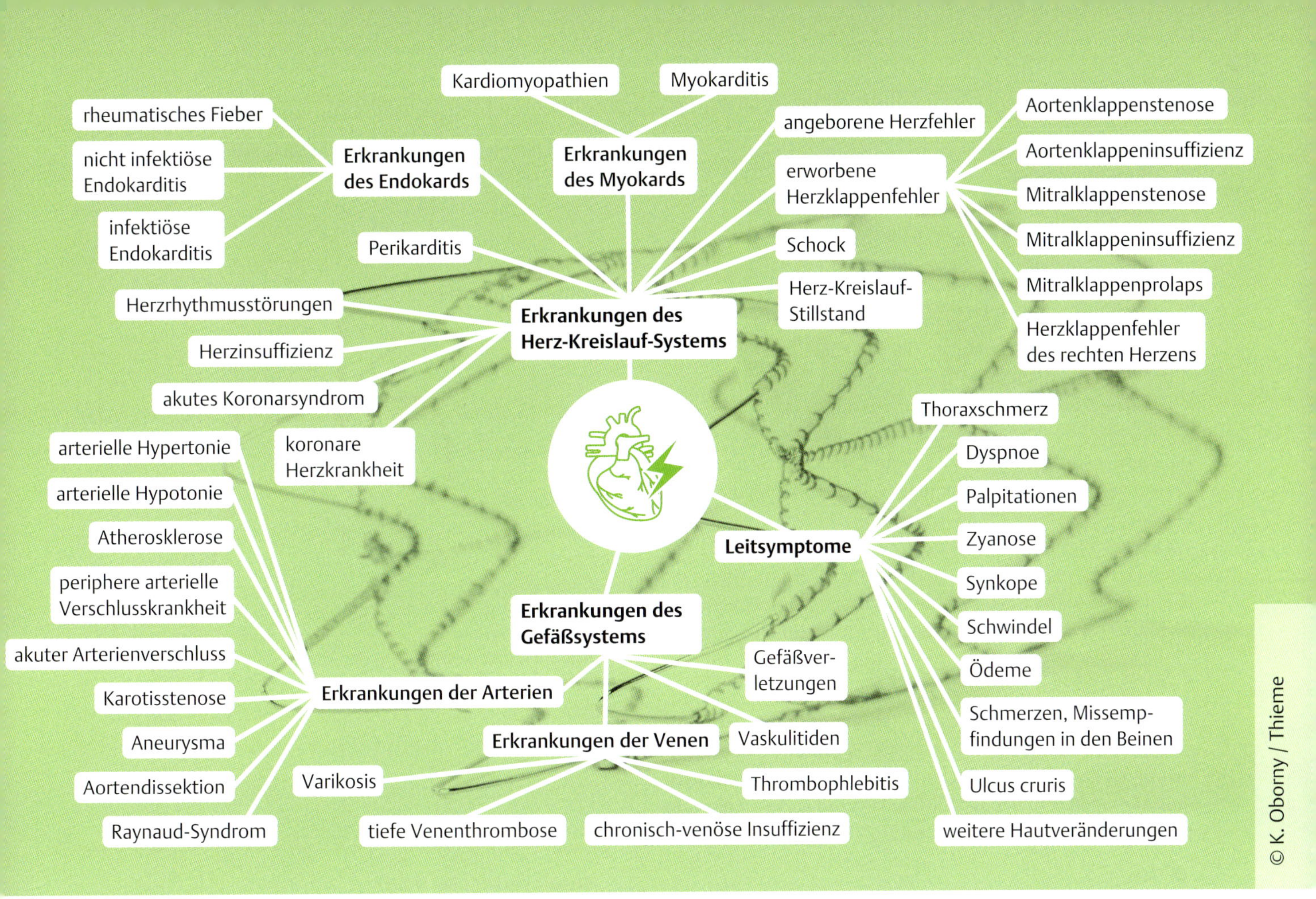

Erkrankungen des Herz-Kreislauf-Systems

- Erkrankungen des Endokards
  - rheumatisches Fieber
  - nicht infektiöse Endokarditis
  - infektiöse Endokarditis
- Erkrankungen des Myokards
  - Kardiomyopathien
  - Myokarditis
- angeborene Herzfehler
- erworbene Herzklappenfehler
  - Aortenklappenstenose
  - Aortenklappeninsuffizienz
  - Mitralklappenstenose
  - Mitralklappeninsuffizienz
  - Mitralklappenprolaps
  - Herzklappenfehler des rechten Herzens
- Perikarditis
- Schock
- Herz-Kreislauf-Stillstand
- Herzrhythmusstörungen
- Herzinsuffizienz
- akutes Koronarsyndrom
- koronare Herzkrankheit

Erkrankungen des Gefäßsystems

- Erkrankungen der Arterien
  - arterielle Hypertonie
  - arterielle Hypotonie
  - Atherosklerose
  - periphere arterielle Verschlusskrankheit
  - akuter Arterienverschluss
  - Karotisstenose
  - Aneurysma
  - Aortendissektion
  - Raynaud-Syndrom
- Erkrankungen der Venen
  - Varikosis
  - tiefe Venenthrombose
  - chronisch-venöse Insuffizienz
  - Thrombophlebitis
- Gefäßverletzungen
- Vaskulitiden

Leitsymptome

- Thoraxschmerz
- Dyspnoe
- Palpitationen
- Zyanose
- Synkope
- Schwindel
- Ödeme
- Schmerzen, Missempfindungen in den Beinen
- Ulcus cruris
- weitere Hautveränderungen

3 Erkrankungen

3.1 Erkrankungen des Herz-Kreislauf-Systems

3.1.1 Koronare Herzkrankheit (KHK)

Definition

Koronare Herzkrankheit (KHK)

Als koronare Herzkrankheit (oder ischämische Herzkrankheit, IHK) werden die Folgen einer atherosklerotisch bedingten **Verengung (Stenose) der Herzkranzgefäße** (Koronargefäße) bezeichnet. Durch die Verengung kommt es zu einer Durchblutungsstörung des Herzmuskels und einem Missverhältnis zwischen Sauerstoffbedarf und -angebot (**Myokardischämie**).

Die KHK ist eine **chronische** Erkrankung des Herzens, die sich über Jahre entwickelt. Sie ist eine der **häufigsten** Erkrankungen (und Todesursachen) in den Industrienationen.

Pathophysiologie

Ursache einer KHK ist in den meisten Fällen eine Atherosklerose, eine schleichend verlaufende Verengung (Stenosierung) der Herzkranzgefäße. Zunächst führt die Verengung nur bei hohem Sauerstoffbedarf der Muskulatur, d. h. bei körperlicher Anstrengung, zu **Durchblutungsstörungen der Herzmuskulatur** (**Myokardischämie**). Später reicht der Blutfluss auch nicht mehr für den Ruhebedarf aus und es kommt zu einer dauerhaften Myokardischämie.

Lokalisation der Gefäßstenose

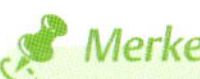

Lokalisation Stenose

Eine Stenose der **linken** Herzkranzarterie führt i. d. R. zu Myokardischämien der **Vorderwand** (Vorderwandinfarkt); eine Stenose der **rechten** Herzkranzarterie zu Ischämien der **Hinterwand** (Hinterwandinfarkt).

In der klinischen Praxis werden Ihnen die Begriffe „Vorderwandinfarkt" und „Hinterwandinfarkt" analog hierzu immer wieder begegnen.

Ist eine Koronararterie in der Nähe ihres Abgangs von der Aorta verengt, sind die Beschwerden im Allgemeinen ausgeprägter, als es bei Stenosen in der Peripherie der Fall ist. Dies liegt daran, dass der ischämische Bereich in ersterem Fall wesentlich größer ist.

Risikofaktoren und Auslöser. Für die Entstehung einer **Atherosklerose** – und somit einer KHK – sind verschiedene **kardiovaskuläre Risikofaktoren** bekannt (▶ **Tab. 3.8**). Zu den Wichtigsten zählen:

- metabolisches Syndrom:
  - Diabetes mellitus
  - arterielle Hypertonie
  - Fettstoffwechselstörungen: hohes LDL- und niedriges HDL-Cholesterin; erhöhte Triglyzeride
  - abdominelle Adipositas
- Rauchen
- fortgeschrittenes Lebensalter (Frauen > 55. Lebensjahr, Männer > 45. Lebensjahr)
- familiäre Disposition

Darüber hinaus begünstigen u. a. eine fettreiche Ernährung und Bewegungsmangel die Entstehung von Herz-Kreislauf-Erkrankungen.

Auslöser für ein rasches Fortschreiten oder für die akute Verschlechterung einer KHK sind **körperliche** Belastungen, insbesondere in **kalter** Umgebung (z. B. morgendliches Schneeschippen), aber auch **seelische** Belastungen (z. B. psychischer Stress).

Symptome

Die KHK kann asymptomatisch sein (**stumme Myokardischämie**, latente KHK; häufig bei Patienten mit Diabetes mellitus) oder sich durch einen **Herzinfarkt**, eine **Herzinsuffizienz**, **Herzrhythmusstörungen** oder den **plötzlichen Herztod** äußern. **Leitsymptom** der KHK ist die **Angina pectoris**.

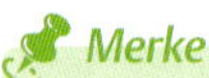
Merke

Angina pectoris (AP)

Bei der AP handelt es sich um anfallsartig auftretende, atem- und lageunabhängige **Thoraxschmerzen** (Brustschmerzen), die typischerweise mit einem **Druck- und Engegefühl** einhergehen. Das Schmerzmaximum wird oft **retrosternal** (hinter dem Brustbein) angegeben (▸ **Abb. 3.1**). Die Schmerzen sind i. d. R. großflächig und strahlen häufig in den Hals, den linken Arm oder den Unterkiefer aus. Atypisch sind in den Bauch, den Rücken und den rechten Arm ausstrahlende Schmerzen. Ausstrahlende Schmerzen können aber auch ganz fehlen. Außerdem kann bei körperlicher Belastung eine **Atemnot** (Dyspnoe) bestehen und damit verbunden ein **Panikgefühl**. Vegetative Reaktionen wie **Schweißausbrüche**, **Übelkeit** und **Erbrechen** sind ebenfalls möglich.

Abb. 3.1 Schmerzmanifestation bei Angina pectoris.

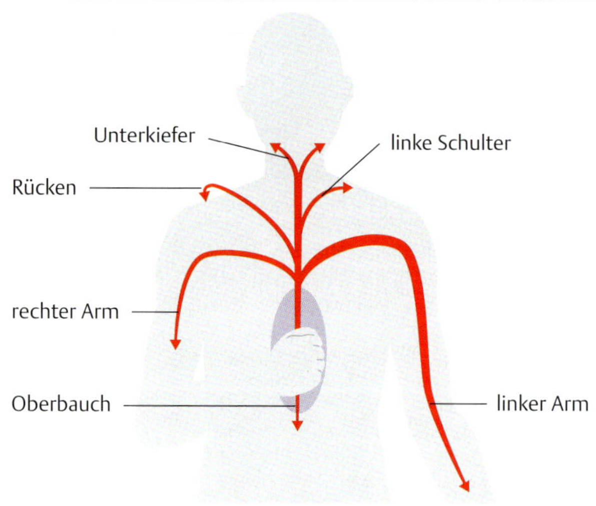

Lokalisation und Ausstrahlung der Thoraxschmerzen. *Abb. aus: I care Krankheitslehre. 2. Auflage, Thieme; 2020. Nach: Akat K, Benten D, Chun F et al. Untersuchung des Herz-Kreislauf-Systems (kardiovaskularen Systems). In: Lohse A, Hrsg. Checkliste Anamnese und klinische Untersuchung. 5. Auflage. Thieme; 2018.*

! Cave

Angina pectoris bei Frauen

Frauen haben oftmals **keine typischen Angina-pectoris-Symptome**, sondern nur Begleitsymptome wie Übelkeit, Schwindel, Atemnot und „Schmerzen in der Magengegend“!

Man unterscheidet eine stabile und eine instabile AP.

Bei der **stabilen AP** bestehen die Symptome über einen längeren Zeitraum in gleicher Intensität und Häufigkeit bzw. verschlechtern sich nur sehr langsam. Sie werden durch bestimmte Faktoren wie körperliche Belastung (Sport, Treppensteigen) reproduzierbar hervorgerufen. Auslöser einer stabilen AP sind auch psychische Belastung (Stress) oder Kälteexposition. Die Beschwerden klingen in Ruhe nach kurzer Zeit (ca. 10 min) ab bzw. lassen nach Verabreichung von **Nitroglyzerin** innerhalb von wenigen Minuten (ca. 2 min) nach.

Die stabile AP wird – anhand des klinischen Erscheinungsbilds des Patienten – nach einer Klassifikation der Canadian Cardiovascular Society eingeteilt (▸ **Tab. 3.1**).

Tab. 3.1 Einteilung der stabilen Angina pectoris nach der Canadian Cardiovascular Society.

Grad	Definition	Beispiele für körperliche Belastung
0	stumme Ischämie (ohne Symptome)	–
I	Symptome nur bei sehr hoher oder andauernder Belastung	Gartenarbeit, Joggen, intensives Radfahren, Ballsportarten
II	geringe Einschränkungen bei normaler körperlicher Aktivität	zu schnelles Treppensteigen, Bergaufgehen, Anstrengungen kurz nach dem Aufstehen
III	deutliche Einschränkungen der Leistungsfähigkeit auch bei normaler körperlicher Aktivität	Beschwerden beim An- und Ausziehen, leichter Hausarbeit oder langsamem Gehen
IV	Beschwerden bei jeder Art von Belastung und in Ruhe	–

Mit Fortschreiten der Erkrankung erhöht sich die Wahrscheinlichkeit für das Auftreten von Begleiterkrankungen wie Herzrhythmusstörungen, Herzinsuffizienz, Herzinfarkt oder auch Herztod.

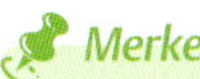

Merke

Typische Angina pectoris

Handelt es sich um eine typische AP (retrosternale Schmerzen, Provozierbarkeit der Beschwerden durch körperliche oder psychische Belastung, Besserung durch Ruhe und/oder Nitroglyzerin), liegt mit großer Wahrscheinlichkeit eine KHK vor.

Hat der Patient Thoraxschmerzen ohne die Merkmale einer typischen AP, sollten die Differenzialdiagnosen der Thoraxschmerzen stärker berücksichtigt werden. Eine KHK ist aber auch dann nicht ausgeschlossen.

Die **instabile Angina pectoris** wird beim akuten Koronarsyndrom (S.45) (ACS) besprochen.

Einteilung

Die KHK kann sich als chronisches oder akutes Koronarsyndrom manifestieren.

Das **chronische Koronarsyndrom (CCS)** ist weit gefasst und umfasst unterschiedliche Situationen:

- V. a. KHK bei stabiler Angina pectoris
- V. a. KHK bei neu aufgetretener Herzinsuffizienz oder linksventrikulärer Dysfunktion
- Patienten mit oder ohne Symptome nach akutem Koronarsyndrom, nach Reperfusion oder nach Erstdiagnose einer KHK
- Patienten mit vasospastischer Angina pectoris

Das akute Koronarsyndrom (ACS) umfasst:

- instabile Angina pectoris
- Herzinfarkt (NSTEMI oder STEMI)

Das ACS wird weiter unten besprochen.

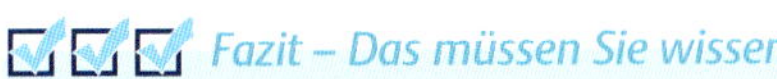

Fazit – Das müssen Sie wissen

KHK – Pathophysiologie und Symptome

Bei der KHK kommt es durch **atherosklerotische** Verengungen der Herzkranzgefäße zu einer Minderdurchblutung des Herzmuskels und damit zu einer Unterversorgung mit Sauerstoff (**Myokardischämie**). Wichtige **Risikofaktoren** für die Atherosklerose sind das metabolische Syndrom, Rauchen und ein fortgeschrittenes Lebensalter.

Das Leitsymptom der KHK ist die **Angina pectoris** (AP): **atem-** und **lageunabhängige Thoraxschmerzen**. Die Schmerzen werden von den Patienten meist **retrosternal** angegeben und strahlen häufig aus. Sie sind i. d. R. großflächig und können von Atemnot, Panikgefühl, Schweißausbrüchen und Übelkeit begleitet werden. Eine KHK kann sich aber auch **atypisch** äußern, z. B. nur in Form von Übelkeit und Schwindel oder als sog. stumme Ischämie.

Die KHK kann als chronisches oder akutes Koronarsyndrom auftreten. Leitsymptom des **chronischen Koronarsyndroms** ist die **stabile Angina pectoris**, bei der die typischen Beschwerden nur unter körperlicher oder psychischer Belastung auftreten und in Ruhe wie auch nach Verabreichung von Nitroglyzerin rasch verschwinden. Mit Fortschreiten der Erkrankung erhöht sich die Wahrscheinlichkeit des Auftretens von **Herzrhythmusstörungen**, **Herzinsuffizienz**, **Herzinfarkt** oder auch **Herztod**.

Diagnostik

In der Diagnostik der KHK spielen die **Anamnese** (Risikofaktoren, Angina-pectoris-Beschwerden, Herz-Kreislauf-Erkrankungen in der Familie) und die **klinische Untersuchung** eine Rolle. Bei Letzterer wird u. a. auf Anzeichen für Risikofaktoren (z. B. Hypertonie) und Begleiterkrankungen wie eine Herzinsuffizienz (S.51) geachtet.

Im **EKG** können ggf. typische Zeichen einer Myokardischämie zu erkennen sein, z. B. Veränderungen der ST-Strecke und der T-Welle als Zeichen einer gestörten Erregungsrückbildung im Herzen.

! Cave

Unauffälliges EKG

Ein unauffälliges EKG schließt keinesfalls das Vorliegen einer KHK aus!

Je nach Schweregrad der KHK können diese Veränderungen im Ruhe- oder auch erst im **Belastungs-EKG** erkennbar sein. Wegweisend ist auch, ob der Patient bei der Durchführung des Belastungs-EKGs über subjektive Beschwerden (wie Luftnot) klagt.

Bestimmte **Blutuntersuchungen** (z. B. Blutfettwerte, Blutzuckerwerte) liefern Hinweise auf das Vorhandensein und die Ausprägung der typischen Risikofaktoren (S.41). Zur Unterscheidung zwischen einer stabilen oder instabilen Angina pectoris und einem Herzinfarkt werden die **Herzenzyme** bestimmt, die bei einem Infarkt aus den geschädigten Herzmuskelzellen ins Blut freigesetzt werden und dort nachgewiesen werden können. Die wichtigsten Vertreter sind die **kardialen Troponine** (Troponin T oder I) sowie die **Kreatinkinase** (CK bzw. die herzmuskelspezifische CK-MB). Bei der stabilen AP sind die Herzenzyme und Troponin nicht erhöht.

In der **Echokardiografie** können die Herzkranzgefäße selbst nicht dargestellt werden – daher kann mit dieser Untersuchung keine direkte Aussage über die KHK getroffen werden. **Indirekt** können aber durch Veränderungen wie Wandbewegungsstörungen Rückschlüsse auf minderdurchblutete Areale gezogen werden. Darüber hinaus erhält der Arzt einen Eindruck davon, inwiefern die Pumpleistung des Herzens eingeschränkt ist. Bei einer **Stressechokardiografie** können Ischämien und Wandbewegungsstörungen unter Belastung beurteilt werden.

Goldstandard für die Diagnose einer KHK ist die **Linksherzkatheteruntersuchung**. Mit ihrer Hilfe lassen sich die Herzkranzgefäße darstellen und der genaue Grad der Stenosierung kann bestimmt werden (diagnostische Koronarangiografie). Außerdem hat die Untersuchung einen hohen therapeutischen Stellenwert im Rahmen der Reperfusionstherapie (S.44).

Zu den weiteren diagnostischen Maßnahmen zählen die **Myokardszintigrafie** sowie die **Kardio-CT-** und **Kardio-MRT-Aufnahme**.

Therapie

Akuttherapie eines Angina-pectoris-Anfalls

Bei einem akuten Angina-pectoris-Anfall sollte der Patient **Sauerstoff** erhalten und mit dem **Oberkörper aufrecht** gelagert werden. Medikamentös werden kurzwirksame **Nitroglyzerinpräparate** eingesetzt. Diese können intravenös oder sublingual – als Spray (i. d. R. 2 Hübe) oder Zerbeißkapsel – verabreicht werden. Nach wenigen Minuten sollten sich die Symptome deutlich bessern (nitrosensible Beschwerden).

Cave

Nitroverbindungen

Nitroverbindungen senken den Blutdruck stark und sollten nicht bei einem systolischen Blutdruck unter 100 mmHg verabreicht werden.

Patienten mit einer stabilen Angina pectoris, die bereits vom Kardiologen abgeklärt wurde, sollten immer Nitrospray bei sich führen und bei einem Anfall **selbst anwenden**.

HP-Praxis

Verdacht auf akuten Herzinfarkt

Bei jedem Verdacht auf ein Herzinfarktgeschehen muss man den Notarzt (112) rufen.

Langzeittherapie der KHK

Mit der Therapie einer KHK soll erreicht werden, dass die Erkrankung nur langsam fortschreitet und dass möglichst keine Angina-pectoris-Anfälle auftreten. Dazu kombiniert man sowohl medikamentöse als auch nicht medikamentöse Therapieansätze miteinander.

Nicht medikamentöse Therapie. Durch eine Änderung des Lebensstils sollen die **Risikofaktoren** reduziert werden. Dies bedeutet:

- Gewichtsreduktion
- gesunde, fettarme Ernährung
- kontrollierte körperliche Bewegung (z. B. in Herzsportgruppen)
- Verzicht auf Nikotin

Die nicht medikamentöse Therapie stellt die Grundlage einer erfolgreichen Therapie dar. Ohne sie hat die medikamentöse Therapie deutlich geringere Erfolgschancen.

Medikamentöse Therapie. In der medikamentösen Therapie werden Medikamente eingesetzt, die den Sauerstoffverbrauch des Herzens senken, die Durchblutung fördern, die Bildung von Blutgerinnseln an der Gefäßwand hemmen und den Fettstoffwechsel positiv beeinflussen. Hierzu zählen u. a.:

- **Betablocker**: z. B. Metoprolol, Bisoprolol
- **Kalziumantagonisten** (Kalziumkanalblocker): z. B. Verapamil
- **Thrombozytenaggregationshemmer**: z. B. Acetylsalicylsäure (z. B. Aspirin) oder alternativ Clopidogrel (z. B. Plavix)
- **Nitrate**: langwirksame Präparate, z. B. Isosorbiddinitrat (z. B. Isoket)
- **ACE-Hemmer**: z. B. Enalapril
- **Statine**: z. B. Atorvastatin

Näheres zu den Wirkstoffen finden Sie in Lernmodul 4 „Allopathische Verfahren".

Reperfusionstherapie

Wenn die Verengungen der Herzkranzgefäße ein bestimmtes Ausmaß erreicht haben, wird oft die Indikation zu einer **Wiedereröffnung des Gefäßes** (Reperfusion, Revaskularisation) gestellt. Dafür gibt es verschiedene Methoden:

Perkutane transluminale Koronarangioplastie (PTCA). Die PTCA (auch PCI, percutaneous coronary intervention) ist bei einer signifikanten Stenose indiziert (Einengung des Gefäßlumens > 70 %). Im Rahmen einer Linksherzkatheteruntersuchung wird die Stenose der Herzkranzgefäße mittels **Ballondilatation** erweitert (▶ **Abb. 3.2**). Um das Risiko einer erneuten Stenose (**Re-Stenose**) dieser Engstelle zu reduzieren, wird im Anschluss an die Ballondilatation i. d. R. ein kleines Metall-

Abb. 3.2 Perkutane transluminale Koronarangioplastie (PTCA).

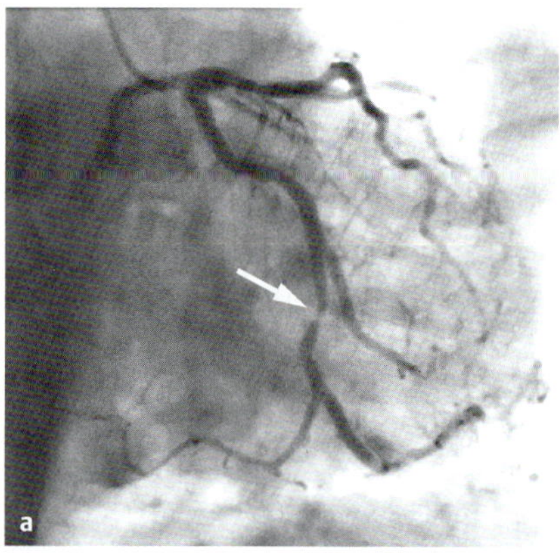

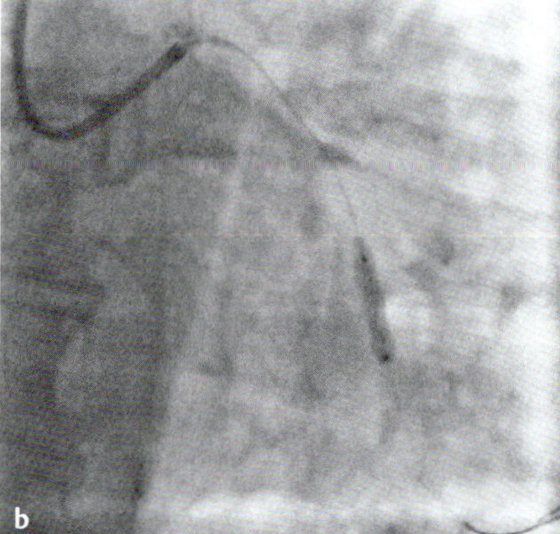

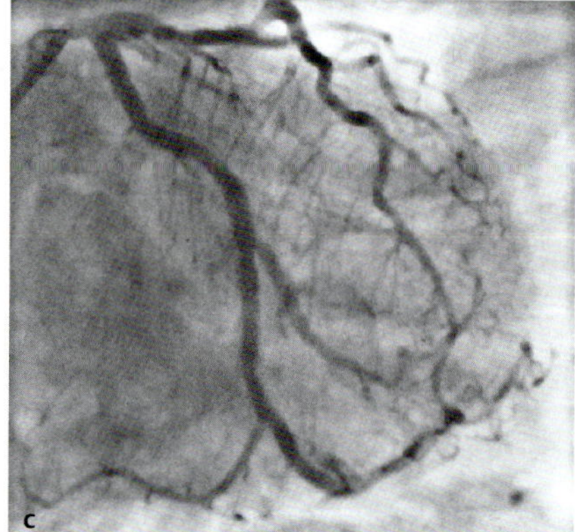

a Der Pfeil markiert die ausgeprägte Verengung der Koronararterie.
b Das Gefäß wird mittels Ballondilatation erweitert.
c Um das dilatierte Gefäß offen zu halten, wird ein Stent eingelegt.

Abb. aus: Fischer-Rasokat U, Dill T, Hamm C. Therapie. In: Arastéh K, Baenkler H, Bieber C et al., Hrsg. Duale Reihe Innere Medizin. 4. Auflage, Thieme; 2012.

Abb. 3.3 Stent.

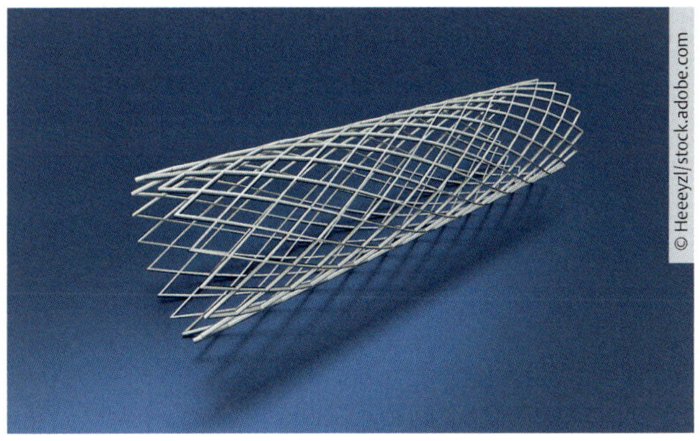

Foto: @Heeeyzl/stock.adobe.com

geflecht (**Stent**, ▶ **Abb. 3.3**) eingesetzt. Nach Einlage des Stents erhalten die Patienten u. a **Thrombozytenaggregationshemmer**.

Bypass-Operation. Wenn die Durchführung einer PTCA nicht möglich ist, muss ein Bypass angelegt werden, der die verengte Stelle umgeht. Dies kann z. B. bei Stenosen, die sehr nah am Abgang der Koronararterie aus der Aorta liegen, indiziert sein.

In einer Operation wird eine Vene aus den Beinen oder von der Brustwand entnommen und am Herzen zur Überbrückung der Engstelle eingesetzt (**aortokoronarer Venenbypass, ACVB**). Bypass-Operationen am Herzen sind seit Jahren Routineeingriffe in der Herzchirurgie. Es handelt sich jedoch um schwerwiegende Operationen, nach denen die Patienten Zeit, Ruhe und Begleitung benötigen, um sich zu erholen.

Fazit – Das müssen Sie wissen

KHK – Diagnostik und Therapie

Die Basisdiagnostik der KHK umfasst ein **Ruhe-**, ggf. auch ein **Belastungs-EKG**. Wegweisend sind EKG-Veränderungen und subjektive Beschwerden des Patienten während des Belastungs-EKGs. Bestimmte **Blutuntersuchungen** (z. B. Blutfett- und Blutzuckerwerte) liefern, neben anamnestischen Angaben des Patienten, Hinweise auf das Vorhandensein der typischen Risikofaktoren. Goldstandard in der KHK-Diagnostik ist die **Linksherzkatheteruntersuchung** mit **Koronarangiografie** zur Darstellung von Gefäßstenosen.

Bei der Therapie unterscheidet man:

- Therapie des **akuten Angina-pectoris-(AP-)Anfalls**: Es werden Nitroglyzerinpräparate eingesetzt (z. B. **Nitrospray**). Bei einer stabilen AP sollte sich die Symptomatik innerhalb weniger Minuten bessern (nitrosensible Beschwerden). Sind die Beschwerden nitroresistent, handelt es sich um eine instabile AP. Diese zählt zusammen mit dem Herzinfarkt zum akuten Koronarsyndrom (ACS). Jedes ACS wird bis zum Beweis des Gegenteils wie ein Herzinfarkt behandelt.
- **Langzeittherapie**: Wichtig ist eine Reduktion der Risikofaktoren. Im Rahmen der medikamentösen Therapie werden Betablocker, Kalziumantagonisten, Thrombozytenaggregationshemmer (z. B. ASS und Clopidogrel), langwirksame Nitrate, ACE-Hemmer und Statine eingesetzt.
- **Reperfusionstherapie**: Die Wiedereröffnung des verengten Gefäßes kann in Form einer PTCA (mit Ballondilatation und Einlage eines Stents) oder durch eine Bypass-Operation erfolgen.

3.1.2 Akutes Koronarsyndrom (ACS)

Definition

Akutes Koronarsyndrom (ACS)

„Akutes Koronarsyndrom" ist ein Sammelbegriff für die **instabile Angina pectoris** und die beiden Formen des **Myokardinfarkts**: NSTEMI und STEMI. Diese lassen sich allein aufgrund der Symptome klinisch nicht sicher voneinander unterscheiden.

Bei einem **Herzinfarkt** führt die Durchblutungsstörung einer Koronararterie zu einer Nekrose von Herzmuskelzellen und, im Gegensatz zur instabilen AP, zu einem Anstieg der Herzenzyme und von Troponine I/T. Geht der Infarkt im Ruhe-EKG mit einer Hebung der ST-Strecke einher, spricht man von einem **STEMI** (ST-segment elevation myocardial infarction). Bei einem **NSTEMI** (non-ST-segment elevation myocardial infarction) hebt sich die ST-Strecke nicht.

Pathophysiologie

Das ACS (Herzinfarkt, instabile Angina pectoris) ist in den meisten Fällen die akute Manifestation einer koronaren Herzerkrankung (S. 41). Diese wird i. d. R. durch eine **Atherosklerose** (eine hochgradige Verengung oder ein vollständiger Verschluss einer Herzkranzarterie) hervorgerufen. Daher gelten für das akute Koronarsyndrom dieselben **Risikofaktoren** wie für die Atherosklerose.

Beim ACS wird eine atherosklerotische Plaque in der Gefäßwand einer Koronararterie instabil und reißt (**Plaqueruptur**). Dies führt zu einem lokalen Thrombus, der den Blutfluss in der betroffenen Koronararterie auf ein kritisches Maß verringert oder vollständig verschließt. Zugrunde gegangene Herzmuskelzellen werden mit der Zeit durch **Bindegewebsnarben** ersetzt. Dies geht mit einem **Funktionsverlust** des betroffenen Herzareals einher.

! Cave

Klinikeinweisung bei Verdacht

Bei Verdacht auf ein ACS muss umgehend der **Notarzt** verständigt werden.

Die Herzmuskelzellen, die von diesem Blutgefäß versorgt werden, überstehen die Minderdurchblutung maximal 2–4 h. Danach kommt es zum Zelltod (**Herzmuskelnekrose**).

Symptome

Bei einem ACS klagen die Patienten über die typischen AP-Beschwerden (S. 42). Nach körperlicher Anstrengung, aber auch in Ruhe oder bei sehr geringer körperlicher Belastung treten **plötzlich heftige Thoraxschmerzen** auf, die häufig als drückend und einengend beschrieben werden. Das Schmerzmaximum liegt häufig hinter dem Brustbein (**retrosternal**). Die Schmerzen strahlen häufig in den linken Arm, den Unterkiefer oder den Oberbauch aus (▶ **Abb. 3.1**). Leitsymptom des ACS ist die **instabile Angina pectoris.** Bei dieser Form der AP halten die Schmerzen auch in Ruhe > 20 min an und bessern sich auch nach Gabe eines Nitroglyzerinpräparats (z. B. Nitrospray) nicht oder kaum. Die Schmerzen können neu aufgetreten sein bzw. sich in den letzten 2 Monaten deutlich verschlimmert haben (Zeichen einer progredienten, bedrohlichen Ischämie). **Vegetative Begleitsymptome** sind Schwitzen, Übelkeit (v. a. bei Frauen), Erbrechen, Atemnot und Erstickungsangst (**Vernichtungsgefühl**). Außerdem können Zeichen eines **kardiogenen Schocks** auftreten, wie Blutdruckabfall (Hypotonie) und schneller Puls (Tachykardie), Blässe, kalter Schweiß, Unruhe und Verwirrtheit (v. a. bei älteren Patienten) bis hin zum Kreislaufstillstand.

Meist gab es in den Wochen zuvor bereits kardiale Prodromi (Vorzeichen). Infarkte manifestieren sich häufig frühmorgens. Bei einem großen Teil der Betroffenen gab es vor dem Herzinfarkt keine AP-Symptomatik – der Herzinfarkt ist die erste Manifestation der KHK.

Allein anhand der klinischen Symptomatik kann eine instabile Angina pectoris nicht von einem Herzinfarkt unterschieden werden. Der Herzinfarkt kann erst durch Bestimmung der Herzenzyme und durch Ableitung eines EKGs ausgeschlossen werden.

! Cave

Atypische Symptome

Ein Herzinfarkt kann auch völlig schmerzfrei verlaufen (**stummer Infarkt**). Dies ist besonders häufig bei älteren Patienten und bei Patienten mit Diabetes mellitus der Fall.
Auch **Frauen** haben oftmals keine typischen Infarktsymptome, sondern klagen lediglich über unspezifische Begleitsymptome wie **Übelkeit**, **Schwindel**, Atemnot und Unwohlsein.

Komplikationen

Die ersten **48 h** nach dem akuten Infarkt sind der besonders kritische Zeitraum für die Entwicklung **lebensbedrohlicher** Komplikationen. Aus diesem Grund werden die Patienten in den ersten Tagen auf der **Intensivstation** betreut und müssen zunächst Bettruhe einhalten. Die gefährlichsten Komplikationen sind:

- **Herzrhythmusstörungen:** Besonders gefürchtet ist das Kammerflimmern. Die meisten Patienten, die am Herzinfarkt versterben, sterben an Kammerflimmern – meist noch bevor sie die Klinik erreichen.
- **Linksherzinsuffizienz und kardiogener Schock**: Der geschädigte Herzmuskel kann nur noch eine reduzierte Pumpleistung erbringen. Es kommt zur akuten Linksherzinsuffizienz. Insbesondere bei großflächigen Nekrosen droht ein kardiogener Schock. Die Folge ist eine Minderversorgung anderer Organe (z. B. Gehirn und Niere) bis hin zum **Multiorganversagen**.
- **Schäden an der Struktur des Herzens:** Das vom Infarkt betroffene Gewebe ist sehr empfindlich. Es kann u. a. zu einem **Abriss** der **Papillarmuskeln** kommen, welche die Mitralklappe befestigen. Dadurch schließt diese nicht mehr, was eine akute Mitralklappeninsuffizienz zur Folge hat. Reißt die Herzscheidewand ein (**Septumperforation**), vermischt sich das sauerstoffreiche Blut aus dem linken Herzen mit dem sauerstoffarmen Blut aus dem rechten Herzen (Links-rechts-Shunt). Lebensbedrohlich ist der Einriss der Herzkammerwand, der zu einer Einblutung in den Herzbeutel und damit zu einer **Herzbeuteltamponade** (Perikardtamponade) führt. Die bei einem Infarkt abgestorbenen Herzmuskelzellen werden durch Bindegewebe ersetzt. In diesem Bereich kann es zu Aussackungen des Herzens kommen: Es entsteht ein **Herzwandaneurysma**. Dieses kann einreißen; außerdem ist die Pumpfunktion des Herzens im Bereich des Aneurysmas reduziert. Darüber hinaus können sich in einer solchen Aussackung Blutgerinnsel (Thromben) bilden.

Diagnostik

Blutuntersuchung. Nekrotische Herzmuskelzellen setzen Substanzen ins Blut frei, die normalerweise nur innerhalb der Zellen vorkommen. Eine Schädigung von Herzmuskelzellen kann daher durch Bestimmung dieser **Herzenzyme** und der Strukturproteine im Serum nachgewiesen werden.

Hierzu zählen die **kardialen Troponine T und I.** Diese sind bei einem Herzinfarkt erhöht. Sie liefern insbesondere in der Frühdiagnostik wichtige Hinweise. Bei einer instabilen Angina pectoris bleibt das Troponin meist im Normbereich. Außerdem wird das Enzym Kreatinkinase (CK) bestimmt. Dieses kommt auch in anderen Organen vor. Eine Untergruppe des Enzyms (die **CK-MB**) ist jedoch herzmuskelspezifisch. Die Höhe der CK-MB und das Verhältnis zwischen der CK-MB und der Gesamt-CK sind ebenfalls wegweisend in der Infarktdiagnostik. Ist der Anteil der CK-MB > 6 % der Gesamt-CK, geht man von einem myokardialen Schaden aus.

Außerdem werden i. d. R. noch die Konzentrationen der Enzyme **GOT** (Glutamat-Oxalacetat-Transaminase) bzw. AST (Aspartat-Aminotransferase), **LDH** (Laktat-Dehydrogenase) und **HBDH** (Hydroxybutyrat-Dehydrogenase) bestimmt. Diese Enzyme sind nicht herzmuskelspezifisch – eine Erhöhung deutet jedoch auf eine Zellschädigung hin und kann somit die Verdachtsdiagnose „Herzinfarkt„ untermauern.

Die einzelnen Enzyme zeigen unterschiedliche zeitliche Verläufe (▶ **Abb. 3.4**).

EKG. Bei Verdacht auf einen Herzinfarkt wird möglichst bereits vor Ort vom Rettungsdienst ein 12-Kanal-EKG durchgeführt. Beim **NSTEMI** (non ST-segment elevation myocardial infarction) zeigen sich nur unspezifische Veränderungen, beim akuten **STEMI** sind hingegen typische EKG-Veränderungen zu erkennen. Im frühen **Initialstadium** (in den ersten Minuten bis Stunden nach Infarktbeginn) ist die T-Welle meist stark überhöht („Erstickungs-T"). Das akute **Stadium I** (Stunden bis Tage nach Infarktbeginn) ist durch die typischen, namensgebenden Hebungen der ST-Strecke gekennzeichnet: Hierbei verläuft die ST-Strecke nicht auf Nullniveau, sondern deutlich darüber. Nach einigen Tagen bildet sich die ST-Strecken-Hebung im **Zwischenstadium** zurück. Die T-Welle wird negativ. In **Stadium II** (wenige Wochen nach Infarktbeginn) kann ggf. eine auffällige Q-Zacke zu erkennen sein. Diese bleibt lebenslang bestehen. Im **Endstadium** (Stadium III) fällt meist eine kleine R-Zacke auf – sie ist Zeichen der gestörten Erregungsausbreitung in den Kammern.

Je nachdem, in welchen Ableitungen diese Veränderungen zu erkennen sind, kann man auf die Lokalisation des Infarkts schließen (▶ **Tab. 3.2**).

Abb. 3.4 Herzenzyme.

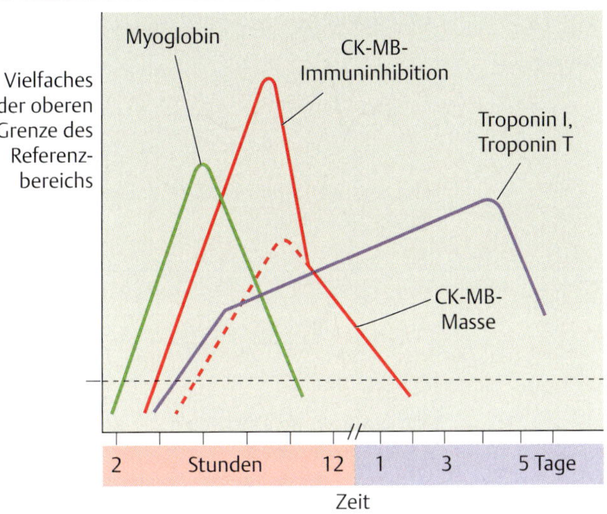

Zeitlicher Verlauf nach einem Herzinfarkt. Als Erstes steigt die Konzentration von Troponin T und I an, gefolgt von CK, CK-MB und GOT. Die Konzentration der LDH steigt i. d. R. etwas später an. Die erhöhten Konzentrationen können über mehrere Tage (bis Wochen) gemessen werden. *Abb. aus: I care Krankheitslehre. 2. Auflage, Thieme; 2020. Nach: Hamm C, Liebetrau C, Dill T et al. Laboruntersuchungen. In: Arastéh K, Baenkler H, Bieber C et al., Hrsg. Duale Reihe Innere Medizin. 4. Auflage, Thieme; 2018.*

Eine **instabile Angina pectoris** kann rein klinisch nicht von einem Herzinfarkt abgegrenzt werden. Erst durch Bestimmung der Herzenzyme und ein EKG kann ein Herzinfarkt ausgeschlossen werden: Bei der instabilen AP sind **Troponin** T und I **nicht erhöht** und das EKG zeigt **keine ST-Strecken-Hebungen**.

Echokardiografie. Mithilfe der Echokardiografie können Ausmaß und Lokalisation des Herzinfarkts sowie die Pumpfunktion des Herzens beurteilt werden. Man achtet dabei insbesondere darauf, ob sich alle Abschnitte der Wand gleichmäßig bewegen oder ob **Wandbewegungsstörungen** vorhanden sind. Außerdem können Komplikationen wie ein Papillarmuskelabriss oder ein Kammerwandeinriss festgestellt werden.

Linksherzkatheteruntersuchung. Das verschlossene Herzkranzgefäß kann während einer Herzkatheteruntersuchung mithilfe der **Koronarangiografie** dargestellt und sofort wiedereröffnet werden.

Röntgenthorax. In der Röntgenthoraxaufnahme kann die Herzgröße beurteilt werden. Außerdem zeigen sich ggf. Zeichen einer Linksherzinsuffizienz und eines **Lungenödems**.

Tab. 3.2 Typische EKG-Veränderungen bei einem Herzinfarkt.

Stadium (Zeit nach Infarktbeginn)	Merkmale	EKG-Kurve
kein Infarkt	normale EKG-Kurve	*Abb. aus: I care Krankheitslehre. 2., überarbeitete Auflage. Thieme; 2020.*
Initialstadium (wenige Minuten)	überhöhte T-Welle („Erstickungs-T“)	*Abb. aus: I care Krankheitslehre. 2., überarbeitete Auflage. Thieme; 2020.*
Stadium I (wenige Stunden)	ST-Strecken-Hebung	*Abb. aus: I care Krankheitslehre. 2., überarbeitete Auflage. Thieme; 2020.*

▶ **Tab. 3.2** Fortsetzung.

Stadium (Zeit nach Infarktbeginn)	Merkmale	EKG-Kurve
Zwischenstadium (einige Tage)	• ST-Strecken-Hebung bildet sich zurück • T-Welle negativ	*Abb. aus: I care Krankheitslehre. 2., überarbeitete Auflage. Thieme; 2020.*
Stadium II (wenige Wochen)	• auffällige Q-Zacke • T-Welle negativ	*Abb. aus: I care Krankheitslehre. 2., überarbeitete Auflage. Thieme; 2020.*
Stadium III (Endstadium; > 6 Monate)	• auffällige Q-Zacke • R-Zacke klein	*Abb. aus: I care Krankheitslehre. 2., überarbeitete Auflage. Thieme; 2020.*

Differenzialdiagnosen

Es gibt zahlreiche Differenzialdiagnosen für einen Herzinfarkt, die vergleichbare Symptome aufweisen. Teilweise können sie ebenfalls als Notfälle gelten und müssen daher in der Akutsituation berücksichtigt werden (z. B. eine Aortendissektion, Lungenembolie, Pneumothorax, Gallenkolik).

Ursache für **ST-Hebungen** im EKG können außer einem Herzinfarkt auch andere Ursachen haben, wie akute Perikarditis, Aneurysma oder Linksherzhypertrophie.

Neben einem Herzinfarkt können **Thoraxschmerzen** zahlreiche andere Ursachen haben, die bei der Differenzialdiagnose eines Herzinfarkts zu berücksichtigen sind, darunter:

- kardiovaskuläre Ursachen
  - **stabile Angina pectoris:** belastungsabhängiger Angina-pectoris-Anfall, der sich in Ruhe und durch Gabe von Nitroglyzerin zügig bessert
  - **Aortendissektion:** akut beginnender Thoraxschmerz von eher schneidend-wanderndem Charakter, Ausstrahlung in die Schulterblätter, evtl. Blutdruckdifferenz zwischen linkem und rechtem Arm
  - **Perikarditis:** stechende retrosternale Schmerzen mit Zunahme im Liegen und beim Husten
  - **Lungenembolie** : durch einen Embolus verlegte Lungenarterie; plötzliche Dyspnoe und Tachypnoe, starke, eher dumpfe Thoraxschmerzen, Angst, Husten (evtl. Hämoptysen)
- Ursachen im Bereich der Atemwege und der Lunge
  - **Tracheitis:** atemabhängige retrosternale Schmerzen, Fieber, Husten, häufig Heiserkeit
  - **Pneumothorax:** atemabhängige Thoraxschmerzen, Tachypnoe, hypersonorer Klopfschall und auskultatorisch fehlendes Atemgeräusch auf der betroffenen Seite; bei Spannungspneumothorax: Dyspnoe, Zyanose, Hypoxie, Schock
  - **Pleuritis sicca:** atemabhängiger Thoraxschmerz
  - **Bornholm-Krankheit:** akut beginnende, atemabhängige, z. T. stechende Thoraxschmerzen, Fieber, Kopfschmerzen
- Ursachen im Bewegungsapparat
  - **Interkostalneuralgie:** lokaler Druckschmerz, typischerweise atem- und bewegungsabhängig
- gastrointestinale Ursachen
  - **Roemheld-Syndrom:** Angina-pectoris-ähnliche Beschwerden durch vermehrte Luftansammlung im Bereich von Magen und linker Kolonflexur; EKG und Labor normal
  - **Refluxkrankheit**: retrosternale, brennende Schmerzen, v. a. im Liegen, saures Aufstoßen nach dem Essen
  - **Boerhaave-Syndrom:** spontane Ösophagusperforation nach massivem Erbrechen
  - **Gastritis** bzw. **Ulcus duodeni oder Ulcus ventriculi:** epigastrische Schmerzen direkt oder einige Stunden nach Nahrungsaufnahme, Übelkeit
  - **akute Pankreatitis** (Bauchspeicheldrüsenentzündung): meist starke, gürtelförmige, dumpf-drückende Schmerzen im Oberbauch, Übelkeit, Erbrechen, elastische Bauchdeckenspannung
  - **Gallenkolik:** krampfartige Schmerzen v. a. im rechten Oberbauch mit Ausstrahlung in die rechte Schulter und in den Rücken, typischerweise postprandial nach fettreichen Mahlzeiten, Übelkeit, Erbrechen
- weitere Ursachen
  - **Herpes zoster** (Gürtelrose): meist scharf auf 1 Dermatom (Einflussgebiet eines Rückenmarknervs) begrenzte, starke, brennende Schmerzen, typische Hautveränderungen (Rötung, Bläschen)
  - **Panikattacke:** plötzlich auftretende Angst ohne eruierbaren Auslöser, häufig Beschwerden in der Herzgegend, Hyperventilation

- **funktionelle Herzbeschwerden** (Da-Costa-Syndrom): Schmerzen v. a. in Ruhe, Besserung bei Belastung

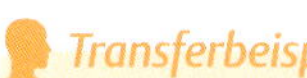

Transferbeispiel

Überprüfungssituation

In einer mündlichen Heilpraktikerprüfung schildert der Prüfer folgende Situation: Ein 65-jähriger Patient kommt in die Praxis und berichtet von Kauschmerzen im Kiefer. Bei ihm sei vor einigen Wochen ein Implantat eingesetzt worden, das er nun für die Ursache für seine Schmerzen beim Kauen halte. Daher habe er einen Zahnarzttermin vereinbart. Da der Termin erst Ende der Woche sei, wünsche er eine Akupunktur zur Schmerzbehandlung. Es entspinnt sich folgender Dialog zwischen dem Prüfer, dem Prüfer als Patient und dem HP-Anwärter:

Prüfer (an den HP-Anwärter gewandt): „Wie gehen Sie vor? Sprechen Sie einfach mich als Patienten an."

HP-Anwärter (nickt und wendet sich an den Prüfer): „Seit wann haben Sie diesen Schmerz im Kiefer?"

Patient: „Das geht ja schon lange so, bestimmt 2 Jahre. Ich hatte so sehr auf das Implantat gehofft. Aber gerade heute beim Frühstück hat es wieder ordentlich gezogen. Ich habe dann auch gar nichts mehr gegessen; hatte eh keinen Appetit. Ist aber auch nervig gerade. Wir hatten einen Schwelbrand und versuchen gerade, Handwerker zu finden. Total schwierig."

HP-Anwärter: „Wie fühlen Sie sich gerade?"

Patient: „Ehrlich gesagt, nicht so gut. Irgendwie stickig hier. Könnten Sie vielleicht ein Fenster öffnen?"

HP-Anwärter (steht auf und öffnet das Fenster): „Ich messe jetzt erst einmal Ihren Blutdruck und den Puls. Sie sind auch recht blass."

Der Prüfer nennt die Messergebnisse: „Das Ergebnis der Messung ist 130/80 mmHg, Puls 80 Schläge/min."

HP-Anwärter (an den Prüfer gewandt): „Ich untersuche weiter und frage nach Vorerkrankungen wie Bluthochdruck, Diabetes und hohen Blutfettwerten und ob der Patient raucht."

Prüfer: „Alles trifft zu. Was machen Sie?"

HP-Anwärter: „Die Situation gefällt mir gar nicht. Das Geschehen scheint mir sehr akut. Der Patient hat ja mehrere Risikofaktoren: Er raucht, hat Hypertonie und ist übergewichtig. Und nun geht es ihm sichtlich nicht gut. Ich habe den Verdacht auf einen Herzinfarkt und rufe den Notarzt."

Prüfer: „Die Blutdruckwerte und der Puls muten doch recht normal an. Warum diese Vorsicht?"

HP-Anwärter: „Anhand von Blutdruck und Puls kann ein Herzinfarkt nicht diagnostiziert werden."

Prüfer: „Was machen Sie mit dem Patienten, bis der Notarzt kommt?"

HP-Anwärter: „Er sitzt stabil. Ich beruhige ihn und sehe nach, ob seine Kleidung ihn einengt. Ich achte außerdem auf seine Atmung."

Fallgeschichte frei erfunden

Fazit – Das müssen Sie wissen

ACS – Symptome und Diagnostik

Unter dem Begriff **akutes Koronarsyndrom** (ACS) werden die **instabile Angina pectoris** – mit zunehmenden AP-Beschwerden auch in Ruhe – und der **Herzinfarkt** zusammengefasst. Ein Herzinfarkt wird meist durch die Ruptur einer **atherosklerotischen Plaque** in einer Koronararterie hervorgerufen. Die Minderdurchblutung der Herzmuskelzellen kann rasch zu einer Herzmuskelnekrose führen (wenn nicht therapeutisch eingegriffen wird).

Die Patienten klagen über plötzlich auftretende, **heftige Schmerzen** (meist hinter dem Brustbein). Der Schmerz geht häufig mit Begleitsymptomen (wie Übelkeit) und einem Vernichtungsgefühl einher. Bei Patienten mit **Diabetes mellitus** kann ein Infarkt auch stumm verlaufen; **Frauen** geben oftmals atypische Symptome an.

In den ersten **48 h** nach Infarktbeginn müssen die Patienten **intensivmedizinisch** überwacht werden, da es u. a. zu folgenden gefährlichen **Frühkomplikationen** kommen kann:

- Kammerflimmern
- Linksherzinsuffizienz mit Lungenödem und kardiogenem Schock (bis hin zum Multiorganversagen)
- akute Mitralklappeninsuffizienz durch Papillarmuskelabriss
- Einreißen der Herzkammerwand mit Herzbeuteltamponade

Ein **Herzinfarkt** zeigt sich – im Gegensatz zur instabilen Angina pectoris – durch einen Anstieg der **Herzenzyme** in der Blutuntersuchung. Spezifisch für die Herzmuskulatur sind **Troponin** T und I sowie die herzspezifische Isoform der Kreatinkinase (**CK-MB**).

Es muss schnellstmöglich ein **12-Kanal-EKG** geschrieben werden. Bei einem **STEMI** zeigen sich im EKG ST-Strecken-Hebungen, bei einem **NSTEMI** können diese nicht nachgewiesen werden.

Im Rahmen einer **Linksherzkatheteruntersuchung** kann das verengte Koronargefäß mittels Koronarangiografie dargestellt und ggf. bereits therapeutisch wieder eröffnet werden. Weitere diagnostische Maßnahmen sind die **Echokardiografie** und die **Röntgenthoraxaufnahme**.

Therapie

Akutmaßnahmen

Zusatzinfo

Chest Pain Units

Einige Krankenhäuser verfügen über **Chest Pain Units** („Brustschmerzeinheiten"). Hier werden Patienten mit akuten Brustschmerzen nach einem standardisierten Ablauf versorgt. Ziel ist es, den Zeitverlust durch diagnostische Maßnahmen so gering wie möglich zu halten und betroffene Patienten **schnellstmöglich** der notwendigen Therapie zuzuführen.

Besteht der Verdacht auf einen Herzinfarkt, muss unverzüglich ein Notarzt gerufen werden. Es geht darum, so schnell wie möglich eine **Reperfusionstherapie** durchzuführen, d. h. das verschlossene Gefäß wieder zu öffnen. Je rascher dies erfolgt und der Blutfluss wiederhergestellt wird, desto größer sind die Chancen, dass das ischämische Herzmuskelgewebe gerettet werden kann.

Der Patient muss schnell in eine Klinik, wenn möglich mit **Herzkatheterlabor**, gebracht werden. Bis er in einem entsprechenden Therapiezentrum behandelt werden kann, geht es darum, seinen Zustand zu stabilisieren.

> *Merke*
>
> **Rasche Hilfe ist entscheidend**
>
> Time is muscle – Zeit ist Herzmuskel.

Medikamentöse Akuttherapie. Folgende Medikamente werden eingesetzt:

- **Nitroglyzerin** (z. B. Nitrospray, ▶ **Abb. 3.5**) entlastet das Herz und senkt den Sauerstoffbedarf des Herzmuskels. Aufgrund der stark gefäßerweiternden Wirkung darf es nur bei einem systolischen Blutdruck > 100 mmHg verabreicht werden.
- **Schmerzmittel (Analgetika)** und **angstlösende Medikamente (Anxiolytika):** Zur Bekämpfung der Angst werden Benzodiazepine wie **Diazepam** (z. B. Valium) eingesetzt. Die Thoraxschmerzen können durch **Morphin** gelindert werden. Morphin wirkt auch angstlösend, was sich stabilisierend auf die Kreislaufsituation des Patienten auswirkt. Eine mögliche Nebenwirkung ist Übelkeit; diese kann mit Antiemetika (z. B. Metoclopramid-Tropfen) gelindert werden.
- **gerinnungshemmende Medikamente**: Acetylsalicylsäure i. v. (z. B. Aspirin), Clopidogrel (z. B. Plavix) und Heparin i. v.; bei NSTEMI und geplanter PTCA eignen sich ggf. auch GPIIa-/IIIb-Antagonisten wie Abciximab (z. B. ReoPro).
- **Betablocker** (z. B. Metoprolol) werden zur Herzfrequenzkontrolle bei Tachykardie und zur Verhinderung gefährlicher Herzrhythmusstörungen verabreicht.
- **ACE-Hemmer** (z. B. Captopril) dienen der Entlastung des Herzens durch Senkung der Nachlast (v. a. bei beginnender Linksherzinsuffizienz).

Näheres zu den Wirkstoffen finden Sie in Lernmodul 4 „Allopathische Verfahren".

Behandlung von Frühkomplikationen. Wenn sich eine Linksherzinsuffizienz (S. 53) mit Lungenödem entwickelt, werden Diuretika wie **Furosemid** (z. B. Lasix) verabreicht. **Amiodaron** wird bei tachykarden Herzrhythmusstörungen eingesetzt; ggf. muss eine Defibrillation erfolgen. **Atropin** wird bei bradykarden Herzrhythmusstörungen (S. 58) verabreicht; ggf. erhält der Patient vorübergehend (temporär) eine Schrittmachertherapie.

Reperfusionstherapie

Perkutane transluminale Koronarangioplastie (PTCA). Im Rahmen einer Linksherzkatheteruntersuchung kann das verschlossene Koronargefäß durch eine **Ballondilatation** wiedereröffnet und mit einem **Stent** offen gehalten werden. Eine PTCA sollte innerhalb von 12 h nach Beginn der Symptome und ≤ 90 min nach Diagnosestellung erfolgen. Eine PTCA 90–120 min nach der Diagnose ist nicht mehr optimal, doch einer Lysetherapie vorzuziehen.

Abb. 3.5 Nitrospray.

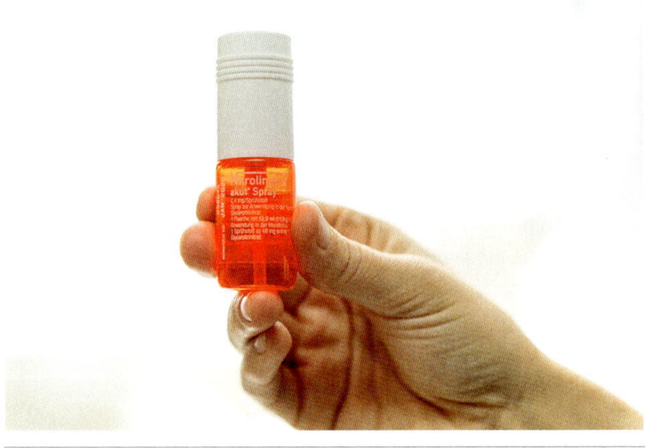

Foto: K. Oborny, Thieme Group

Lysetherapie. Ist die PTCA innerhalb von 12 h nach Beginn der Symptome und innerhalb von 120 min nach der Diagnose nicht verfügbar, sollte bei einem Herzinfarkt eine Thrombolyse- oder Lysetherapie durchgeführt werden, sofern keine Kontraindikationen vorliegen. Bei einer Lysetherapie wird das Gefäß nicht mechanisch wiedereröffnet (wie bei der PTCA), sondern der Thrombus wird medikamentös aufgelöst. Dafür werden Enzyme wie Tenecteplase (TNK-tPA), Reteplase (rPA) oder Alteplase (rt-PA) intravenös verabreicht.

Sollte die Lyse nicht erfolgreich sein (Beurteilung 60–90 min nach Bolusgabe), sollte schnellstmöglich eine PTCA durchgeführt werden (Rescue-PTCA oder Rescue-PCI). Auch nach einer erfolgreich durchgeführten Lysetherapie sollte innerhalb von 2–24 h noch eine Koronarangiografie in PTCA-Bereitschaft erfolgen.

Bypass-Operation. Eine weitere Möglichkeit der Reperfusion ist die Bypass-Operation. Hierfür gibt es nach einem Herzinfarkt spezielle Indikationen. In der Regel liegen zwischen dem akuten Ereignis und der Operation mindestens 2 Wochen; in dieser Zeit soll sich der Zustand des Patienten stabilisieren.

Eine **Notfall-Bypass-Operation** kann u. a. bei drohendem **kardiogenem Schock** oder bei nicht erfolgreicher PTCA indiziert sein.

Weiterführende Maßnahmen

In regelmäßigen **Blutabnahmen** wird überprüft, inwieweit die Konzentration der **Herzenzyme** im Serum wieder abfällt. Neben dem Verlauf der Herzenzyme ist bei den Laborkontrollen der Kaliumwert sehr wichtig, da ein zu niedriger Kaliumwert (**Hypokaliämie**) zu **Herzrhythmusstörungen** führen kann. Darüber hinaus werden **EKG-Kontrollen** durchgeführt.

Nach einem Herzinfarkt erfolgt die Therapie der zugrunde liegenden KHK mit dem Ziel, einen erneuten Herzinfarkt zu verhindern. Dazu zählen sowohl **medikamentöse** als auch nicht medikamentöse Therapieansätze der KHK (S. 44).

Fazit – Das müssen Sie wissen

ACS – Therapie

Patienten mit einem **Herzinfarkt** müssen **engmaschig überwacht** und möglichst **schnell** in eine Klinik (am besten mit Herzkatheterlabor) transportiert werden. Die **medikamentöse Akuttherapie** umfasst u. a. Nitroglyzerin und ACE-Hemmer (Entlastung des Herzens), Betablocker (Kontrolle der Herzfrequenz), gerinnungshemmende Medikamente (Heparin, Acetylsalicylsäure, Clopidogrel), Morphin (schmerzlindernd) und Diazepam (angstlösend).

Wichtig ist eine frühzeitige **Reperfusionstherapie**: Wenn möglich, wird eine **PTCA** (Linksherzkatheteruntersuchung mit Ballondilatation und Stenteinlage) durchgeführt. Alternativ kann eine medikamentöse **Thrombolysetherapie** erfolgen. Bei einigen Patienten ist eine Notfall-Bypass-Operation indiziert.

Nach Stabilisierung des Zustands erfolgt die **Frühmobilisation** des Patienten. Die **Vitalparameter** müssen engmaschig kontrolliert werden. In regelmäßigen **Blutabnahmen** wird die Konzentration der Herzenzyme und Elektrolyte (v. a. Kalium) überprüft; außerdem werden EKG-Kontrollen durchgeführt.

Prognose

Ca. 30 % der Patienten mit einem Herzinfarkt versterben innerhalb der ersten 24 h nach dem Ereignis, davon ⅔ innerhalb der ersten Stunde. Wird ein Herzinfarkt überlebt, so hängt die Prognose stark vom Ausmaß der Schädigung ab. Die Prognose kann deutlich verbessert werden, wenn die zugrundeliegende KHK konsequent behandelt wird und es gelingt, Risikofaktoren zu minimieren bzw. zu therapieren.

3.1.3 Herzinsuffizienz

Definition

Herzinsuffizienz

Eine Herzinsuffizienz liegt vor, wenn die Funktion des Herzens so eingeschränkt ist, dass die vom Herzen ins Gefäßsystem gepumpte Menge Blut nicht mehr ausreicht, um den Körper ausreichend mit Sauerstoff zu versorgen.

Im Körper kommt es zu einem Missverhältnis zwischen Sauerstoffbedarf und -angebot. Eine Einteilung ist unter verschiedenen Gesichtspunkten möglich. Beispielsweise kann man zwischen Vorwärts- und Rückwärtsversagen unterscheiden:

- **Vorwärtsversagen des Herzens** (forward failure): Durch ein zu geringes Herzzeitvolumen (HZV; Blutvolumen, das pro Minute vom linken Herzen über die Aorta in den Körper gepumpt wird) kann der Sauerstoffbedarf des Körpers nicht gedeckt werden. Folgen: verringerte Organperfusion, verringerter arterieller Blutdruck, periphere Zyanose, Muskelschwäche.
- **Rückwärtsversagen des Herzens** (backward failure): Das zum Herzen transportierte Blut wird nicht adäquat weitertransportiert und staut sich vor der jeweiligen Herzhälfte. Bei Linksherzinsuffizienz staut sich das venöse Blut in der Lunge, bei Rechtsherzinsuffizienz staut es sich zurück in die Körperkreislauf (also Leber, Niere, Halsvenen usw.)

Je nachdem, welcher Teil des Herzens hauptsächlich betroffen ist, unterscheidet man eine **Rechtsherzinsuffizienz**, eine **Linksherzinsuffizienz** und eine **Globalherzinsuffizienz** (rechtes und linkes Herz sind betroffen).

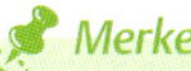

Merke

Häufigkeit

Die Herzinsuffizienz ist eines der **häufigsten** internistischen Krankheitsbilder und betrifft hauptsächlich **ältere** Menschen.

Kinder trifft eine Herzinsuffizienz meist dann, wenn die Funktionsfähigkeit des Herzens durch angeborene Herzfehler stark eingeschränkt ist.

Pathophysiologie

Hauptursachen für eine Herzinsuffizienz sind die **koronare Herzkrankheit (KHK)** und die **arterielle Hypertonie**. Beide Phasen des Herzzyklus – Systole und Diastole – können gestört sein, sodass eine Herzinsuffizienz resultiert. **Ursachen** für eine Herzinsuffizienz können sein:

- Eine Störung der **systolischen Ventrikelfunktion** kann auf 2 Mechanismen zurückgehen:
  - Die Kammern haben eine **Kontraktionsschwäche**. Diese geht häufig auf eine Minderdurchblutung (z. B. bei einer **KHK** und einem **Herzinfarkt**) zurück, auf angeborene oder erworbene Störungen am Herzmuskel (Kardiomyopathie) oder eine Entzündung am Herzmuskel (Myokarditis).
  - Die Kammern haben eine **zu hohe Wandspannung** durch ein zu großes Volumen im Inneren der Herzkammer (z. B. bei undichten Herzklappen) oder sie müssen einen zu hohen Druck aufbauen (z. B. bei arteriellem Bluthochdruck bzw. Hochdruck im Lungenkreislauf oder bei Aorten- bzw. Pulmonalklappenstenose).
- Bei einer Störung der **diastolischen Ventrikelfunktion** können ebenfalls mehrere Ursachen zu einer Füllungsbehinderung führen, wie ein großer Perikarderguss oder ein Herzklappenfehler (z. B. eine Mitralklappenstenose).
- Auch **Herzrhythmusstörungen** können zur Herzinsuffizienz führen. Bei einem unregelmäßigen Herzzyklus füllt und leert sich das Herz unregelmäßig, sodass das notwendige Volumen sauerstoffreichen Bluts nicht in den Körper gelangt.
- Eine weitere Ursache ist die **Pericarditis calcarea** (Panzerherz). Durch eine chronische Entzündung des Herzbeutels vernarbt das Perikard und schrumpft. Kalk kann sich einlagern, wodurch die Füllung der Ventrikel während der Diastole und/oder ihre Kontraktion während der Systole beeinträchtigt ist.

Die vorangehend beschriebenen Ursachen führen v. a. über ein **Pumpversagen** des Herzmuskels zu einem **verminderten Herzzeitvolumen** (HZV; low-output failure) und somit zu einer Minderversorgung der Organe. In selteneren Fällen kann sich eine Herzinsuffizienz jedoch auch bei einem **gesteigerten HZV** (high-output failure) entwickeln. Dies ist beispielsweise bei einer Anämie der Fall, wenn das HZV aufgrund des verminderten Sauerstoffgehalts im Blut stark gesteigert werden muss, um die Organe ausreichend mit Sauerstoff zu versorgen.

Eine **Rechtsherzinsuffizienz** entsteht als Folge erhöhter Druck- oder Volumenbelastungen des rechten Herzens, z. B. einer Widerstandserhöhung im Lungengefäßkreislauf durch eine Lungenembolie, von Erkrankungen des rechten Herzens (z. B. Pulmonalklappenstenose), von Shunt-Vitien oder einer Linksherzinsuffizienz. Der Blutstau vor dem rechten Herzen führt dazu, dass sich das Blut auch in den Hohlvenen und im übrigen **venösen System** staut.

Häufige Ursachen der **Linksherzinsuffizienz** sind Myokarderkrankungen (Myokarditis), Erkrankungen des Klappenapparats, Herzrhythmusstörungen, eine Mitralklappenstenose sowie eine erhöhte Druckbelastung im großen Kreislauf (hypertensive Krise).

Kompensierte Herzinsuffizienz. Der Organismus versucht mit verschiedenen Mechanismen, dem reduzierten Herzzeitvolumen entgegenzuwirken. Die **Neurotransmitter** des Sympathikus (Noradrenalin und Adrenalin) werden vermehrt ausgeschüttet und erhöhen die Kontraktionskraft des Herzmuskels und die Herzfrequenz. Außerdem bewirken sie durch eine **Verengung von Gefäßen** in der Peripherie, dass der Blutdruck gesteigert wird und die zentralen Organe besser durchblutet werden können (Zentralisation). Somit kann die Herzinsuffizienz kurzfristig kompensiert werden. Eine kompensierte Form der Herzinsuffizienz liegt vor, wenn keine ausgeprägten Symptome bestehen.

Dekompensierte Herzinsuffizienz. Langfristig führt die ständige Überstimulation des Herzens und des Kreislaufs mit Noradrenalin jedoch dazu, dass die verbleibende Pumpfunktion noch schneller abnimmt und die Reserven irgendwann ausgeschöpft sind: Die Herzinsuffizienz kann nicht mehr kompensiert werden und macht sich durch typische **Symptome** bemerkbar, z. B. Luftnot (Dyspnoe), verminderte Leistungsfähigkeit, Ödeme (Flüssigkeitsansammlungen im Gewebe).

Zeitlicher Verlauf. Nach dem zeitlichen Verlauf unterscheidet man bei einer Herzinsuffizienz außerdem die akute und die chronische Form: Die **akute Form** entwickelt sich innerhalb von Stunden oder Tagen (häufige Auslöser sind ein Herzinfarkt und/oder Herzrhythmusstörungen). Die häufigere **chronische Form** entwickelt sich über mehrere Monate bis Jahre. Ursache ist in den meisten Fällen eine KHK.

Symptome

Allgemein führt die verringerte Pumpleistung des Herzens zu einer verringerten Leistungsfähigkeit und körperlichen Belastbarkeit. Die Symptome einer Herzinsuffizienz hängen jedoch auch davon ab, ob es sich um eine Rechts-, Links- oder Globalherzinsuffizienz handelt. Abhängig davon staut sich das Blut in unterschiedliche Körperabschnitte zurück.

Bei der Beurteilung eines Patienten mit Herzinsuffizienz ist das **Ausmaß der körperlichen Beeinträchtigung** durch die Erkrankung von Relevanz. Eine häufig verwendete Einteilung der Herzinsuffizienz ist die der **NYHA** (New York Heart Association; ▶ **Tab. 3.3**).

Die Grade I–III entsprechen einer kompensierten Herzinsuffizienz, Grad IV einer Dekompensation. An dieser Unterscheidung orientiert sich die individuelle Therapie.

Rechtsherzinsuffizienz

Typische Zeichen des Rückstaus in den großen Kreislauf sind:

- **Ödeme:** Der Druck in den venösen Gefäßen steigt und Flüssigkeit tritt ins Gewebe aus. Die Ödeme findet man typischerweise an den **unteren Extremitäten** in Form von Knöchelödemen; sie entstehen v. a. im Tagesverlauf und bilden sich über Nacht wieder zurück. Bei Patienten, die vorwiegend liegen, sammeln sich die Ödeme der Schwerkraft folgend am tiefsten Punkt des Körpers, d. h. oft in der Gesäßgegend, im Rücken oder in den Flanken. Man spricht dann von einer **Anasarka**.
- **Nykturie** (nächtliches Wasserlassen): Im **Liegen** muss das rechte Herz das im Stehen bestehende Gefälle zu den Beinen nicht mehr überwinden. Daher fördert es nachts die **tagsüber eingelagerte Flüssigkeit** stärker durch den Kreislauf. Die überschüssige Flüssigkeit wird über die Niere, die nachts auch besser durchblutet ist, ausgeschieden. Viele Patienten mit einer Herzinsuffizienz können nachts nicht mehr durchschlafen, sondern gehen mehrmals pro Nacht zur Toilette.
- **Hals- und Zungenvenenstauung**: Verdickte Halsvenen sprechen für einen Rückstau des Bluts vor dem Herzen (▶ **Abb. 3.6**). Die Stauung ist an der Vena jugularis externa (äußere Drosselvene) gut zu erkennen, da diese relativ nahe an der Oberfläche liegt. Beurteilt wird eine Einflussstauung bei erhöhtem Oberkörper.
- **Stauungsleber**: Wegen des Rückstaus von Blut in die Lebervenen hinein führt eine länger andauernde Rechtsherzinsuffizienz zunächst zu einer Vergrößerung der Leber (**Hepatomegalie**) und später zu einer Verkleinerung der Leber und einer Leberfunktionsstörung.
- **Stauungsgastritis**: Diese kann sich in abdominellen Beschwerden und Appetitlosigkeit äußern.

Tab. 3.3 Klinische Einteilung der Herzinsuffizienz nach NYHA.

NYHA-Klasse	Definition
I	normale Belastbarkeit ohne Symptome (jedoch Nachweis einer eingeschränkten Pumpfunktion mithilfe anderer Untersuchungsmethoden)
II	Symptome unter körperlicher Anstrengung (z. B. beim Treppensteigen); geringe Belastungen (z. B. Gehen) möglich; keine Beschwerden in Ruhe
III	Symptome bereits bei geringen Belastungen (z. B. Gehen); keine Beschwerden in Ruhe
IV	Symptome bei allen körperlichen Aktivitäten und auch in Ruhe

Abb. 3.6 **Halsvenenstauung.**

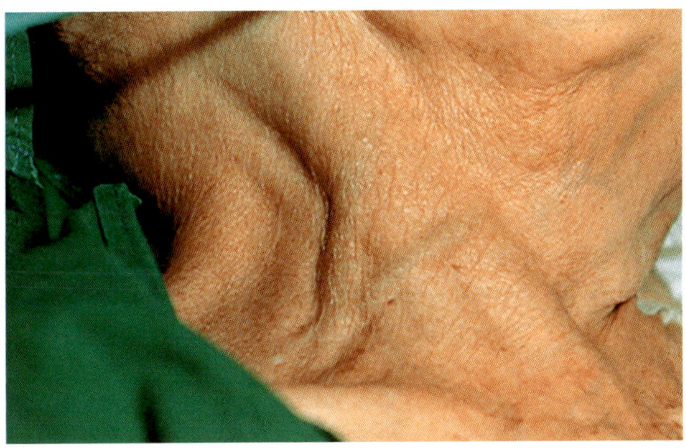

Bei dieser Patientin ist auch im Sitzen eine Stauung der Halsvenen zu erkennen. *Abb. aus: Lohse A. Klinische Beurteilung des zentralen Venendruckes. In: Neurath M, Lohse A, Hrsg. Checkliste Anamnese und klinische Untersuchung. 5., aktualisierte Auflage. Thieme; 2018.*

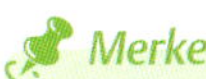 *Merke*

Gewichtszunahme

Durch die Einlagerung von Flüssigkeit kommt es zur Gewichtszunahme. Daher ist die engmaschige **Kontrolle des Körpergewichts** bei Patienten mit einer Herzinsuffizienz besonders wichtig.

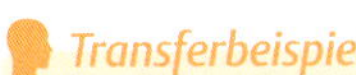 *Transferbeispiel*

Überprüfungssituation

Prüfer (an den HP-Anwärter gewandt): „Stellen Sie sich folgende Situation vor. Ein 60-jähriger Patient kommt in Ihre Praxis und klagt über regelmäßige Bauchschmerzen. Er habe gar keinen Appetit, ihm sei häufig übel und seine Lieblingsmahlzeiten mit viel Fleisch vertrage er auch nicht mehr. Zumindest über seinen zurückgehenden Fleischkonsum sei seine Frau erfreut, weil sie ihn immer wieder von einer gesünderen Lebensweise überzeugen wolle. Und er sei erstaunt darüber, dass er nicht sehr viel abgenommen habe, obwohl er deutlich weniger esse. Ich möchte eigentlich nur von Ihnen wissen, welches der genannten Symptome auf eine Herzbeteiligung schließen lässt."

HP-Anwärter: „Nun, als Sie mit der Geschichte anfingen, war mein erster Gedanke ‚Magenkarzinom'; ich hätte die Abneigung gegen Fleisch weiter abgeklopft. Stutzig machte mich dann, dass der Patient offenbar nicht an Gewicht verliert, obwohl er weniger isst. Da Sie mich explizit nach der Herzbeteiligung fragen, vermute ich, dass Ödeme die Ursache für sein konstantes Gewicht sind. Ich denke an eine Rechtsherzinsuffizienz. Diese würde auch seine Bauchschmerzen erklären, weil eine Stauungsgastritis entstanden ist."

Prüfer: „Was könnten Sie jetzt tun, um Ihren Verdacht zu erhärten?"

HP-Anwärter: „Ich frage den Patienten, ob er raucht, Probleme mit chronischem Husten hat oder eine COPD bekannt ist oder ob er nachts häufig zur Toilette muss. Dann forsche ich nach Knöchelödemen und schaue, ob eine obere Einflussstauung vorliegt."

Prüfer: „Prima. Das war das, was ich dazu hören wollte."

Fallgeschichte frei erfunden

Linksherzinsuffizienz

Eine Linksherzinsuffizienz mit **Vorwärtsversagen** fällt primär durch eine reduzierte Leistungsfähigkeit und Müdigkeit auf sowie durch Schwindel und Synkopen (plötzlich eintretende, kurzfristige Bewusstlosigkeit). Bei älteren Menschen kommt es oft zu zerebralen Leistungsstörungen (wie Verwirrtheit).

Bei einer Linksherzinsuffizienz mit **Rückwärtsversagen** staut sich das Blut aus dem linken Herzen zurück in die Lunge. Dadurch steigt der Druck im Lungenkreislauf an und es kommt zum Austritt von Flüssigkeit in die Alveolen (Lungenbläschen). Die Linksherzinsuffizienz macht sich daher u. a. durch Beschwerden bei der Atmung bemerkbar: Bei einer **Lungenstauung** ist die Atmung der Patienten erschwert und sie berichten über Luftnot (**Dyspnoe**). Dies wird auch als **Asthma cardiale** bezeichnet. Die Luftnot tritt zunächst nur unter körperlicher Belastung auf, im fortgeschrittenen Stadium aber auch in Ruhe. Die Patienten können nachts meist nicht mehr flach liegen und berichten über **nächtliches Husten**. Sie müssen mit erhöhtem Oberkörper schlafen, da dies den Druck in den Lungengefäßen und nächtliche Atemnot reduziert. Die Luftnot bessert sich typischerweise im Sitzen, wenn die Arme aufgestützt werden (Zuhilfenahme der Atemhilfsmuskulatur). Man spricht auch von **Orthopnoe**. Bei der Lungenauskultation hört man ggf. **feinblasige Rasselgeräusche**. Diese entstehen durch den Austritt von Flüssigkeit aus den Lungenkapillaren ins Lungengewebe (**interstitielles Lungenödem**). Übersteigt der Druck in den Lungenvenen einen kritischen Wert, kommt es innerhalb kürzester Zeit zum massiven Austritt von Flüssigkeit in die Alveolen (**alveoläres Lungenödem**). Die Patienten haben extreme Luftnot, husten schaumiges Sekret ab und man hört bei der Auskultation **grobblasige Rasselgeräusche**. Es kann zu einer Ansammlung von Flüssigkeit in der Pleura kommen (**Pleuraerguss**). Dadurch wird die Luftnot häufig noch weiter verstärkt, da sich die Lunge nicht mehr so gut entfalten kann.

Informationen zum Lungenödem und zum Pleuraerguss finden Sie auch im Lernmodul 8 „Atmung, Lunge, Blut, Immunsystem".

Komplikationen

Zu den **Komplikationen** einer Herzinsuffizienz zählen u. a.:

- **akute Dekompensation** einer chronischen Herzinsuffizienz
- **kardiogener Schock** mit akutem Vorwärtsversagen und drohendem Multiorganversagen
- **Lungenödem**: Ein Lungenödem tritt am häufigsten bei einer akuten Linksherzinsuffizienz auf, z. B. bei einem schweren Myokardinfarkt mit starker Beeinträchtigung der Pumpfunktion, bzw. wenn sich eine vorbestehende Linksherzinsuffizienz rasch verschlechtert (Dekompensation). Bei einer schweren Herzinsuffizienz mit drohendem Lungenödem sollten die Patienten richtig gelagert werden: halbsitzend mit erhöhtem Oberkörper und eher tiefen Beinen (Herzbettlagerung). Dadurch sinkt der Druck in den Lungengefäßen. Außerdem ist eine hohe Sauerstoffzufuhr über eine Nasensonde wichtig.

- **Herzrhythmusstörungen** (Vorhofflattern, -flimmern, SA- oder AV-Blöcke): können sowohl Folge als auch Ursache bzw. verstärkender Faktor einer Herzinsuffizienz sein. Etwa ⅓ aller Patienten mit Herzinsuffizienz verstirbt am **plötzlichen Herztod**. Tachykarde Herzrhythmusstörungen sind Todesursache bei ca. 80 % der Patienten mit Herzinsuffizienz im Stadium NYHA III–IV.
- **obstruktives Schlafapnoe-Syndrom**
- **Thromboembolien**: Bildung kardialer oder peripherer Thromben
- **Leberzirrhose**: Folge einer chronischen Leberstauung

Fazit – Das müssen Sie wissen

Herzinsuffizienz – Pathophysiologie, Symptome, Komplikationen

Bei einer Herzinsuffizienz reicht die vom Herzen ins Gefäßsystem gepumpte Menge Blut **nicht** aus, um den Körper **ausreichend** mit **Sauerstoff** zu versorgen. Je nachdem, welcher Teil des Herzens vorrangig betroffen ist, spricht man von einer Linksherz-, einer Rechtsherz- oder einer Globalherzinsuffizienz. Häufige Ursachen sind die **KHK** und die **arterielle Hypertonie**.

Bei der **kompensierten Form** gelingt es dem Organismus, dem reduzierten Herzzeitvolumen mit Anpassungsmechanismen entgegenzuwirken. Es bestehen i. d. R. keine ausgeprägten Beschwerden. Von einer **dekompensierten Form** spricht man, wenn die Kompensationsmechanismen des Herzens überlastet sind: Es entwickeln sich die typischen Beschwerden wie Ödeme, Luftnot und Leistungsabfall.

Die **Rechtsherzinsuffizienz** geht mit einer Stauung des Bluts vor dem rechten Herzen einher. Folgen können u. a. sein: gestaute Halsvenen, Ödeme, nächtliches Wasserlassen (Nykturie), Stauungsleber und -gastritis. Die Stauung des Bluts in den Lungen im Rahmen einer **Linksherzinsuffizienz** führt zu Luftnot (v. a. im Liegen), nächtlichem Husten und ggf. einem ausgeprägten **Lungenödem (lebensgefährlich**!).

Zu den **Komplikationen** einer Herzinsuffizienz zählen u. a. kardiogener Schock wie auch Herzrhythmusstörungen und Thromboembolien.

Diagnostik

Mithilfe der **Anamnese** kann die zugrundeliegende Vorerkrankung eingegrenzt werden: Ist z. B. ein arterieller Hypertonus oder eine KHK bekannt? Der Patient wird nach den typischen Symptomen einer Herzinsuffizienz gefragt (z. B.: „Wie viele Treppenstufen können Sie aufwärts gehen, ohne stehen bleiben zu müssen?"). Nach der Symptomatik wird das Krankheitsstadium einem der 4 von der **NYHA** definierten Stadien der Herzinsuffizienz zugeordnet (▸ **Tab. 3.3**).

Bei der **klinischen Untersuchung** wird u. a. auf Stauungszeichen (Halsvenenstauung, Ödeme) geachtet. Bei einer Stauungsgastritis kann der Oberbauch druckschmerzhaft sein. Auch Zeichen der Leberfunktionsstörung können im Rahmen der klinischen Untersuchung entdeckt werden. Die klinische Untersuchung von Herz und Lunge liefert weitere wichtige Hinweise (u. a. über den Herzrhythmus oder eine ggf. vorhandene Lungenstauung).

Eine weitere Diagnosemöglichkeit ist die **Blutuntersuchung**. Die stärkere Füllung der Herzvorhöfe bei einer Herzinsuffizienz führt u. a. zur Freisetzung des Proteins **BNP** (brain natriuretic peptide) aus Myozyten der Ventrikel, sodass der BNP-Spiegel im Blut bei einer Herzinsuffizienz erhöht ist. Darüber hinaus werden u. a. Blutwerte bestimmt, die auf kardiovaskuläre Risikofaktoren hinweisen (z. B. Blutfette, Blutglukose).

Ein **Ruhe-** und ein **Langzeit-EKG** werden u. a. zur Beurteilung des Herzrhythmus angefertigt.

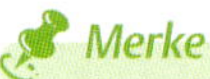
Merke

Echokardiografie

Die Echokardiografie ist die wichtigste diagnostische Methode bei der Beurteilung einer Herzinsuffizienz.

Mit der Echokardiografie lassen sich **Wandbewegungsstörungen** erkennen, die **Wanddicken** und die **Auswurfleistung** der Herzkammern bestimmen sowie die **Herzklappen** beurteilen und die Herzinsuffizienz kann diagnostiziert werden, selbst wenn klinisch noch gar keine Symptome vorhanden sind (NYHA-Stadium I). Im Krankheitsverlauf kann anhand der Weite der in den rechten Vorhof einmündenden Hohlvenen (V. cava superior und inferior) beurteilt werden, wie ausgeprägt eine ggf. vorliegende Rechtsherzinsuffizienz ist.

Die **Sonografie** der **Pleura** ist eine sehr genaue Methode zum Nachweis eines Pleuraergusses.

Bei einer Linksherzinsuffizienz können in einer **Röntgenthoraxaufnahme** ggf. kardiale Stauungszeichen sowie ein Lungenödem erkannt werden (▸ **Abb. 3.7**). Außerdem lässt sich die Herzgröße abschätzen.

Die häufigste Ursache für eine Herzinsuffizienz ist eine KHK. Daher wird im Rahmen der Ursachenabklärung einer Herzinsuffizienz häufig eine Linksherzkatheteruntersuchung (S. 37) durchgeführt.

Fazit – Das müssen Sie wissen

Herzinsuffizienz – Diagnostik

In der **Anamnese** wird das Vorhandensein **kardiovaskulärer Risikofaktoren** abgeklärt. Die Ausprägung der subjektiv empfundenen Beschwerden (reduzierte Belastbarkeit, Luftnot usw.) wird ebenfalls erfragt; die Einteilung erfolgt nach der sog **NYHA-Klassifikation** (Grad I–IV).

In der **Blutuntersuchung** ist meist der **BNP-Spiegel** erhöht. Im **EKG** können ggf. vorhandene Herzrhythmusstörungen nachgewiesen werden. Die **Echokardiografie** ermöglicht eine Beurteilung der Funktion (Auswurfleistung) und Struktur des Herzens. In der **Röntgenthoraxaufnahme** kann die Herzgröße beurteilt und überprüft werden, ob eine Lungenstauung besteht und wie ausgeprägt diese ggf. ist. Gegebenenfalls wird eine **Linksherzkatheteruntersuchung** durchgeführt.

Therapie

Bei der Herzinsuffizienz gibt es grundsätzlich 2 Therapieansätze. Ziel der **kausalen** Therapie ist die Therapie der verursachenden Grunderkrankung (z. B. KHK oder Herzrhythmusstörungen). Oft ist eine kausale Therapie nicht (mehr) möglich, z. B. nach einem schweren Herzinfarkt oder bei einer fortgeschrittenen Kardiomyopathie. Dann versucht man, die Herzinsuffizienz **medikamentös**

Abb. 3.7 Röntgenthoraxaufnahme bei Lungenödem.

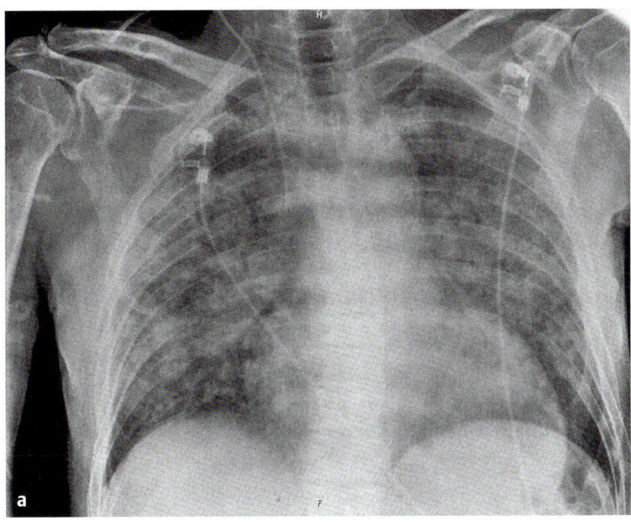

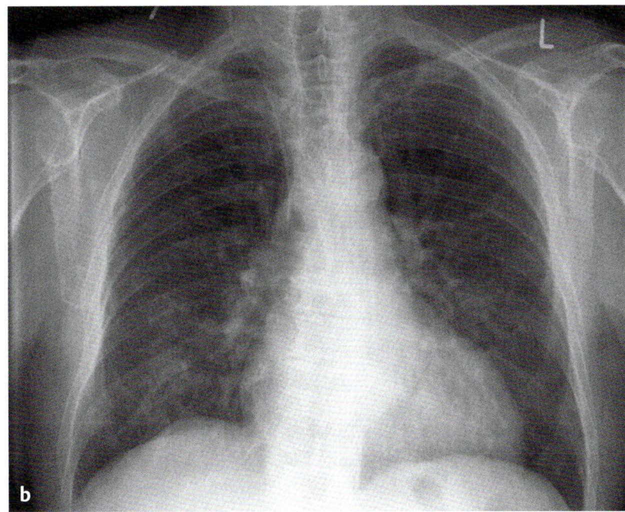

a Vor der Therapie sind in dieser Röntgenaufnahme fleckige, weiche (helle) Verschattungen zu erkennen.

b Im Vergleich dazu sind nach medikamentöser Therapie wesentlich weniger Verschattungen zu sehen.

Abb. aus: Pfeifer M, Schmidt M. Lungenödem. In: Arastéh K, Baenkler H, Bieber C et al., Hrsg. Duale Reihe Innere Medizin. 4. Auflage, Thieme; 2018.

positiv zu beeinflussen und Komplikationen zu beherrschen. Oft werden diese beiden Therapieansätze miteinander kombiniert.

Allgemeinmaßnahmen. Regelmäßiges, an die Herzfunktion angepasstes **körperliches Training** hilft dabei (NYHA I–III), die verbleibende Herzleistung besser auszunutzen. Bei der Ernährung sollte auf eine **Salz-** und **Flüssigkeitsrestriktion** geachtet werden, um das Herz nicht mit zu viel Volumen zu belasten. Die Patienten sollten **Alkohol** nur in geringen Mengen konsumieren. Besonders wichtig ist die Reduktion von **kardiovaskulären Risikofaktoren**. Dies umfasst u. a. den Verzicht auf Nikotin, die optimale Einstellung eines Hypertonus oder Diabetes mellitus, eine ausgewogene Ernährung und ggf. eine Gewichtsreduktion. Bei einem ausgeprägten Pleuraerguss kann die Atemnot der Patienten häufig durch Ablassen der Flüssigkeit im Rahmen einer **Pleurapunktion** gelindert werden.

Medikamentöse Therapie. Die Therapie der Herzinsuffizienz ist eine Kombinationstherapie aus verschiedenen Medikamentengruppen, die je nach NYHA-Stadium eingesetzt werden. Ziel ist es, das Herz zu entlasten und es vor der hohen Aktivität des Sympathikus zu schützen. So soll ein rasches Fortschreiten der Erkrankung verhindert werden.

Folgende Medikamentengruppen werden eingesetzt: **ACE Hemmer** und AT_1-Rezeptor-Antagonisten (u. a. zur Senkung der Nachlast), **Betablocker** (u. a. zur Kontrolle der Herzfrequenz) und **Diuretika** (→ Ausschwemmung der eingelagerten Flüssigkeit).

In fortgeschrittenen Stadien werden **positiv inotrope Medikamente** eingesetzt – das sind Präparate, die sich positiv auf die Herzkraft auswirken (positive Inotropie). Sie mindern zwar die Symptome, verhindern aber nicht das Fortschreiten der Erkrankung. Zum Einsatz kommen **Digitalispräparate** (Herzglykoside) wie Digitoxin und Digoxin. Bei einer schweren akuten Herzinsuffizienz mit **kardiogenem Schock** werden kurzfristig weitere positiv inotrope Substanzen wie **Noradrenalin** und Dobutamin verabreicht. Auch eine Behandlung mit Phosphodiesterase-3-Hemmern (PDE-3-Hemmern) wie **Milrinon** kann indiziert sein. Die Wirkstoffe werden in Lernmodul 4 „Allopathische Verfahren" besprochen.

Operative Therapie. Bei einigen Patienten mit stark ausgeprägter Herzinsuffizienz und/oder gefährlichen Herzrhythmusstörungen ist das Einsetzen eines implantierbaren Kardioverter-Defibrillators (ICD) indiziert.

Versagen alle anderen Maßnahmen, bleibt als letzte Möglichkeit der Heilung nur noch die **Herztransplantation**. Die Indikationen hierfür sind jedoch streng, sodass nur ein geringer Teil aller Herzinsuffizienzpatienten eine Herztransplantation erhält. Außerdem ist die Bereitschaft, Organe zu spenden, in Deutschland sehr niedrig, sodass viel mehr Menschen ein Herz benötigen, als Herzen zur Verfügung stehen.

Fazit – Das müssen Sie wissen

Herzinsuffizienz – Therapie

Im Rahmen der **kausalen Therapie** wird die zugrundeliegende Erkrankung (z. B. KHK) behandelt. Die Allgemeinmaßnahmen umfassen **körperliches Training**, eine ausgewogene Ernährung und eine **Salz-** und **Flüssigkeitsrestriktion**. **Kardiovaskuläre Risikofaktoren** müssen **reduziert** werden (→ Verzicht auf Nikotin, optimale Einstellung eines Hypertonus oder Diabetes mellitus, ggf. Gewichtsreduktion); Alkoholkonsum nur in geringen Mengen.

Bei der **medikamentösen** Therapie werden häufig eingesetzt: **ACE-Hemmer** und AT_1-Rezeptor-Antagonisten, **Betablocker**, **Diuretika** (→ Ausschwemmung eingelagerter Flüssigkeit). Einige Patienten erhalten **Herzglykoside**.

Bei fortgeschrittener Herzinsuffizienz kann die Implantation eines **Schrittmachers** erforderlich sein. Wenn alle andere Maßnahmen versagen, kann eine **Herztransplantation** indiziert sein.

3.1.4 Herzrhythmusstörungen

Definition

Herzrhythmusstörungen

Herzrhythmusstörungen zeigen sich in einer **gestörten Herzfrequenz** und/oder **Unregelmäßigkeit** des Herzschlags. Die Ursache liegt in einer Störung des Reizbildungs-/Reizleitungssystems des Herzens.

Für das Messen des Pulses gibt es insbesondere 2 wichtige Beobachtungskriterien: die **Herzfrequenz** (Norm Erwachsener: 60–100 Schläge/min) und den **Rhythmus** (schlägt das Herz regelmäßig [Norm] oder unregelmäßig bzw. ist der Abstand zwischen den einzelnen Pulswellen immer gleich lang?).

Einteilung

Es gibt sehr viele verschiedene Herzrhythmusstörungen. Daher ist es hilfreich, sich ein paar Begriffe und Grundsätze zu merken:

- **wichtige Begriffe**:
  - **Bradykardie**: zu niedrige Herzfrequenz (< 60 Schläge/min), aber rhythmisch
  - **Tachykardie**: zu hohe Frequenz (> 100 Schläge/min), aber rhythmisch
  - **Bradyarrhythmie**: zu niedrige Frequenz + arrhythmisch
  - **Tachyarrhythmie**: zu hohe Frequenz + arrhythmisch
- **Benennung der Herzrhythmusstörung:** Fast alle Namen der Herzrhythmusstörungen enthalten Informationen zum Ort der Entstehung (Ursprung) der Störung, z. B. Sinusknotensyndrom = Entstehung im Sinusknoten; Vorhofflimmern = Entstehung im Vorhof; AV-Block = Blockade zwischen Vorhof (Atrium) und Kammer (Ventrikel); supraventrikuläre Tachykardie = zu schneller Herzrhythmus, der oberhalb der Kammern entsteht.
- **Einteilung nach Frequenz:** Herzrhythmusstörungen werden oft danach eingeteilt, ob sie normofrequent (normale Herzfrequenz), bradykard oder tachykard sind. Als grobe Regel kann man sich merken, dass Störungen am Reizleitungssystem (Sinusknoten, AV-Knoten, His-Bündel und Tawara-Schenkel) eher bradykarde Rhythmusstörungen hervorrufen. Störungen, die in den Herzmuskelzellen von Vorhöfen oder Ventrikeln ihren Ursprung haben, sind eher tachykard.
- **Gefährlichkeit:** Am wichtigsten für die Beurteilung der Herzrhythmusstörungen ist die Gefahr, die von ihnen ausgeht. Gefährlich werden Herzrhythmusstörungen v. a. dann, wenn sie Auswirkungen auf die **Kreislauffunktion** haben, d. h., wenn durch den pathologischen Rhythmus die Gefahr besteht, dass nicht genügend Blut in den Körper gepumpt wird. Man spricht dann von **hämodynamisch relevanten** Herzrhythmusstörungen. Diese Relevanz ist v. a. dann gegeben, wenn die **Kammern** betroffen sind, da diese letztlich das Blut in den Kreislauf pumpen.

Fazit – Das müssen Sie wissen

Herzrhythmusstörungen – Definitionen

Herzrhythmusstörungen zeigen sich in einer **gestörten Herzfrequenz** und/oder **Unregelmäßigkeit** des Herzschlags:

- Bradykardie: Herzfrequenz < 60 Schläge/min
- Tachykardie: Frequenz > 100 Schläge/min

Ursache ist ein gestörtes Reizbildungs-/Reizleitungssystem des Herzens. Vom Namen der Herzrhythmusstörungen lässt sich meist der Ort der Entstehung ableiten.
Gefährlich (**hämodynamisch relevant**) werden Herzrhythmusstörungen, wenn sie die Kreislauffunktion beeinträchtigen. In solchen Fällen und bei **neu** aufgetretenen Rhythmusstörungen muss der **Arzt** informiert werden

Pathophysiologie

Herzrhythmusstörungen sind eigentlich kein eigenes Krankheitsbild, sondern ein Symptomenkomplex am Herzen, der durch andere Erkrankungen am Herzen (kardial) oder außerhalb des Herzens (extrakardial) entsteht. Bei Herzrhythmusstörungen ist entweder die **Erregungsbildung** oder die **Erregungsleitung** gestört. Das Reizleitungssystem des Herzens besteht aus Sinusknoten, AV-Knoten, His-Bündel, Tawara-Schenkeln und Purkinje-Fasern, die aus speziellen Herzmuskelzellen bestehen. Diese Strukturen können an den verschiedenen Stellen durch vielfältige Ursachen kardial oder extrakardial gestört sein (▶ **Tab. 3.4**).

Tab. 3.4 Mögliche Ursachen von Herzrhythmusstörungen.

kardiale Ursachen	extrakardiale Ursachen
• **KHK, Herzinfarkt:** akute Minderdurchblutung und/oder Narbenbildung im Bereich des RLS • **Herzmuskelerkrankungen** wie Kardiomyopathie oder Entzündung des Herzmuskels (Myokarditis): gestörte Erregungsweitergabe im RLS bzw. zwischen den Herzmuskelzellen • **Herzklappenfehler:** Störung des RLS und/oder der Erregungsweitergabe zwischen den Herzmuskelzellen durch pathologische Volumen- und Druckverhältnisse im Herzen als Folge von Klappenfehlern • **veränderter Aufbau der Zellmembranen** von Herzmuskelzellen: gestörte Erregungsweiterleitung zwischen den Herzmuskelzellen	• **Hormone:** z. B. Schilddrüsenhormone in erhöhter Konzentration bei Hyperthyreose (**Schilddrüsenüberfunktion**); Stresshormone wie **Adrenalin** • bestimmte **Medikamente**, **Toxine:** andere Rhythmusstörungen durch antiarrhythmisch wirksame Medikamente • **Störungen im Elektrolythaushalt**, z. B. Kalium- oder Kalziummangel • exzessiver Genuss von **Alkohol**, **Kaffee** oder **Nikotin** • hyperreaktiver Karotissinus

RLS = Reizleitungssystem

Lerntipps – Mündliche Prüfung

Herzrhythmusstörungen

Fragen zu Herzrhythmusstörungen sind sehr selten. Wichtig ist, die Strukturen das Reizleitungssystem des Herzens wie auch die zu erwartenden Symptome von Rhythmusstörungen zu kennen und sie einordnen zu können.

Symptome

Viele Patienten bemerken nichts von ihrer Herzrhythmusstörung. Einige klagen über unspezifische Symptome wie **Schwindel**, Schmerzen im Brustkorb, **Atemnot** oder **verminderte Leistungsfähigkeit**. Berichten Patienten von „Herzstolpern" (**Palpitationen**) oder von „Aussetzern" des Herzschlags, spricht dies für das Auftreten von Extraschlägen (**Extrasystolen**), während **Herzrasen** typisch für tachykarde Herzrhythmusstörungen ist.

Ausdruck hämodynamisch relevanter Herzrhythmusstörungen ist ein **Adams-Stokes-Anfall**. Dabei handelt es sich um eine anfallsartig auftretende Bewusstlosigkeit (Synkope) infolge eines kurzen Herzstillstands durch Sinusarrest, SA- oder AV-Block, der zu einer **Sauerstoffunterversorgung** des **Gehirns** (zerebrale Hypoxie) führt.

Lebensbedrohliche Herzrhythmusstörungen können auch zu Symptomen der Herzinsuffizienz (S. 52) führen oder innerhalb kürzester Zeit zu einem kardiogenen Schock (S. 84) mit Blässe, Kaltschweißigkeit, Hypotonie und Bewusstlosigkeit.

Zusatzinfo

Unterbrechung des Kreislaufs

Eine Unterbrechung des Kreislaufs von 2–4 s führt zu **Schwindel**, von 4–12 s zu **Synkopen** (kurze Bewusstlosigkeit), von 20–30 s zu zerebralen **Krampfanfällen**, von 60 s zum **Atemstillstand** und von 3–5 min zu irreversiblen **Hirnschäden**.

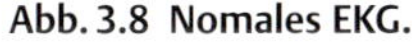
Fazit – Das müssen Sie wissen

Herzrhythmusstörungen – Pathophysiologie und Symptome

Häufige **kardiale** Ursachen sind ein **Herzinfarkt** oder Erkrankungen des Herzmuskels oder der Herzklappen. **Extrakardiale** Ursachen können Hormone (z. B. bei einer **Schilddrüsenüberfunktion**), Medikamente oder eine **Elektrolytentgleisung** sein. Viele Rhythmusstörungen bleiben unbemerkt; einige verursachen z. B. **Palpitationen** („Herzstolpern") oder **Herzrasen**. Hämodynamisch relevante Rhythmusstörungen können zu einer Sauerstoffunterversorgung des Gehirns führen (→ Adams-Stokes-Anfall, z. B. in Form einer **Synkope**). Auch Symptome einer **Herzinsuffizienz** oder eines **kardiogenen Schocks** sind möglich.

Diagnostik

In der **Anamnese** werden v. a. die Beschwerden, Vorerkrankungen und aktuell eingenommenen Medikamente erfragt. Bei der **klinischen Untersuchung** erfolgen u. a. eine Pulskontrolle und eine Auskultation des Herzens (Rhythmus, Frequenz, pathologische Herzgeräusche?). Mittels Auskultation der Lunge und Tasten von Ödemen können Stauungszeichen erkannt werden, falls die Herzrhythmusstörungen mit Symptomen einer Herzinsuffizienz einhergehen. In der Blutuntersuchung können kardiovaskuläre Risikofaktoren abgeklärt werden (u. a. Blutfette, Blutglukose); auch die Bestimmung der Schilddrüsenwerte und Elektrolyte liefert diagnostische Hinweise.

Wegweisend ist v. a. das EKG (▶ **Abb. 3.8**) in Form eines **Ruhe-** und eines **Langzeit-EKGs**. In einem **Belastungs-EKG** kann abgeklärt werden, ob die Rhythmusstörungen v. a. bei körperlicher Belastung auftreten.

Die **Echokardiografie** liefert wichtige Hinweise über die Pumpfunktion, die Beschaffenheit der Herzwände und ggf. vorhandene Herzklappenfehler. Besteht der Verdacht auf eine KHK, wird ggf. eine **Linksherzkatheteruntersuchung** durchgeführt.

! Cave

Herzrhythmusstörung

Jede bisher nicht fachärztlich diagnostizierte Rhythmusstörung muss schulmedizinisch abgeklärt werden.

Therapieprinzipien

Grundsätzlich gibt es verschiedene Arten der Therapie von Herzrhythmusstörungen: Ausschalten der Ursache, medikamentöse Therapie (mit frequenzkontrollierenden bzw. rhythmisierenden) Antiarrhythmika, elektrische Therapie (durch Herzschrittmacher, Kardioversion oder Defibrillation) und die operative Therapie.

Kausale Therapie

Wenn möglich, erfolgt eine kausale Therapie der **Ursache**, damit die Rhythmusstörungen verschwinden (z. B. Behandlung einer Schilddrüsenüberfunktion). Ist dies nicht möglich, erfolgt eine Behandlung der Rhythmusstörung.

Abb. 3.8 Nomales EKG.

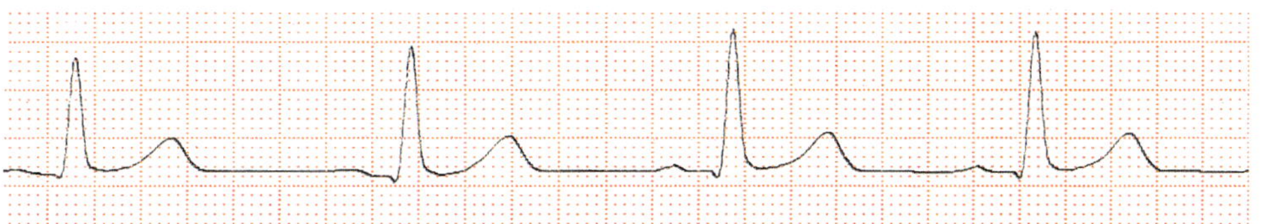

Normaler Sinusrhythmus, Frequenz 91/min, regelrechtes Verhalten der P-Wellen, PQ-Zeit 0,16 s. *Abb. nach: Trappe H, Schuster H. EKG-Beispiel 1: Normaler Sinusrhythmus. In: Trappe H, Schuster H, Hrsg. EKG-Kurs für Isabel. 8., aktualisierte Auflage. Thieme; 2020.*

Medikamentöse Therapie

Es gibt diverse Medikamente, die bei Herzrhythmusstörungen angewendet werden und die frequenzkontrollierend bzw. rhythmisierend wirken. Man bezeichnet sie auch als **Antiarrhythmika**. Die Wirkung dieser Medikamente beruht darauf, dass sie die Ionenkanäle des Herzens (und damit die Erregungsbildung und -leitung) beeinflussen. Sie werden v.a. bei **tachykarden** Herzrhythmusstörungen eingesetzt. Wenn ein **Elektrolytmangel** verantwortlich für Herzrhythmusstörungen ist, wird dieses Elektrolyt (z.B. Kalium, Kalzium, Magnesium) substituiert. Weitere Informationen zu den Wirkstoffen finden Sie in Lernmodul 4 „Allopathische Verfahren".

Elektrische Therapie

Herzschrittmacher (HSM). Ein Schrittmacher (auch Pacemaker = PM) ist ein elektrisches Gerät, das elektrische **Impulse empfängt** (Registrierung des Herzrhythmus) und bei Bedarf Impulse **abgibt** (Stimulation einer Herzmuskelkontraktion). Er wird implantiert, um bradykarde Herzrhythmusstörungen zu therapieren.

> *Zusatzinfo*
>
> **Störquellen**
>
> Bestimmte Störquellen wie große Lautsprecher, elektrische Heizkissen oder starke Magnetfelder (z.B. ein MRT-Gerät) können die elektrische Funktion des Herzschrittmachers beeinträchtigen.

Elektrische Kardioversion und Defibrillation. Tachykarde Herzrhythmusstörungen, die die Auswurfleistung des Herzens beeinträchtigen, d.h. hämodynamisch relevant werden, können mithilfe von Stromstößen therapiert werden. Dies beruht auf dem Prinzip, dass ein kräftiger Stromfluss durch das Herz alle elektrischen Herzaktionen kurzfristig beendet und danach einen geordneten Neuanfang ermöglicht.

Die Wiederherstellung des normalen Rhythmus kann mithilfe einer elektrischen **Kardioversion** erfolgen. Dies ist i.d.R. möglich bei Vorhofflattern, Vorhofflimmern und bei ventrikulären Tachykardien. Hiervon zu unterscheiden ist die medikamentöse Kardioversion, bei der der Herzrhythmus mithilfe von Antiarrhythmika wiederhergestellt wird.

Die **Defibrillation** wird beim **Kammerflimmern** durchgeführt (meist mit einer höheren Stromdosis als bei der Kardioversion).

Patienten, die bereits eine lebensgefährliche tachykarde Herzrhythmusstörung (z.B. Kammerflimmern) überlebt haben, oder Patienten mit erhöhtem Risiko dafür (z.B. bei Kardiomyopathien) wird oftmals ein kleiner Defibrillator eingebaut, ein implantierbarer **Kardioverter-Defibrillator** (ICD).

Operative Therapie

Bei bestimmten Herzrhythmusstörungen sind operative Maßnahmen angezeigt. So kann bei einigen tachykarden Herzrhythmusstörungen eine **Katheterablation** sinnvoll sein: Im Rahmen einer **Herzkatheteruntersuchung** wird mittels elektrophysiologischer Untersuchung (**EPU**) die Stelle der kreisenden Erregung aufgespürt und mit Strom verödet.

> *Fazit – Das müssen Sie wissen*
>
> **Herzrhythmusstörungen – Diagnostik und Therapie**
>
> Der Nachweis von Herzrhythmusstörungen gelingt im **Ruhe-** oder **Langzeit-EKG**. Rhythmusstörungen, die nur unter Belastung austreten, zeigen sich ggf. im **Belastungs-EKG**. Die **Echokardiografie** gibt Auskunft über Struktur und Funktion des Herzens. Besteht der Verdacht, dass eine KHK ursächlich ist, wird ggf. eine **Linksherzkatheteruntersuchung** durchgeführt.
> Die **Therapie** umfasst:
>
> - **kausal:** Behandlung der Ursache (z.B. KHK, Bluthochdruck)
> - **medikamentöse** Therapie der Rhythmusstörungen: Die Wahl der Medikamente ist abhängig von der Art der Rhythmusstörungen. Antiarrhythmika sind nebenwirkungsreiche Medikamente, die paradoxerweise selbst Rhythmusstörungen auslösen können.
> - **elektrische** Therapie: Ein **Herzschrittmacher** ist v.a. zur Therapie bradykarder Herzrhythmusstörungen geeignet. Eine elektrische **Kardioversion** kann bei Vorhofflattern oder Vorhofflimmern indiziert sein. Die **Defibrillation** ist eine lebensrettende Maßnahme bei Kammerflimmern. Ein Herzschrittmacher mit Defibrillatorfunktion heißt implantierbarer **Kardioverter-Defibrillator** (ICD).

Wichtige bradykarde Herzrhythmusstörungen

Karotissinus-Syndrom

Pathophysiologie und Symptome. Das Karotissinus-Syndrom entsteht außerhalb des Herzens am Karotissinus. Als Karotissinus bezeichnet man die Verzweigung der Halsschlagader (**A. carotis**) in ihre Äste (A. carotis interna und A. carotis externa). Eine **Überempfindlichkeit** der **Drucksensoren** (Pressorezeptoren) in dieser Region, die den Blutdruck messen und regulieren können, wirkt sich auf die Funktion des Sinusknotens aus. Insbesondere bei **älteren Patienten** können die Drucksensoren aufgrund einer **Atherosklerose** überempfindlich sein. Dann kann es bereits bei geringfügigem Druck auf den Karotissinus, z.B. bei Kopfdrehung oder Messen des Pulses an der A. carotis, zu einer überschießenden Reaktion mit Abfall des Blutdrucks (**Hypotonie**) und der Herzfrequenz (**Bradykardie**) kommen. Durch die resultierende Minderversorgung des Gehirns empfinden die Patienten **Schwindel** oder erleiden eine **Synkope** (kurzfristiger Bewusstseinsverlust).

Diagnostik und Therapie. Unter Kontrolle der Vitalfunktionen und kontinuierlicher EKG-Aufzeichnung werden die Symptome durch Massage des Karotissinus provoziert (**Karotisdruckversuch**). In aller Regel ist diese Störung nicht akut lebensgefährlich, da die überschießende Reaktion bei Nachlassen des Drucks auf den Karotissinus wieder nachlässt. Dennoch besteht Handlungsbedarf.

Ein symptomatisches Karotissinus-Syndrom wird i.d.R. mit einem **Herzschrittmacher** behandelt.

Sinusknoten-Syndrom (Sick-Sinus-Syndrom)

Pathophysiologie. Der Sinusknoten ist der **primäre Schrittmacher** für die Herzaktion und gibt die Herzfrequenz vor. Störungen im Sinusknoten gehen daher i.d.R. mit einem zu langsamen Herzschlag (Bradykardie) einher – d.h. mit Frequenzen < 60 Schläge/min.

Das **Sinusknoten-Syndrom** fasst verschiedene Störungen der Erregungsbildung und -leitung im **Sinusknoten** zusammen, die verschiedene Auswirkungen haben können. Bei einem **Sinusarrest** (Sinusknotenstillstand) hält der Sinusrhythmus plötzlich für > 3 s inne. Ist die Bradykardie regelmäßig, spricht man auch von **Sinusbradykardie**. Das Syndrom kann sich aber auch in einer gestörten Weiterleitung der Erregung zum AV-Knoten äußern. Dann spricht man vom **sinuatrialen Block** (SA-Block; s. u.). Auch ein Wechsel zwischen Bradykardie und Tachykardie (**Bradykardie-Tachykardie-Syndrom**) ist möglich.

Symptome und Therapie. **Bradykarde** Phasen können sich in Form von **Schwindel** und **Synkopen** äußern (Adams-Stokes-Anfälle; eine kurze Synkope). Bei ausgeprägter Bradykardie kann es zu Zeichen einer **Herzinsuffizienz** kommen. **Tachykarde** Episoden bemerken die Patienten ggf. als **Herzrasen**. Eine ausgeprägte Tachykardie kann Angina-pectoris-Beschwerden (S. 42) verursachen.

Die Therapie des symptomatischen Sinusknoten-Syndroms erfolgt meist durch einen **Herzschrittmacher**, der die Erregungsbildung im Vorhof übernimmt; ggf. Kombination mit Antiarrhythmika.

Blockaden der Reizweiterleitung

Grundsätzlich kann an jeder Stelle der Erregungsweiterleitung eine Blockade bestehen: zwischen Sinusknoten und AV-Knoten, zwischen AV-Knoten und His-Bündel oder innerhalb der Tawara-Schenkel.

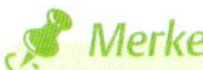

Ersatzrhythmus

Wird die Erregung aus dem übergeordneten Schrittmacher nicht adäquat weitergeleitet, springt i. d. R. der nächste Schrittmacher ein (sog. Ersatzrhythmus).

Das heißt, bei einer Überleitungsstörung zwischen Sinusknoten und AV-Knoten springt der **AV-Knoten-Ersatzrhythmus** ein (Frequenz 40–60 Schläge/min) ein. Bei einer Überleitungsstörung vom AV-Knoten zu den Kammern ist das His-Bündel der Ersatzrhythmusgeber (Frequenz 20–40 Schläge/min). Daraus ergibt sich, dass die Herzfrequenz immer **langsamer** wird, je weiter **distal** – d. h. je weiter vom Sinusknoten entfernt – der Ersatzrhythmus entsteht.

Sinuatriale Blockade (SA-Block). Die Weiterleitung der Erregung vom Sinusknoten zu den Vorhöfen ist verzögert. Es gibt unterschiedliche Schweregrade der Verzögerung:

- **SA-Block I. Grades:** verzögerte Überleitung vom Sinusknoten zum Vorhofmyokard, die aber so gering ist, dass sie im EKG nicht oder kaum auffällt
- **SA-Block II. Grades:** Überleitung verzögert sich zunehmend von Herzschlag zu Herzschlag oder Ausfall einzelner Herzaktionen ohne vorherige stetige Verzögerung
- **SA-Block III. Grades:** keine Weiterleitung der Impulse aus dem Sinusknoten → AV-Knoten springt als sekundärer Schrittmacher mit einer deutlich niedrigeren Frequenz ein (ca. 40–60 Schläge/min)

Insbesondere, wenn die Überleitung komplett gestört ist, können **Synkopen** auftreten. Bei einigen Patienten ist eine Therapie mit einem **Herzschrittmacher** indiziert.

Atrioventrikuläre Blockade (AV-Block). Die Weiterleitung der Erregung zwischen Vorhof und Kammer durch den AV-Knoten ist verzögert oder fällt ganz aus. Man unterteilt den AV-Block in 3 Schweregrade:

- **AV-Block I. Grades:** gleichbleibende Verzögerung der Erregungsleitung zwischen Vorhöfen und Kammern
- **AV-Block II. Grades:** Überleitung verzögert sich zunehmend von Herzschlag zu Herzschlag, bis eine Vorhoferregung gar nicht mehr weitergeleitet wird, oder Überleitung ohne Verzögerung, doch werden einzelne Vorhoferregungen nicht weitergeleitet (z. B. 3:2-Überleitung → 3 Vorhoferregungen führen zu lediglich 2 Kammererregungen).
- **AV-Block III. Grades:** vollständige Unterbrechung der Überleitung vom Vorhof zur Kammer → Vorhoferregung von den Kammererregungen unabhängig → His-Bündel springt mit einer Frequenz von 20–40 Schlägen/min ein. Diese ist wesentlich langsamer als die Normalfrequenz des Sinusknotens – d. h., die Herzkammern pumpen in der Minute deutlich weniger Blut in den Kreislauf.

Bei höhergradigen AV-Blockaden (z. B. AV-Block III. Grades) kann es zu **Adams-Stokes-Anfällen** kommen. Patienten mit einem AV-Block II. und III. Grades erhalten i. d. R. einen Herzschrittmacher.

Intraventrikuläre Blockaden

Pathophysiologie. Intraventrikuläre Blockaden entstehen innerhalb der Kammern. Es handelt sich um eine verzögerte oder blockierte Erregungsleitung in den **Tawara-Schenkeln**. Diese kann z. B. durch eine **KHK** oder eine Linksherzhypertrophie bei arteriellem Hypertonus verursacht werden.

Eine Blockade des rechten Tawara-Schenkels wird als **Rechtsschenkelblock** (RSB), eine Blockade des linken Tawara-Schenkels als **Linksschenkelblock** (LSB) bezeichnet.

Da die schnelle Erregungsausbreitung an der Stelle der Blockade verhindert wird, muss sich die Erregung über Herzmuskelzellen einen Umweg suchen. Dies erfolgt langsamer; die Kammererregung verzögert sich.

Beide Schenkelblöcke sind nicht unmittelbar gefährlich für den Herzmuskel – die verzögerte Erregungsausbreitung kann aber v. a. bei geschädigtem Herzen zu Problemen führen. Dies ist insbesondere beim Linksschenkelblock der Fall, da die linke Herzkammer den Hauptanteil der Pumparbeit des Herzens leistet.

Symptome und Therapie. Insbesondere bei der Kombination von Blockbildern (wenn nicht nur ein Tawara-Schenkel betroffen ist) droht ein **Adam-Stokes-Anfall**.

Solange die Patienten symptomfrei sind, ist meistens keine Behandlung erforderlich. Treten Symptome auf, kann eine **Schrittmachertherapie** erwogen werden.

Fazit – Das müssen Sie wissen

Bradykarde Herzrhythmusstörungen

Karotissinus-Syndrom: v. a. bei älteren Menschen mit Atherosklerose der Halsschlagader; Gefahr der Synkope (in seltenen Fällen Herzstillstand möglich) beim Drehen des Kopfs oder bei Druck auf die Halsschlagader → nie an beiden Halsschlagadern gleichzeitig den Puls fühlen (!); ggf. Schrittmachertherapie

Sinusknoten-Syndrom (Sick-Sinus-Syndrom): fasst verschiedene Störungen der Erregungsbildung und -leitung im Sinusknoten zusammen: Sinusarrest, Sinusbradykardie, SA-Block (Überleitungsstörung zwischen Sinusknoten und AV-Knoten) und/oder Bradykardie-Tachykardie-Syndrom (abwechselnd bradykarde und tachykarde Phasen); Bradykardie → ggf. Adams-Stokes-Anfälle; Tachykardie → Herzrasen, ggf. Angina-pectoris-Beschwerden; bei relevanten Symptomen Schrittmachertherapie.

Sinuatriale Blockade (SA-Block): verzögerte Weiterleitung der Erregung vom Sinusknoten zu den Vorhöfen; verschiedene Grade; Synkopen sind möglich; je nach Schweregrad Schrittmachertherapie.

Atrioventrikuläre Blockade (AV-Block): verzögerte Weiterleitung der Erregung von den Vorhöfen zu den Kammern; Grade der Blockaden vergleichbar mit SA-Block, aber „eine Ebene tiefer"; bei höhergradigen Blockaden Gefahr von Adams-Stokes-Anfällen (→ Schrittmachertherapie).

Intraventrikuläre Blockaden: verzögerte Weiterleitung in Tawara-Schenkeln; je nach betroffenem Tawara-Schenkel unterscheidet man Rechtsschenkel- und Linksschenkelblock; bei geschädigtem Herzen können die Blockaden zu Problemen führen, v. a. beim Linksschenkelblock; gegebenenfalls Schrittmachertherapie.

Wichtige tachykarde Herzrhythmusstörungen

Sinustachykardie

Pathophysiologie. Bei der Sinustachykardie ist die Sinusknotenfrequenz erhöht (**Herzfrequenz > 100 Schläge/min**); das Herz schlägt schnell, aber **regelmäßig**.

Eine Sinustachykardie ist meist **physiologisch** und ohne Krankheitswert, z. B. bei körperlicher oder emotionaler Belastung. Sie ist häufig auch Symptom einer deutlich erhöhten Zufuhr von **Genussmitteln** wie Nikotin, Kaffee und Alkohol. Außerdem kommt sie vor bei **Fieber**, Volumenmangel, im Rahmen eines Schocks (S. 84), bei Anämie oder bei einer Schilddrüsenüberfunktion.

Eine Sonderform ist das hyperkinetische Herzsyndrom, eine funktionelle vegetative Störung.

Therapie. Gegebenenfalls ist eine Frequenzkontrolle mit **Betablockern** notwendig.

Vorhofflattern und Vorhofflimmern

Pathophysiologie und Symptome. Beim **Vorhofflimmern** (▶ **Abb. 3.9**) beträgt die Frequenz der Vorhöfe 350–600 Schläge/min, da von vielen Bereichen, nicht nur vom Sinusknoten, elektrische Impulse ausgehen, die zu einer unkontrollierten elektrischen Aktivität führen. Der AV-Knoten leitet nur unregelmäßig Erregungen an die Kammern weiter, die Kammerkontraktionen sind arrhythmisch. Die Kammerfrequenz beträgt meist 80–150 Schläge/min. Man spricht von **Tachyarrhythmia absoluta**. Die Vorhöfe pumpen kein Blut in die Ventrikel, sodass das Herzzeitvolumen um bis zu 20 % abnehmen kann.

Beim **Vorhofflattern** beträgt die Frequenz der Vorhöfe 250–350 Schläge/min, die elektrische Aktivität in den Vorhöfen ist jedoch koordiniert. Es wird jedoch nur ein Teil der Erregung auf die Kammern übertragen. Die Kammerfrequenz hängt vom Überleitungsverhältnis ab: Meist wird nur jede zweite (2:1-Überleitung) bzw. jede dritte (3:1-Überleitung) Erregung weiterleitet, sodass die Kammerfrequenz nur leicht erhöht und die Pumpleistung nicht beeinträchtigt ist. Es besteht keine akute Gefahr für den Patienten. Bei einer 1:1-Überleitung besteht allerdings akute Gefahr für den Patienten. Auch beim Vorhofflattern kann das Herzzeitvolumen um bis zu 20 % abnehmen.

Merke

Vorhofflimmern (VHF)

Das Vorhofflimmern ist die häufigste Herzrhythmusstörung überhaupt. Es tritt bei rund 5 % aller Menschen und gehäuft im höheren Alter auf.

Einige Patienten merken von einem Vorhofflimmern nichts, andere sind stark beeinträchtigt und verspüren **Herzstolpern**, **Schwindel** oder Zeichen einer Herzinsuffizienz (z. B. **Luftnot**).

Neben einer möglichen Beeinträchtigung der **Kreislauffunktion** bergen Vorhofflattern und Vorhofflimmern noch eine zusätzliche Gefahr – die Bildung von Blutgerinnseln (**Thromben**) in den Vorhöfen, die zu Embolien z. B. im Gehirn (Schlaganfall) führen können.

Therapie. Bei der Therapie unterscheidet man 2 Strategien:

- **Herzfrequenzkontrolle**: Eingesetzt werden frequenzkontrollierende Medikamente (z. B. Betablocker).
- **Herzrhythmuskontrolle**: Ziel ist eine Wiederherstellung des Sinusrhythmus (**Kardioversion**) mithilfe von Antiarrhythmika (medikamentöse Kardioversion) oder durch eine elektrische Kardioversion.

Abb. 3.9 Vorhofflimmern im EKG.

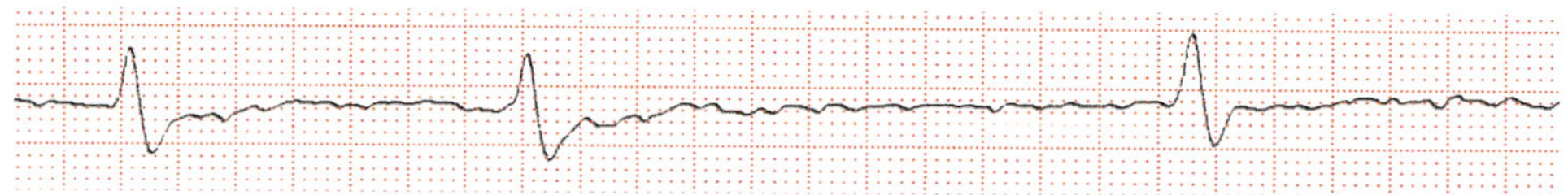

Zu erkennen ist die „flimmernde" Grundlinie, die den schnellen und unregelmäßigen Vorhofkontraktionen entspricht. Die Abstände der QRS-Komplexe sind ebenfalls unregelmäßig. *Abb. aus: I care Krankheitslehre. 2. Auflage. Thieme; 2020. Nach: Trappe H, Schuster H. EKG-Beispiel 38: Vorhofflimmern. In: Trappe H, Schuster H, Hrsg. EKG-Kurs für Isabel. 8., aktualisierte Auflage. Thieme; 2020.*

Ein bestehendes Vorhofflimmern muss mit **Antikoagulanzien** wie Phenprocoumon (Marcumar) oder direkten oralen Antikoagulanzien (DOAK; z. B. Apixaban) therapiert werden. Weitere Informationen zu den Wirkstoffen finden Sie in Lernmodul 4 „Allopathische Verfahren“. Bei einigen Patienten ist eine **Katheterablation** möglich.

AV-Knoten-Reentry-Tachykardie (AVNRT)

Pathophysiologie und Symptome. Es handelt sich um eine Tachykardie, die durch kreisende Erregungen im AV-Knoten verursacht wird. Dadurch leitet der AV-Knoten Erregungen in einer viel höheren Frequenz an die Kammer weiter. Kennzeichen ist ein plötzlicher und anfallsartiger Beginn.

Therapie. Diese Form der Tachykardie ist nicht akut gefährlich, aber unangenehm und muss behandelt werden. Eine **medikamentöse Akuttherapie** erfolgt z. B. mit Adenosin oder Verapamil. Bei häufigen Rezidiven ist eine medikamentöse Prophylaxe indiziert (z. B. Verapamil oder Betablocker). Wenn die Tachykardie medikamentös nicht zu beherrschen ist, kann im Akutfall eine Elektrotherapie (z. B. in Form einer **elektrischen Kardioversion**) erfolgen. Im stabilen Zustand kann bei einigen Patienten auch eine **Katheterablation** der Leitungsbahn erfolgreich sein.

Ventrikuläre Tachykardie (VT)

Pathophysiologie und Symptome. Entstehungsort der ventrikulären Tachykardie (auch Kammertachykardie genannt) sind die **Herzkammern (Ventrikel)**. Ursache ist meist eine kreisende elektrische Erregung in der Kammerwand, die an einer Narbe eines früheren **Infarkts** oder an einem frischen Infarktgebiet beginnt. Die Kammerfrequenzen betragen bis zu **200 Schläge/min**. Während einer VT haben die meisten Patienten erhebliche Beschwerden und sind stark gefährdet, ins Kammerflattern oder -flimmern überzugehen, was unmittelbar **lebensbedrohlich** ist.

Therapie. In der Regel ist eine sofortige intensivmedizinische Therapie erforderlich. Der Patient muss auf der Intensivstation am Monitor überwacht werden. Nach Sicherung der Diagnose mittels **12-Kanal-EKG** sollte unmittelbar anschließend eine **medikamentöse** Therapie (z. B. mit Ajmalin, Amiodaron, Propafenon oder Lidocain) beginnen oder eine **elektrische Kardioversion** in Kurznarkose durchgeführt werden. Kommt es wiederholt zu VTs, obwohl die Ursache behandelt wurde, sind prophylaktische Maßnahmen wie eine Katheterablation oder die Implantation eines Kardioverter-Defibrillators (ICD) indiziert.

> **! Cave**
>
> **Notfall: ventrikuläre Tachykardie**
>
> Eine VT ist potenziell lebensbedrohlich und erfordert eine akute Überwachung und Behandlung.

Kammerflattern und Kammerflimmern

Pathophysiologie und Symptome. Beim Kammerflattern und Kammerflimmern handelt es sich um Formen der ventrikulären Tachykardie. Auch hier befindet sich der Entstehungsort auf Ventrikelebene. Beim **Kammerflattern** treten Frequenzen von **250–320 Schlägen/min** auf, die aber noch relativ geregelt ablaufen. Das Flattern geht meist fließend in der **Kammerflimmern** mit **> 320 Schlägen/min** über (▶ **Abb. 3.10**), bei dem die Ventrikelkontraktionen vollkommen ungeregelt sind. Die Herzkammern ziehen sich nicht mehr koordiniert zusammen, wodurch weniger Blut in das Kreislaufsystem gepumpt wird. Hämodynamisch entspricht dieser Zustand einem Herz-Kreislauf-Stillstand (plötzlicher Herztod). Die Patienten verlieren innerhalb kürzester Zeit das Bewusstsein und erleiden bereits nach wenigen Minuten bleibende **Hirnschädigungen**.

> **! Cave**
>
> **Notfall: Kammerflimmern**
>
> Kammerflimmern ist ein Notfall und entspricht funktionell einem **Herz-Kreislauf-Stillstand**. Dieser muss sofort mit einer kardiopulmonalen Reanimation durch eine **Herzdruckmassage** (Überbrückungsmaßnahme) und durch eine sich schnellstmöglich anschließende **Defibrillation** durchbrochen werden.

Extrasystolen

> **Definition**
>
> **Extrasystolen**
>
> Extrasystolen (ES) sind Extraschläge, die zusätzlich zum normalen Sinusrhythmus auftreten.

Supraventrikuläre Extrasystolen (SVES). Supraventrikuläre Extrasystolen (SVES) entstehen in den Vorhöfen, wenn dort eine Erregung generiert wird, die nicht dem Takt des Sinusrhythmus folgt. Die zusätzliche Erregung wird (wie eine normale Erregung) über den AV-Knoten zu den Kammern weitergeleitet. Diese führen daraufhin einen Extraschlag durch. Der Sinusrhythmus wird durch die Extrasystole aber nicht beeinflusst.

SVES besitzen nur selten Krankheitswert. Sie werden von den Patienten meist gar nicht bemerkt; gelegentlich spüren sie ein Herzstolpern oder haben das Gefühl, der Herzschlag setze aus.

Abb. 3.10 Kammerflimmern im EKG.

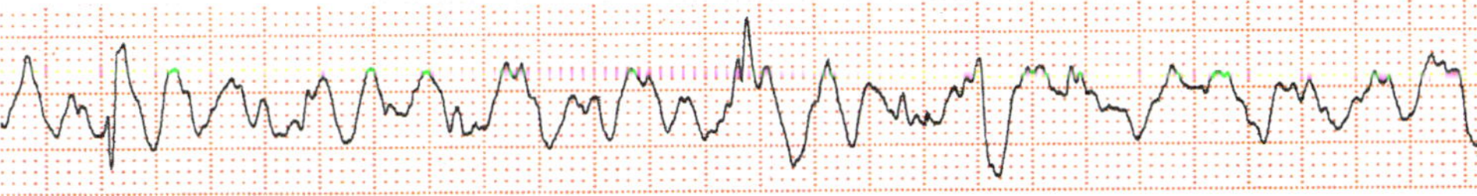

Die Frequenz ist sehr tachykard. QRS-Komplexe lassen sich nicht mehr eindeutig abgrenzen. *Abb. aus: I care Krankheitslehre. 2. Auflage. Thieme; 2020. Nach: Trappe H, Schuster H. EKG-Beispiel 38: Vorhofflimmern. In: Trappe H, Schuster H, Hrsg. EKG-Kurs für Isabel. 8., aktualisierte Auflage. Thieme; 2020.*

Meistens müssen SVES nicht behandelt werden. Bei schweren Beeinträchtigungen des Patienten durch das Herzstolpern können **Betablocker** oder antiarrhythmische Medikamente verabreicht werden.

Ventrikuläre Extrasystolen (VES). Ventrikuläre Extrasystolen (VES) können bei Herzgesunden auftreten. Bei ihnen sind bis zu 10 VES in der Stunde völlig normal und stellen kein Risiko dar. VES können aber u. a. auch Anzeichen sein für eine Herzerkrankung (z. B. eine **KHK** → Rhythmusstörungen als Folge der Minderdurchblutung), eine Myokarditis oder auch Elektrolytstörungen (v. a. Hypokaliämie oder auch Hypomagnesiämie → Rhythmusstörungen als Folge der beeinträchtigten Reizleitung im Herzen). Außerdem können VES auf eine Intoxikation mit **Digitalispräparaten** hinweisen.

Nach einer VES tritt oftmals eine **kompensatorische Pause** auf, d. h., der nächste planmäßige Herzschlag des Sinusrhythmus fällt aus (▸ **Abb. 3.11**). Die Patienten spüren meist ein Herzklopfen oder Herzstolpern, die Pause wird oft beschrieben, „als ob das Herz kurz stehenbliebe".

Ist eine Herzerkrankung ursächlich für die VES, sollte diese möglichst behandelt werden. Eine Therapie mit **antiarrhythmischen Medikamenten** ist nur bei schwerer Beeinträchtigung und bei gehäuften VES in Kombination mit nicht kausal therapierbarer organischer Ursache erforderlich.

Fazit – Das müssen Sie wissen

Tachykarde Herzrhythmusstörungen

Sinustachykardie: Das Herz schlägt schnell, aber regelmäßig; häufig physiologisch; auch bei Fieber, Schilddrüsenüberfunktion, Schocksymptomatik oder durch Genussmittel (z. B. Kaffee); ggf. Therapie mit Betablockern.

Vorhofflattern und Vorhofflimmern: Vorhoffrequenz beim Vorhofflimmern: 350–600 Schläge/min; elektrische Impulse gehen nicht nur vom Sinusknoten aus; arrhythmische Kammerkontraktionen; Kammerfrequenz beträgt meist 80–150 Schläge/min; Vorhoffrequenz beim Vorhofflattern: 250–350 Schläge/min; koordinierte elektrische Aktivität; Kammerfrequenz abhängig vom Überleitungsverhältnis; Vorhofflimmern v. a. im höheren Alter; allgemein asymptomatisch bis **Herzstolpern**, **Schwindel**, **Luftnot**; Bildung von **Thromben** möglich (→ Schlaganfallgefahr); Therapie meist durch dauerhafte Antikoagulation z. B. mit Phenprocoumon (Marcumar); ggf. Herzfrequenzkontrolle mithilfe von Betablockern; medikamentöse oder elektrische **Kardioversion** zur Wiederherstellung des Sinusrhythmus möglich.

AV-Knoten-Reentry-Tachykardie (AVNRT): Ursächlich sind kreisende Erregungen im AV-Knoten → viele höhere Frequenz an Kammern weitergeleitet; typisch: plötzlicher und anfallsartiger Beginn; ggf. medikamentöse Therapie (z. B. mit Adenosin, Verapamil, Betablockern), elektrische Kardioversion oder Katheterablation.

Ventrikuläre Tachykardien (VT): Ursache ist meist eine kreisende Erregung in der Kammerwand, die z. B. an einer Infarktnarbe oder in einem frischen Infarktgebiet beginnt; häufig Vorstufe des Kammerflimmerns, daher ist eine sofortige medikamentöse Therapie erforderlich oder mittels elektrischer Kardioversion

Kammerflattern und Kammerflimmern: Formen der ventrikulären Tachykardie; Kammerflimmern entspricht funktionell einem Herz-Kreislauf-Stillstand → akuter Notfall → umgehend **kardiopulmonale Reanimation**!

Supraventrikuläre Extrasystolen (SVES): zusätzliche Extraschläge ausgehend von Vorhöfen; meist unbemerkt und nur selten mit Krankheitswert; ggf. Therapie mit Betablockern.

Ventrikuläre Extrasystolen (VES): zusätzliche Extraschläge ausgehend von Ventrikeln; bei Herzgesunden bis zu 10 VES in der Stunde normal (kein Risiko); gefährlicher: VES bei kardialen Vorerkrankungen und wenn mehrere VES direkt hintereinander auftreten; ggf. Therapie mit Antiarrhythmika.

Abb. 3.11 Ventrikuläre Extrasystole.

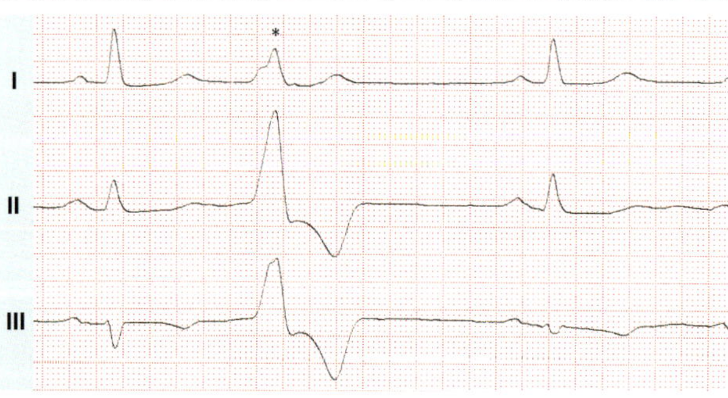

Zwischen 2 Normalschlägen erkennt man 1 ventrikuläre Extrasystole (*) mit verbreitertem, deformiertem QRS-Komplex und anschließender Pause. *Abb. aus: I care Krankheitslehre. 2. Auflage. Thieme; 2020. Nach: Trappe H, Schuster H. EKG-Beispiel 38: Vorhofflimmern. In: Trappe H, Schuster H, Hrsg. EKG-Kurs für Isabel. 8., aktualisierte Auflage. Thieme; 2020.*

3.1.5 Erkrankungen des Endokards

Infektiöse Endokarditis

Definition

Infektiöse Endokarditis

Bei der infektiösen Endokarditis handelt es sich um eine **bakterielle Entzündung** der Herzinnenhaut (Endokard).

Die Entzündung ist v. a. an den **Herzklappen** lokalisiert. Man unterscheidet 2 Verlaufsformen:

- Bei einer **akuten Endokarditis** sind die Erreger sehr aggressiv und verursachen eine lebensbedrohliche Erkrankung des vorher i. d. R. gesunden Herzens mit dramatischem Verlauf. Die akute Endokarditis ist selten.
- Bei der weitaus häufigeren **subakuten Endokarditis** (Endocarditis lenta) sind die Erreger weniger aggressiv und befallen v. a. vorgeschädigte Strukturen des Herzens, z. B. operierte Herzklappen.

Normalerweise bleiben die Erreger nicht auf das Endokard begrenzt, sondern werden auch ins Blut ausgeschwemmt. Sie verursachen eine begleitende systemische Infektion in Form einer **Sepsis**.

Pathophysiologie

Die Endokarditis manifestiert sich vorzugsweise an den mechanisch am meisten belasteten Stellen des Endokards – insbesondere am **linken, aber auch am rechten Herzen**. Typischerweise betroffen sind die Herzklappen (Ausstülpungen des Endokards) und die Sehnenfäden der Klappen (▶ **Abb. 3.12**). Die Erreger siedeln sich dort an, bilden Ablagerungen und zerstören sie. In der Folge besteht die Gefahr, dass die betroffenen **Klappen insuffizient** (undicht) oder später durch Narbenbildung auch verengt werden. Die Ablagerungen können sich außerdem von den Klappen ablösen und mit dem Blutstrom in andere Organe fortgeschleppt werden, wo sie Blutgefäße verstopfen und somit zur Minderdurchblutung führen (septische Embolie). Die am häufigsten betroffene Herzklappe ist die **Mitralklappe**.

Die häufigsten Erreger einer Endokarditis sind zum einen **α-hämolysierende Streptokokken**, die aus dem Nasen-Rachen-Raum ins Blut gelangen und sich am Herzen ansiedeln. Sie verursachen meist eine subakute Endokarditis. Ebenso häufig sind **Staphylokokken**. Seltener sind Enterokokken, die akute Endokarditiden verursachen und oft im Rahmen von Harnwegsinfekten in den Körper eindringen, und Pseudomonaden. Deutlich seltener wird eine infektiöse Endokarditis durch Pilze hervorgerufen.

Ein erhöhtes Risiko für eine Endokarditis liegt vor, wenn bereits eine (angeborene oder erworbene) Schädigung des Herzens (insbesondere der Herzklappen) vorliegt oder der Patient bereits an einer Herzklappe operiert wurde. Risikofaktoren sind auch Diabetes mellitus und eine Hämodialysetherapie.

Zusatzinfo

Prophylaxe

Da bei vielen Operationen im Mund (**Zahnoperationen**), am Atemtrakt, im Magen-Darm-Trakt oder in den harnableitenden Systemen kurzfristig bakterielle Erreger ins Blut geschwemmt werden können, müssen Risikopatienten vor einem solchen Eingriff eine Endokarditisprophylaxe mit einem **Antibiotikum** (z. B. Amoxicillin) erhalten. Dieses soll verhindern, dass die Erreger bis zum Herzen gelangen und sich dort ansiedeln.

Symptome

Die **akute infektiöse Endokarditis** ist gekennzeichnet durch unklares, mitunter **hohes Fieber**, **Schüttelfrost**, **Nachtschweiß**, **Leistungsminderung**, **reduzierten Appetit** und ungewollten **Gewichtsverlust**, ein neu aufgetretenes oder verändertes **Herzgeräusch** (Folge der Schädigung der Herzklappen), Zeichen einer Herzinsuffizienz (z. B. Atemnot unter Belastung), Tachykardie (Herzfrequenz > 100 Schläge/min) und eine tastbare Vergrößerung der Milz (**Splenomegalie**). An der Haut manifestiert sich die Erkrankung häufig durch Osler-Knötchen (kleine, rötliche, schmerzhafte Knötchen meist an Finger- und Zehenkuppen), Splitterblutungen (streifige Einblutungen unter den Nägeln) oder Janeway-Läsionen (nicht druckschmerzhafte, kleine, rötliche Flecken oder Knoten häufig an Handinnenflächen oder Fußsohlen) als Folge von peripheren Mikroembolien. Die Erreger können auch in das Gehirn streuen und neurologische Symptome wie Schlaganfall, Hirnabszess, septische Meningitis und septische Enzephalitis hervorrufen. Eine Augenbeteiligung äußert sich meist mit retinalen oder konjunktivalen Blutungen. Auch eine Nierenbeteiligung mit Hämaturie (vermehrtes Vorkommen von Erythrozyten im Urin) und Proteinurie kommt vor. Die Patienten sind schwer krank und in akuter **Lebensgefahr**. Zu den Kompli-

Abb. 3.12 Endokarditis.

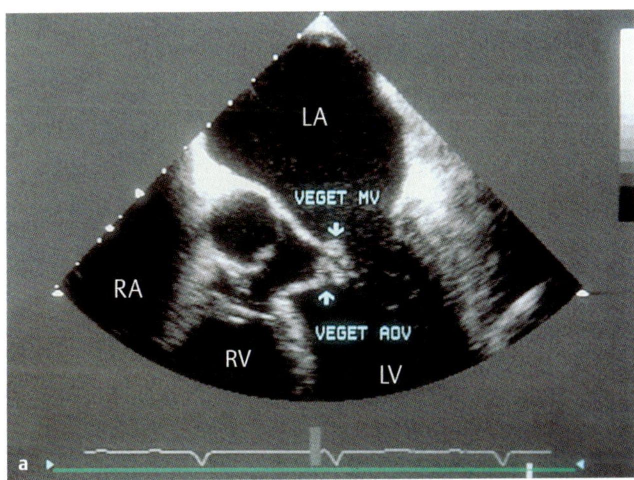

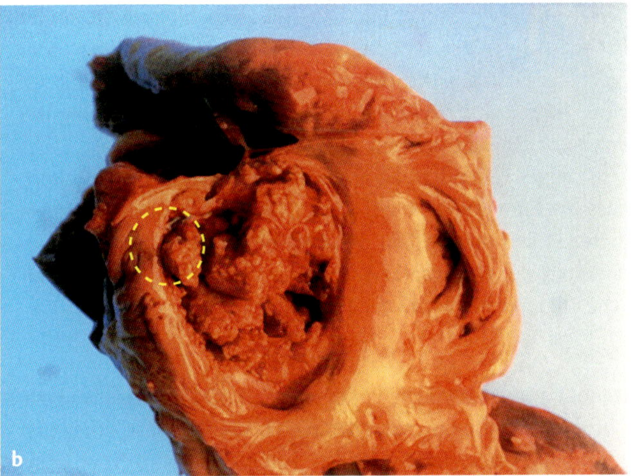

a In der Echokardiografie deutlich sichtbare Vegetationen auf der Aorten- (AOV) und der Mitralklappe (MV). Auslöser ist eine bakterielle Endokarditis. RA = rechter Vorhof, RV = rechter Ventrikel, LA = linker Vorhof, LV = linker Ventrikel. *Abb. aus: Köster R, Hamm C, Hofmann T. Infektiöse Endokarditis. In: Arastéh K, Baenkler H, Bieber C, Brandt R, Chatterjee T, Dill T, Ditting T, Duckert M, Eich W et al., Hrsg. Duale Reihe Innere Medizin. 4., überarbeitete Auflage. Thieme; 2018.*

b Sektionsbefund einer Endokarditis der Trikuspidalklappe. *Abb. aus: Schwarz F, Hetterich H, Malms J. Echokardiografie. In: Reiser M, Kuhn F, Debus J, Hrsg. Duale Reihe Radiologie. 4., vollständig überarbeitete Auflage. Thieme; 2017.*

kationen zählen u. a. septische **Embolien** mit Infarktereignissen in Herz, Gehirn, Milz, Nieren, Darm, Extremitäten oder Lunge.

Bei der **subakuten Endokarditis** ist der Verlauf weniger dramatisch. Die Erkrankung beginnt schleichend meist mit einem allgemeinen Krankheitsgefühl und leichter Temperaturerhöhung oder leichtem Fieber. Weitere Symptome sind Anämie, Splenomegalie, Leistungs-, Appetit- und Gewichtsverlust, Gelenkschmerzen und Trommelschlägelfinger. Wenn **über einen längeren Zeitraum unklares Fieber** besteht, muss **nach** einer **Endokarditis geforscht** werden!

Diagnostik

Wegweisend sind länger dauerndes Fieber mit Schüttelfrost sowie **auskultatorisch** ein neu aufgetretenes oder ein verändertes Herzgeräusch. Ebenfalls verdächtig sind Infarkte z. B. in der Milz, die auf septische Embolien hindeuten können.

In der **Laboruntersuchung** sind die Entzündungsparameter (CRP, Leukozyten) erhöht.

Beim Verdacht auf eine Endokarditis sollte zum Nachweis der Erreger im Blut immer sofort – und zwar vor der Gabe von Antibiotika – eine **Blutkultur** (aerob und anaerob) abgenommen werden. Außerdem werden eine transthorakale (TTE) und anschließend eine transösophageale Echokardiografie (TEE) durchgeführt, mit denen man in den meisten Fällen zerstörte Klappen und Vegetationen nachweisen kann.

Zur endgültigen Diagnose einer bakteriellen Endokarditis werden die Duke-Kriterien herangezogen, die die möglichen Symptome in Haupt- und Nebenkriterien einteilen und angeben, wie wahrscheinlich das Vorliegen einer bakteriellen Endokarditis ist.

Therapie

Die infektiöse Endokarditis ist eine sehr ernst zu nehmende Erkrankung, die einer sorgsamen und ausreichend langen Therapie bedarf.

Zum Einsatz kommen hochdosierte kombinierte **Antibiotika** für **4–6 Wochen**. Die Auswahl der Antibiotika richtet sich nach dem vermuteten Erreger und hängt wesentlich davon ab, ob der Patient bereits eine künstliche Herzklappe erhalten hat oder nicht. Die antibiotische Therapie muss bereits bei Verdacht auf eine Endokarditis begonnen und kann nach Identifizierung des Erregers angepasst werden.

In einigen Fällen sind die Herzklappen bereits so stark zerstört, dass die Pumpfunktion des Herzens stark eingeschränkt ist. In diesen Fällen muss neben der antibiotischen Therapie eine Behandlung der Herzinsuffizienz erfolgen, ggf. auch eine **chirurgische** Therapie mit Ersatz der erkrankten Herzklappe.

Prognose

Ohne Antibiotikatherapie endet eine Endokarditis meist tödlich. Auch unter antibiotischer Therapie ist die Prognose ernst und stark von den Begleitumständen (Alter, Erregertyp, Vorerkrankungen, Abwehrsystem des Betroffenen, Komplikationen usw.) abhängig.

Fazit – Das müssen Sie wissen

Infektiöse Endokarditis

Bakterielle Entzündung der Herzinnenhaut (Endokard); befällt vorwiegend die **Herzklappen**. Die **akute** Form ist schwerwiegender, aber auch seltener. Häufiger ist die **subakute** Form (Endocarditis lenta).

Diagnostische Hinweise auf eine **akute Endokarditis** liefern unklares, teilweise hohes Fieber, Schüttelfrost und Splenomegalie; eine subakute Endokarditis geht mit leichter Temperaturerhöhung, Leistungsabfall und Appetit- und Gewichtsverlust einher. Da die Herzklappen betroffen sind, können neue diastolische oder systolische Herzgeräusche auftreten oder bestehende Geräusche verändert sein. In der Blutuntersuchung sind die **Entzündungswerte** (Leukozyten, CRP) erhöht. Der Erregernachweis im Blut erfolgt mithilfe von **Blutkulturen** (Abnahme vor Beginn der Antibiotikatherapie!).

Therapiert wird mit hochdosierter kombinierter **Antibiotikatherapie** über 4–6 Wochen. Die häufigsten Erreger sind β-hämolysierende Streptokokken. Risikopatienten – mit vorgeschädigtem Herzen – erhalten vor bestimmten invasiven Eingriffen eine **Endokarditisprophylaxe** mit einem Antibiotikum (z. B. Amoxicillin).

Nicht infektiöse Endokarditis

In seltenen Fällen sind Entzündungen des Endokards nicht auf einen bakteriellen Erreger zurückzuführen:

- Im Rahmen eines systemischen Lupus erythematodes, einer Autoimmunerkrankung der Gefäße und des Bindegewebes, kann eine nicht infektiöse Endokarditis auftreten, die sog. **Libman-Sacks-Endokarditis.**
- Die **Löffler-Endokarditis** ist eine sehr seltene allergische Entzündung des Endokards und des Myokards, die mit einer starken Erhöhung der eosinophilen Granulozyten im Blut einhergeht.

Die Therapie der nicht infektiösen Endokarditis erfolgt **immunsuppressiv** (z. B. mit Glukokortikoiden).

Rheumatisches Fieber

Definition

Rheumatisches Fieber

Das rheumatische Fieber ist eine Erkrankung, bei der sich das **Immunsystem** nach einer **Streptokokkeninfektion** nicht nur gegen die Erreger, sondern auch gegen körpereigene Strukturen richtet.

In hoch entwickelten Ländern ist die Erkrankung aufgrund der Verfügbarkeit von Antibiotika selten geworden.

Pathophysiologie

Auslöser für diese Autoimmunreaktion ist eine vorangegangene Infektion (meist des **Atemtrakts**) mit **β-hämolysierenden Streptokokken**. Der Körper erkennt diese Erreger als schädlich und beginnt, passende Antikörper zu produzieren. Zum rheumatischen Fieber kommt es, wenn diese Antikörper auch an Moleküle auf körpereigenen Zellen binden (Kreuzreaktion). Besonders häufig betroffene Strukturen sind das Herz (v. a. die **Mitralklappe**), die Haut, die Gelenke und die Arterien. Manifestiert sich die

Entzündung an den Herzklappen, spricht man von einer **rheumatischen Endokarditis**.

Eine andere durch Streptokokken und das Immunsystem ausgelöste Zweiterkrankung ist die akute Glomerulonephritis.

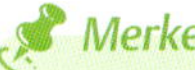 *Merke*

Das rheumatische Fieber leckt die Gelenke und beißt das Herz!

Symptome

Die Patienten klagen ca. **1–3 Wochen** nach einem durchgemachten Infekt, z. B. einer Angina tonsillaris (Mandelentzündung), über **Fieber**, **Kopfschmerzen** und vermehrtes Schwitzen. Eine **Gelenkbeteiligung** äußert sich in Form von Schmerzen, Rötung und Schwellung meist der großen Gelenke. Eine mögliche Veränderung an der **Haut** ist das Erythema anulare (ringförmige rötliche Flecken am Stamm). Die Entzündung am Herzen kann mit Symptomen einer Endokarditis, Myokarditis oder Perikarditis, aber auch einer **Herzinsuffizienz** einhergehen. Auch ein **Erythema nodosum** ist möglich: Hierbei handelt es sich um druckschmerzhafte, bläulich rote Knoten unter der Haut, die meist an der Streckseite der Extremitäten (z. B. Schienbeine) auftreten (▸ **Abb. 3.13**). **Neurologische** Störungen (wie unkoordinierte Bewegungsabläufe [Chorea minor]) können ebenfalls auftreten.

Abb. 3.13 Erythema nodosum.

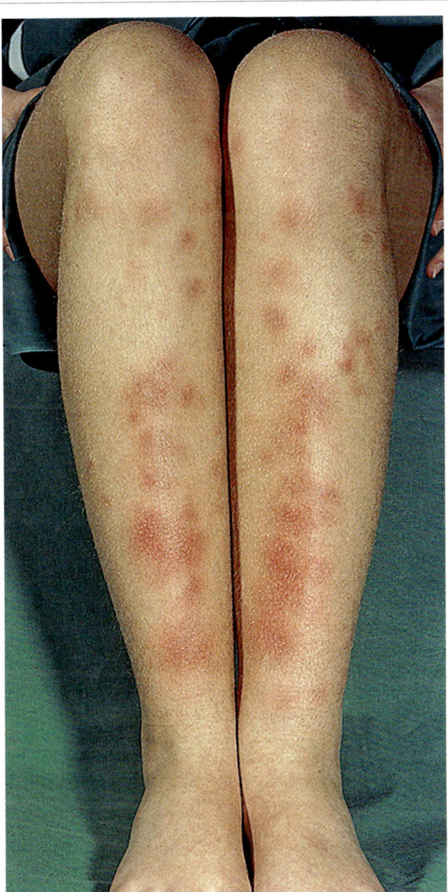

Rötlich verfärbte Knoten an den Streckseiten der Unterschenkel. *Abb. aus: Coors E, Erythema nodosum. In: Moll I, Hrsg. Duale Reihe Dermatologie. 8. Auflage. Thieme; 2016.*

Diagnostik

In der **Blutuntersuchung** zeigen sich erhöhte Entzündungsparameter (Leukozyten, CRP); häufig können die auslösenden Antikörper (z. B. Antistreptolysin O) nachgewiesen werden. Das **EKG** zeigt oft einen AV-Block I. Grades. Veränderungen an den Herzklappen können mithilfe der **Echokardiografie** nachgewiesen werden.

Zur sicheren Diagnose eines rheumatischen Fiebers werden die Jones-Kriterien herangezogen, die die Beschwerden in Symptome 1. und 2. Ordnung einteilen und angeben, wie wahrscheinlich das Vorliegen eines rheumatischen Fiebers ist.

Therapie

Zur Therapie des rheumatischen Fiebers werden Antibiotika (i. d. R. **Penicillin**) verabreicht. Bettruhe ist zwingend notwendig. Auch nach Abheilen der Erkrankung muss über **10 Jahre** regelmäßig einmal monatlich (i. m.-Spritze) oder einmal täglich (Tablette) Penicillin eingenommen werden, um einen Rückfall zu verhindern. Schmerzen werden mit nichtsteroidalen Antirheumatika (z. B. Ibuprofen) behandelt.

! Cave

Bettruhe

Während der akuten Erkrankungsphase müssen die Patienten strenge Bettruhe einhalten.

Prognose

Sie hängt im Wesentlichen vom Ausmaß der Entzündungsreaktion und der Zerstörungen am Herzen ab. Klappenfehler alter Menschen, die die Kriegsjahre erlebt haben, können häufig auf Streptokokkeninfektionen, die sie in jungen Jahren ohne adäquate Antibiotikatherapie durchlebt haben, zurückzuführen sein.

 *Transferbeispiel*

Endokarditis oder rheumatisches Fieber?

Eine Patientin, 68 Jahre alt, sitzt ihrer Heilpraktikerin gegenüber und berichtet:

Patientin: „Ich fühle mich seit Tagen ziemlich schlecht, bin wackelig auf den Beinen und mein Gesicht glüht. Da bin ich auf die Idee gekommen, ich könnte Fieber haben. Hatte ich ja schon ewig nicht mehr und ich weiß gar nicht mehr, wie sich das anfühlt. Und siehe da – 38,5°. Aber Husten habe ich nicht und die Nase läuft auch nicht."

Heilpraktikerin: „Das ist seltsam. Haben Sie denn abgenommen?"

Patientin: „Ja, 5 Kilo. Prima, oder? Und das alles ohne Diät und ohne viel Bewegung. Ich war ziemlich schlapp und hatte einfach keinen Appetit. Es ging wie von selbst. Vielleicht sollte ich mir über die erhöhte Temperatur nicht so viele Gedanken machen. Wenn das Fieber mal runtergegangen ist, kehrt auch der Appetit zurück und ich fühle mich nicht mehr so schlapp. Das Gewicht will ich unbedingt halten."

Heilpraktikerin: „Wir sollten die Symptome durchaus ernst nehmen, zumal Sie ja seit etwa einem Jahr eine Herzklappenprothese haben. Sie sind ziemlich blass und möglicherweise haben Sie eine Anämie. Haben Sie denn Schmerzen in den Gelenken?"

Patientin: „Nein. Die Gelenke tun mir nicht weh. Warum fragen Sie?"
Heilpraktikerin: „Ich hatte an ein rheumatisches Fieber gedacht, aber dann hätten Sie vermutlich auch Gelenkschmerzen. Meines Erachtens weisen die Symptome auf eine infektiöse Endokarditis hin. Das sollte unbedingt vom Kardiologen abgeklärt werden."
Fallgeschichte frei erfunden

Fazit – Das müssen Sie wissen

Rheumatisches Fieber

Nach einer durchgemachten **Streptokokkeninfektion** – meist ein Atemwegsinfekt – richtet sich das **Immunsystem** mittels Antikörpern nicht nur gegen die Erreger, sondern auch gegen körpereigene Strukturen – u. a. **Herz** (rheumatische Endokarditis) und **Gelenke**.
Die Patienten klagen ca. 1–3 Wochen nach dem Infekt über **Fieber** und **Kopfschmerzen**. Hinzukommen können u. a. Zeichen einer **Herzinsuffizienz**, **Herzrhythmusstörungen** und Schmerzen in der Brust. Folge eines rheumatischen Fiebers können Schäden an den **Herzklappen** sein (auch Jahre später möglich). Eine **Gelenkbeteiligung** führt zu Schmerzen, Rötung und Schwellung der betroffenen Gelenke. Auch ein **Erythema nodosum** ist möglich.
Die Therapie erfolgt mit **Antibiotika** über einen sehr **langen** Zeitraum.

3.1.6 Erkrankungen des Myokards

Kardiomyopathien

Definition

Kardiomyopathien

Kardiomyopathien sind Erkrankungen der **Herzmuskulatur**, die mit einer mechanisch oder elektrisch bedingten Funktionsstörung des Herzens einhergehen und häufig zu einer Hypertrophie (Verdickung) des Herzmuskels oder einer Dilatation (Vergrößerung) der Herzhöhlen führen.

Einteilung. Es gibt eine Vielzahl von Kardiomyopathien. Grundsätzlich können sie nach ihrer Ursache eingeteilt werden. Man unterscheidet 2 Gruppen: **Primäre** Kardiomyopathien entstehen direkt im Herzmuskel und sind oftmals genetisch bedingt, können aber auch erworben sein (auch Mischformen sind möglich). Bei **sekundären** Kardiomyopathien ist das Myokard nicht der primäre Angriffspunkt; sie gehen auf andere Erkrankungen zurück.

Die **Ursachen** für sekundäre Kardiomyopathien sind vielfältig, infrage kommen z. B.:

- Gendefekte
- Infektionen mit Viren (z. B. Coxsackie-Viren), Bakterien (z. B. Streptokokken) oder Protozoen (z. B. Toxoplasma gondii)
- bestimmte Medikamente
- Beteiligung des Herzens bei Systemerkrankungen (z. B. systemischer Lupus erythematodes)
- Bluthochdruck
- Stoffwechselerkrankungen (z. B. Diabetes mellitus, Schilddrüsenerkrankungen wie Hyperthyreose)
- Einlagerung von Stoffen in das Myokard (z. B. bei einer Amyloidose)
- chronischer Alkoholmissbrauch

Eine weitere Einteilung berücksichtigt die veränderte Form und Funktion der Herzmuskulatur. Die wichtigsten sind:

- dilatative Kardiomyopathie (DCM, Herzhöhlen erweitert)
- hypertrophe Kardiomyopathie (HCM, Myokard verdickt; eine der häufigsten erblichen Herzerkrankungen)
- restriktive Kardiomyopathie (RCM, verminderte Dehnbarkeit des Herzens)
- arrhythmogene rechtsventrikuläre Kardiomyopathie (ARVC, Herzmuskelzellen werden durch Fettzellen ersetzt)

Wie funktionsfähig das Herz ist, hängt im Wesentlichen davon ab, welche krankhaften Veränderungen am Herzmuskel ablaufen. Alle Formen können die Prognose und Lebensqualität der Betroffenen stark beeinträchtigen, da sie nicht heilbar sind, sondern lediglich symptomatisch therapiert werden können.

! Cave

Kardiomyopathien und Herzinsuffizienz

Viele Kardiomyopathien münden in eine schwere **Herzinsuffizienz**, bei der nur noch eine **Herztransplantation** helfen kann.

Neben den Symptomen der Herzinsuffizienz findet man auch alle anderen **Symptome** einer Herzerkrankung, v. a. **Rhythmusstörungen**. Wenn der Verdacht auf eine Kardiomyopathie besteht, durchlaufen die Patienten i. d. R. die komplette kardiologische **Diagnostik**. Wichtige Hinweise liefert die **Echokardiografie** (▶ **Abb. 3.14**).

Die **Therapie** besteht u. a. in einer medikamentösen Behandlung der Herzinsuffizienz, der Implantation eines Schrittmachers und/oder eines Kardioverter-Defibrillators (ICD) wie auch einer Antikoagulation.

Zusatzinfo

Plötzlicher Herztod

Eine unentdeckte **hypertrophe Kardiomyopathie** ist neben der unentdeckten **Myokarditis** (z. B. durch einen viralen Infekt) eine der häufigsten Ursachen für den plötzlichen Herztod von Sportlern und Jugendlichen. Bei Belastung kommt es zu so starken Rhythmusstörungen, dass das Herz plötzlich aufhört zu schlagen. Auch ein **heftiger Schlag** über dem Herzen durch einen Zusammenprall mit einem anderen Spieler oder einen harten Gegenstand wie einen Baseball kann den plötzlichen Herztod auslösen.

Abb. 3.14 Echokardiografie bei Kardiomyopathie.

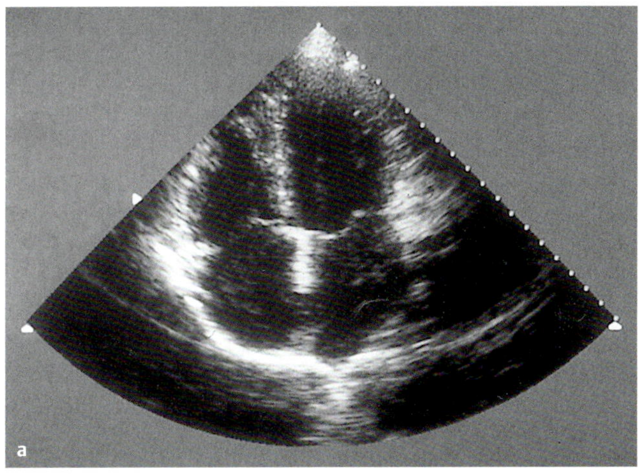

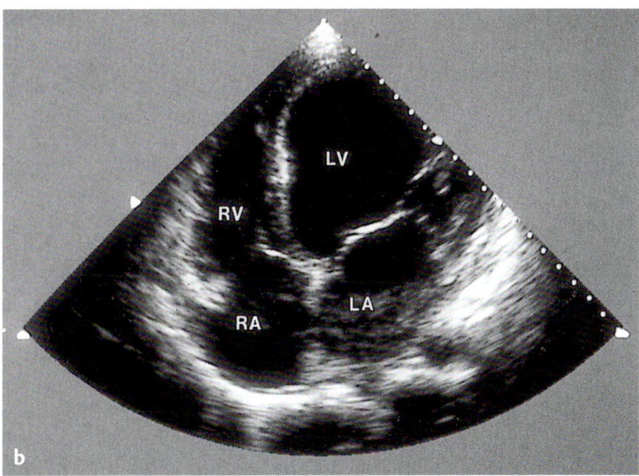

a Normalbefund zum Vergleich.

b Patient mit dilatativer Kardiomyopathie: Zu erkennen ist eine deutliche Erweiterung des linken Ventrikels (= LV) und eine leichte Erweiterung des linken Vorhofs (= LA). RV = rechter Ventrikel, RA = rechter Vorhof.

Abb. aus: Fischer-Rasokat U, Dill T, Hamm C. Echokardiografie. In: Arastéh K, Baenkler H, Bieber C et al., Hrsg. Duale Reihe Innere Medizin. 4. Auflage. Thieme; 2018.

Fazit – Das müssen Sie wissen

Kardiomyopathien

Kardiomyopathien sind (meist schwerwiegende) Erkrankungen des **Herzmuskels**, die zu einem Funktionsverlust des Herzens führen. Es gibt verschiedene Formen; die wichtigsten sind:

- **dilatative** Kardiomyopathie (Herzhöhlen erweitert)
- **hypertrophe** Kardiomyopathie (Myokard verdickt)
- **restriktive** Kardiomyopathie (verminderte Dehnbarkeit des Herzens)
- **arrhythmogene rechtsventrikuläre** Kardiomyopathie (Herzmuskelzellen werden durch Fettzellen ersetzt)

Kardiomyopathien gehen meist mit **Rhythmusstörungen** einher und führen i. d. R. zu einer **Herzinsuffizienz**, die behandelt werden muss. Häufig ist die **Herztransplantation** für den Patienten die letzte Chance zu überleben. Beim Verdacht auf eine Kardiomyopathie wird die komplette kardiologische Diagnostik durchgeführt; wichtige Hinweise liefert die **Echokardiografie**.

Myokarditis

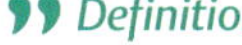

Definition

Myokarditis

Eine Myokarditis ist eine **Entzündung** des **Myokards**.

Ursachen

Die Entzündung kann infektiöse, immunologische, chemisch-toxische oder physikalische Ursachen haben. Die häufigste Ursache für eine Myokarditis in Deutschland ist eine **virale Infektion** mit dem Coxsackie-Virus Typ B. Oft berichten die Patienten, dass sie **vor ca. 1–2 Wochen einen grippalen Infekt** hatten.

Symptome

Viele Myokarditiden verlaufen asymptomatisch und werden vom Patienten gar nicht bemerkt. Bei symptomatischen Verläufen stehen **Herzinsuffizienzzeichen** (v. a. Leistungsabfall), Reizungen des Perikards (Brustschmerzen) und **Herzrhythmusstörungen** (Herzstolpern) im Vordergrund.

Diagnostik

Die **Anamnese** (abgelaufener Infekt) und **klinische Untersuchung** (v. a. Auskultation des Herzens) liefern erste wichtige Hinweise. In der **Blutuntersuchung** sind i. d. R. erhöhte **Entzündungszeichen** (Leukozyten, CRP) nachweisbar. Bei einigen Patienten können außerdem erhöhte Herzenzyme gemessen werden. Das **EKG** (Veränderungen der ST-Strecke, Rhythmusstörungen) und die **Echokardiografie** untermauern die Verdachtsdiagnose. Bei ausgeprägter Symptomatik kann eine **Myokardbiopsie** erfolgen.

Therapie

Die Therapie ist rein **symptomatisch**. Der Patient muss in der Akutphase **Bettruhe** einhalten und wird überwacht. Gegebenenfalls erhält er Sauerstoff und Schmerzmittel. Die Überwachung in der Akutphase ist wichtig, da die Myokarditis in dieser Phase durchaus auch zum **plötzlichen Herztod** führen kann.

Falls Symptome einer **Herzinsuffizienz** bestehen, wird diese behandelt. Je nach Verlauf kann eine mehrmonatige körperliche Schonung notwendig werden.

Prognose

Die meisten Fälle von Myokarditis **heilen folgenlos aus**. Gelegentlich verbleiben harmlose Herzrhythmusstörungen. Die Myokarditis kann jedoch akut auch zu einem **Herzversagen** oder gefährlichen Herzrhythmusstörungen mit **plötzlichem Herztod** führen und ist eine der häufigsten Ursachen für den plötzlichen

Herztod von Sportlern und Jugendlichen. Heilt eine Myokarditis nicht aus, sind auch ein chronischer Verlauf mit einem Übergang in eine dilatative Kardiomyopathie (Vergrößerung des linken und/oder rechten Ventrikels) und die Entwicklung einer chronischen Linksherzinsuffizienz möglich.

Fazit – Das müssen Sie wissen

Myokarditis

Eine **Myokarditis** ist eine Entzündung des Myokards. Häufigste Ursache ist eine **virale Infektion**. Zu den Symptomen zählen Anzeichen einer **Herzinsuffizienz** (v. a. Leistungsabfall), Reizungen des Perikards (Brustschmerzen) und **Herzrhythmusstörungen** (Herzstolpern). Typisch sind u. a. erhöhte Herzenzyme. Die Therapie ist rein **symptomatisch**. Wichtig sind **Bettruhe** und Überwachung. Teilweise kann eine mehrmonatige körperliche Schonung notwendig sein. Meist heilt eine Myokarditis folgenlos aus.

3.1.7 Perikarditis

Definition

Akute Perikarditis

Die akute Perikarditis ist eine akute **Entzündung des Herzbeutels (Perikard)**, die häufig mit Exsudationen und in der Folge vermehrter Flüssigkeitsansammlung im Herzbeutel (**Perikarderguss**) einhergeht.

Anfangs ist die Entzündung bei der **akuten Perikarditis** typischerweise fibrinös, es besteht kein Perikarderguss (**trockene Perikarditis, Pericarditis sicca**). Im weiteren Verlauf nimmt die Exsudation zu, der Erguss entsteht (**„feuchte" Perikarditis, Pericarditis exsudativa**). Mit dem Abheilen der Entzündung, aber auch bei Chronifizierung nimmt die Exsudation im Verlauf wieder ab.

Geht die akute Entzündung in eine **chronische Perikarditis** (**Pericarditis constrictiva**, **„Panzerherz"**) über, schrumpft das Perikard narbig. Unter Umständen lagern sich Kalkspangen ein (**Pericarditis calcarea**).

Pathophysiologie

In den meisten Fällen sind **Viren** für die Entzündung verantwortlich, die im Rahmen eines **Atemwegsinfekts** auch das Perikard befallen.

Seltenere Ursachen sind die Beteiligung des Perikards bei systemischen Erkrankungen, z. B. beim systemischen Lupus erythematodes (**Autoimmunerkrankung**), bakterielle oder auch virale Infektionen, rheumatisches Fieber als Folge einer Streptokokkeninfektion, Tumorerkrankungen, **Medikamente**, eine **Strahlenbehandlung** oder ein abgelaufener Herzinfarkt. Kommt es z. B. im Rahmen einer fortgeschrittenen Niereninsuffizienz zu einer Erhöhung der harnpflichtigen Substanzen im Blut (Urämie), kann dies ebenfalls zu einer Perikarditis führen.

Ein **Perikarderguss** ist eine Flüssigkeitsansammlung im Herzbeutel (Perikard). Er entsteht bei der Entzündung dadurch, dass das entzündete Perikard vermehrt Flüssigkeit in die Perikardhöhle abgibt. Ein großer Erguss kann **hämodynamisch relevant** und somit gefährlich werden: Wird der Druck von außen auf das Herz zu groß, kann es seine diastolische Funktion nicht mehr richtig erfüllen. Die Füllung des Herzens ist beeinträchtigt, wodurch das Herzzeitvolumen sinkt. Man spricht dann auch von einer **Herzbeuteltamponade**.

! Cave

Herzbeuteltamponade

Eine **Herzbeuteltamponade** ist ein lebensgefährlicher Zustand! Je nachdem, wie schnell sie größer wird, kann innerhalb kurzer Zeit ein **kardiogener Schock** entstehen.

Symptome

Patienten mit einer **trockenen Perikarditis** haben **stechende retrosternale Schmerzen**, die in die linke Schulter und in den Rücken ausstrahlen können und oftmals den Beschwerden eines Herzinfarkts ähneln. Die Schmerzen nehmen im Liegen und beim Husten zu. Häufig haben die Patienten begleitend Symptome eines grippalen Infekts mit Beschwerden der Atemwege (Husten, Halsschmerzen usw.), was auf eine virale Ursache der Perikarditis hinweist.

Bei der **feuchten Perikarditis** nehmen die Schmerzen wieder ab. Kleine Perikardergüsse sind häufig asymptomatisch. Symptome zeigen sich erst bei der Kompression des Herzens und sind abhängig von der Geschwindigkeit, mit der der Perikarderguss entsteht. Ist er groß, kann es zu Zeichen einer **Rechtsherzinsuffizienz** kommen – v. a. gestauten Halsvenen und Bauchschmerzen durch den Rückstau des Bluts in der Leber. Ein hämodynamisch relevanter Erguss geht mit Zeichen eines **kardiogenen Schocks** wie einer erhöhten Herzfrequenz (**Tachykardie**) und einem Blutdruckabfall (**Hypotonie**) einher.

Diagnostik

Die Diagnose einer akuten viralen Perikarditis erfolgt **klinisch**. Bei einer trockenen Perikarditis kann ggf. ein charakteristisches Geräusch über dem Herzen (**Perikardreiben**) auskultiert werden.

In der **Blutuntersuchung** finden sich i. d. R. erhöhte Entzündungszeichen (Leukozyten, CRP) und häufig auch erhöhte Herzenzyme. Das **EKG** zeigt ebenfalls typische Veränderungen. Weitere Hinweise liefern die **Echokardiografie**, eine **Röntgenthoraxaufnahme** (▶ **Abb. 3.15**) und ggf. eine CT-Aufnahme. Ein akuter Herzinfarkt und eine akute Rechtsherzinsuffizienz müssen als Differenzialdiagnose ausgeschlossen werden.

Therapie

Die Therapie einer akuten viralen Perikarditis ist rein **symptomatisch** und besteht aus **Bettruhe** und der Gabe von **Schmerzmitteln** wie Paracetamol oder Ibuprofen. Bei den übrigen Formen der Perikarditis erfolgt die Therapie der Grunderkrankung.

Eine entlastende **Perikardpunktion** mithilfe eines Drainagekatheters kann bei einem hämodynamisch relevanten Perikarderguss notwendig sein. Bei der chronisch-konstriktiven Perikarditis ist es neben der Behandlung der Herzinsuffizienzzeichen oft erforderlich, das Perikard **operativ** zu entfernen (Perikardektomie).

Abb. 3.15 Perikarditis.

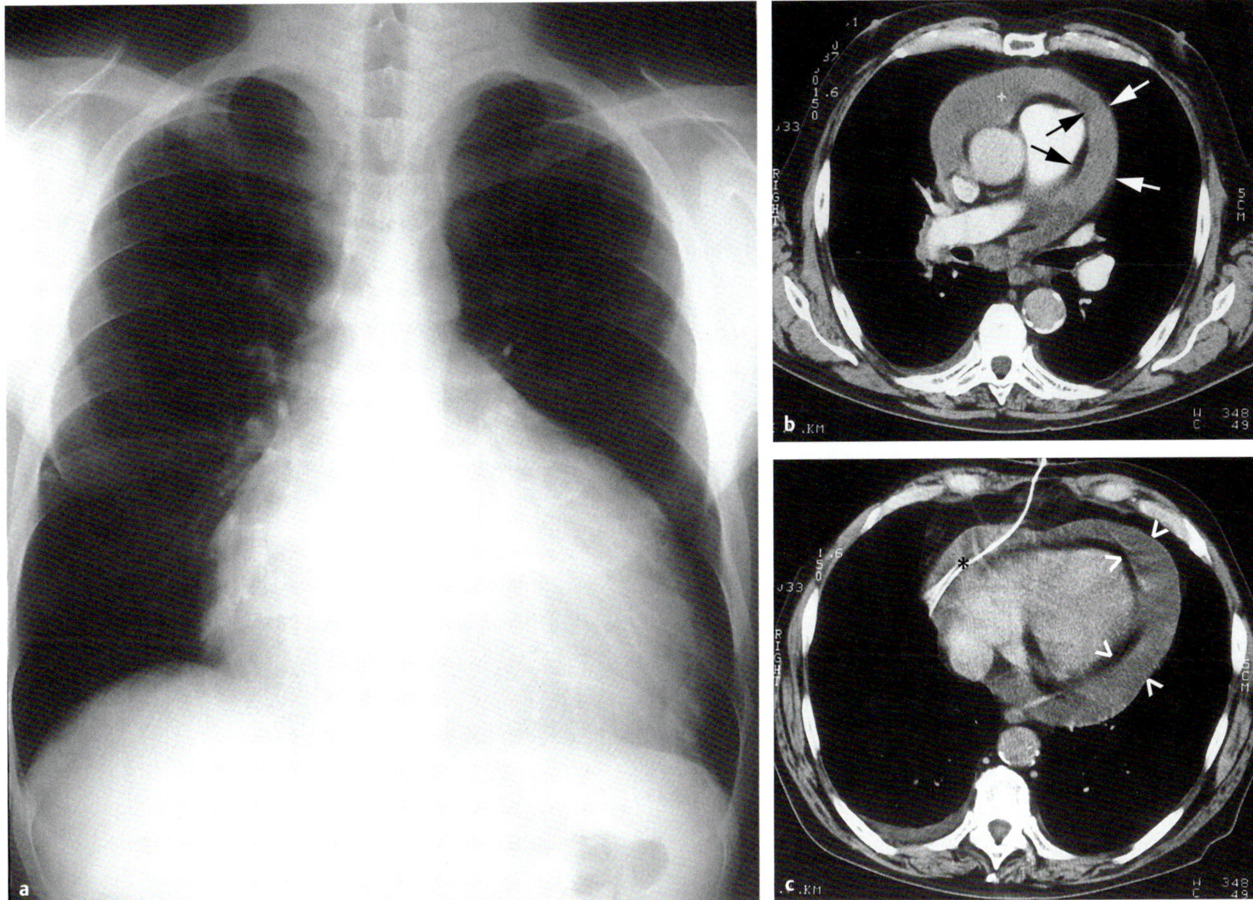

a In der Röntgenthorax-Aufnahme stellt sich das Herz vergrößert dar.

b CT-Aufnahme: Der Perikarderguss ist mit Pfeilen markiert.

c CT-Aufnahme: Neben dem Erguss (offene Pfeile) sieht man den therapeutisch angelegten Drainagekatheter (*).

Abb. aus: Schwarz F, Hetterich H, Malms J. Perikarditis und Perikarderguss. In: Reiser M, Kuhn F, Debus J, Hrsg. Duale Reihe Radiologie. 4. Auflage. Thieme; 2017

Transferbeispiel

Unterschätzte Perikarditis

Herr S.*, Inhaber eines mittelständischen Unternehmens, ruft seine Heilpraktikerin an und bittet sie, ihm zwischen 2 Meetings rasch eine Vitamin-C-Infusion zu verabreichen. Er war offenbar erkältet, doch gehe es ihm schon besser, so seine Aussage am Telefon.

Als Herr S. in die Praxis kommt, muss die Heilpraktikerin den hektischen Patienten erst einmal beruhigen. Nach der Messung von Blutdruck und Puls – der Blutdruck liegt bei 160/95, der Puls bei 90 Schlägen/min – fragt sie nach der Erkältung.

Herr S. berichtet, die Erkältung habe etwa 7 Tage gedauert, der Husten halte noch an, doch es löse sich nichts. Eher beiläufig erwähnt er, dass ihm ein starker Druckschmerz in der Brust zu schaffen gemacht habe. Der sei inzwischen aber besser geworden.

Die Heilpraktikerin erklärt dem Patienten, dass es aufgrund einer viralen Infektion zu einer trockenen oder feuchten Entzündung des Herzbeutels kommen kann. Seine Beschreibung spricht für den Übergang von trockener zu feuchter Perikarditis, da die Schmerzen nachlassen. Sie warnt den Patienten davor, das als Zeichen einer Heilung zu verstehen, und erklärt ihm, dass der entstehende Erguss das Herz gefährlich einengen und u. U. zu einem Herz-Kreislauf-Stillstand führen kann.

Herr S. ist sichtlich beeindruckt und sagt sein Meeting ab. Die Heilpraktikerin lässt ihn mit dem Krankenwagen ins Krankenhaus bringen. Das missfällt Herrn S. zwar – er findet das übertrieben und möchte ein Taxi nehmen –, doch als er hört, dass sofort eine Diagnostik mit EKG und Blutuntersuchung erfolgen sollte, ist er einverstanden und auch sichtlich erleichtert.

Tipp für die mündliche Heilpraktikerprüfung: Möglicherweise wird in der Prüfung ein Fallbeispiel mit einem Patienten geschildert, der wie Herr S. „keine Zeit" hat und eine Behandlung „zwischen Tür und Angel" wünscht. Im wirklichen Leben, wie auch in der Prüfung, sollten Sie klarmachen, dass Sie zum Wohl des Patienten solche Behandlungen ablehnen und den Patienten erst einmal gründlich untersuchen.

**Name fiktiv, Fallgeschichte frei erfunden*

Fazit – Das müssen Sie wissen

Perikarditis

Man unterscheidet die **trockene** Perikarditis, die sehr schmerzhaft sein kann (Brustschmerzen, v. a. beim Atmen), von der **feuchten** Perikarditis, bei der Flüssigkeit in das Perikard sezerniert wird.
Die häufigste Ursache einer Perikarditis ist die **virale** Infektion. Es gibt aber auch zahlreiche andere Ursachen. Eine **trockene Perikarditis** verursacht starke, stechende retrosternale Schmerzen, die einem Herzinfarktgeschehen ähneln. Bei einer **feuchten Perikarditis**, die mit einem Perikarderguss einhergeht, sind die Schmerzen wieder schwächer. Letztere ist weniger schmerzhaft, kann aber zu einer **Rechtsherzinsuffizienz** führen. Der Patient muss sich schonen (**Bettruhe**) und erhält Schmerzmittel, ggf. Medikamente zur Behandlung einer Herzinsuffizienz.
Bei einem großen, hämodynamisch relevanten Erguss kann das Herz in der Diastole nicht mehr genügend Blut aufnehmen (Herzbeuteltamponade). Es besteht die Gefahr eines **kardiogenen Schocks**. Gegebenenfalls ist die **Punktion** des Ergusses notwendig.

3.1.8 Vertiefungsfragen zu Erkrankungen des Herz-Kreislauf-Systems

Vertiefungsfragen

Frage 1

Ein Herzinfarkt zeigt i. d. R. klassische Symptome, eine Schmerzausstrahlung und eine besondere Schmerzsymptomatik, die Sie kennen müssen. Welche 2 Personengruppen gelten als Ausnahmen, bei denen ein Infarktgeschehen oft zu spät entdeckt und entsprechend zu spät gehandelt wird?

Musterlösung:

Die 1. Personengruppe, die nicht die klassischen Symptome zeigen, sind (ältere) Frauen. Sie haben oft Bauchschmerzen, Übelkeit und Erbrechen und gehen von einem gastrointestinalen Infekt aus. Die anderen Symptome wie Brustenge, Kurzatmigkeit usw. werden nicht ernst genommen. Hinzu kommt, dass sie möglicherweise niemandem zur Last fallen wollen, eventuell allein leben und zu spät Hilfe suchen. Bei einer Frau > 65 Jahre sollte ein Verdacht auf Herzinfarkt auf jeden Fall abgeklärt werden. Bei Frauen vor den Wechseljahren ist es wichtig, entsprechende Risikofaktoren wie Rauchen, die Einnahme oraler Kontrazeptiva, Stress, familiäre Disposition und Übergewicht abzuklären.
Die 2. Gruppe sind Diabetiker, die aufgrund einer autonomen Polyneuropathie einen „stummen" Infarkt erleiden können. Es gibt keine Schmerzsymptomatik; Verdachtszeichen sind plötzliche Atemnot, Schwäche, Schwindel und Schweißausbrüche. Generell gilt: Bei jedem Verdacht den Notarzt rufen und die Verdachtsdiagnose „Herzinfarkt" nennen.

Frage 2

Erläutern Sie, wie sich die Manifestationen des akuten Koronarsyndroms – instabile Angina pectoris, Herzinfarkt mit und ohne ST-Strecken-Hebung (STEMI bzw. NSTEMI) – durch die Bestimmung von Troponin I/T und ein EKG voneinander abgrenzen lassen.

Musterlösung:

Ist im EKG eine persistierende ST-Strecken-Hebung zu erkennen, handelt es sich um einen STEMI. Ist das EKG nicht verändert oder liegen andere Abweichungen vor, können ein NSTEMI oder eine instabile Angina pectoris vorliegen. Beim NSTEMI ist allerdings das Troponin erhöht, bei einer Angina pectoris nicht.

Frage 3

Ihr Patient, der an Hypertonie leidet, erzählt Ihnen eher beiläufig von Streitigkeiten in der Familie, nach denen sein Sohn ihm und seiner Frau den Kontakt verweigert und auch die Enkel fernhält. Ihrem Patienten und seiner Frau mache das sehr zu schaffen. Den Termin bei Ihnen habe er aber wegen eines Druckgefühls in der Brust beim Treppensteigen vereinbart, das in den rechten Arm ausstrahle. Nach ein paar Minuten seien die Schmerzen wieder verschwunden. Noch vor der Anamnese und der weiteren Diagnostik haben Sie einen Verdacht. Welchen Verdacht haben Sie? Begründen Sie Ihre Antwort.

Musterlösung:

Bei den retrosternalen Thoraxschmerzen, dem Ausstrahlen in den Arm (hier ist es der rechte Arm, häufiger aber der linke), die Provokation der Schmerzen durch körperliche Belastung und emotionalen Stress und die rasche Verbesserung in Ruhe handelt es sich um typische Angina-pectoris-Beschwerden. Mit hoher Wahrscheinlichkeit liegt eine koronare Herzerkrankung vor.

Frage 4

Warum kann anhand der Zahl der Kopfkissen, die ein Patient nutzt, eine Aussage über die Schwere seiner Herzinsuffizienz getroffen werden?

Musterlösung:

Die Atemnot verschlimmert sich beim flachen Liegen, weil sich vermehrt Blut und Flüssigkeit in der Lunge stauen. Durch eine Erhöhung im Kopfbereich, z. B. mithilfe von Kissen, wird die Atmung verbessert. Man kann davon ausgehen, dass jemand mit 3 bis 4 Kopfkissen zur Erhöhung seiner Schlafposition ein ausgeprägteres Krankheitsbild hat als jemand, der 2 Kopfkissen nutzt. Die eigentliche Diagnose erfolgt natürlich durch den Kardiologen (und nicht durch Kopfkissenzählen).

Frage 5

Welche Aussagen über Herzrhythmusstörungen sind korrekt? Korrigieren Sie die falschen Aussagen.

a) Herzrhythmusstörungen sind Rhythmusänderungen, die vom normalen, vom Sinusknoten ausgehenden Herzrhythmus abweichen.
b) Bei einer Bradykardie liegt die Herzfrequenz < 60 Schläge/min und ist rhythmisch.
c) Fällt die Pumpfunktion der Vorhöfe durch Vorhofflimmern aus, gelangt kein Blut mehr in den Kreislauf.
d) Der Sinusknoten ist der primäre Schrittmacher. Fällt er aus, übernimmt das His-Bündel als Ersatzrhythmusgeber mit höherer Frequenz.
e) Ventrikuläre Tachykardie und Kammerflimmern sind Notfälle.
f) Ventrikuläre Extrasystolen können Anzeichen für eine Herzerkrankung wie eine KHK sein.

Musterlösung:

Korrekt sind a, b, e und f. Zu c) Fällt die Pumpfunktion der Vorhöfe durch Vorhofflimmern aus, gelangt durch die Aktivität der Kammern weiterhin Blut in den Kreislauf, allerdings nimmt das Herzzeitvolumen ab. Zu d) Der Sinusknoten ist der primäre Schrittmacher. Fällt er aus, übernimmt der AV-Knoten als Ersatzrhythmusgeber mit niedrigerer Frequenz.

Frage 6

Ordnen Sie einem Begriff aus Gruppe A jeweils eine Aussage aus Gruppe B zu. Begriffe der Gruppe A können mehrfach vorkommen.

- **Gruppe A**: infektiöse Endokarditis, Kardiomyopathien, Myokarditis, Perikarditis
- **Gruppe B**: Beim Übergang in die chronische Form vernarbt das Perikard und Kalk kann sich einlagern (Panzerherz); auch Protozoen können die Ursache sein; kann auch durch chronischen Alkoholmissbrauch verursacht werden; häufigste Ursache ist eine Virusinfektion; kann auf Streptokokken zurückgehen; nur symptomatisch therapierbar; beim Übergang in die trockene Form lassen die Schmerzen i. d. R. nach; eine der häufigsten Ursachen für den plötzlichen Herztod bei Sportlern; anfangs eine trockene Form, die in eine feuchte Form übergehen kann.

Musterlösung:

Kardiomyopathien: können auch durch chronischen Alkoholmissbrauch verursacht werden; infektiöse Endokarditis, Kardiomyopathien: können auf Streptokokken zurückgehen; Kardiomyopathien: auch Protozoen können die Ursache sein; Kardiomyopathien: nur symptomatisch therapierbar; Kardiomyopathien, Myokarditis: eine der häufigsten Ursachen für den plötzlichen Herztod bei Sportlern; Myokarditis: häufigste Ursache ist eine Virusinfektion; Perikarditis: anfangs eine trockene Form, die in eine feuchte Form übergehen kann; Perikarditis: beim Übergang in die chronische Form vernarbt das Perikard und Kalk kann sich einlagern (Panzerherz); Perikarditis: beim Übergang in die trockene Form lassen die Schmerzen i. d. R. nach.

Frage 7

Ihr Patient, 60 Jahre, berichtet, dass ihm beim Rasieren immer wieder schwindelig wird und er neulich auch für kurze Zeit ohnmächtig geworden ist. Wie lautet Ihre Verdachtsdiagnose? Begründen Sie Ihre Antwort.

Musterlösung:

Der Schwindel und die Ohnmacht beim Rasieren deuten auf ein Karotissinus-Syndrom hin, bei dem die Drucksensoren in der A. carotis sehr empfindlich auf Druck reagieren. Bereits bei einem schwachen Druck auf die Sensoren, z. B. beim Rasieren, kann es zu einem Blutdruckabfall mit Schwindel und kurzfristigem Bewusstseinsverlust kommen.

3.1.9 Angeborene Herzfehler (kongenitale Vitien)

Definition

Angeborene Herzfehler

Bei angeborenen Herzfehlern handelt es sich um **Strukturdefekte** des Herzens, die während der embryonalen Entwicklung entstehen und Auswirkungen auf die **Herzfunktion** und die **Sauerstoffsättigung** des Bluts haben können.

Angeborene Herzfehler können prinzipiell alle Strukturen des Herzens betreffen – v. a. die Herzscheidewand, die Herzklappen und die Verbindung zu den abführenden Gefäßen (Aorta und Pulmonalarterien). Oftmals liegen mehrere Veränderungen gleichzeitig vor. Sie werden bei entsprechender medizinischer Grundversorgung meist schon im **Kindesalter** diagnostiziert und behandelt; ca. 1 von 100 Neugeborenen leidet an einem angeborenen Herzfehler. Das frühe Erkennen ist u. a. ein wichtiger Grund für die konsequente Durchführung der kindlichen **Vorsorgeuntersuchungen**.

Einige Herzfehler sind so schwerwiegend, dass sie direkt nach der Geburt oder bereits während der Schwangerschaft auffällig werden. Sie können zum kardiogenen Schock und zu Herzversagen führen und müssen sofort behandelt werden. Mildere Formen sind hämodynamisch weniger relevant und führen nach unterschiedlicher Zeitdauer aufgrund von kardialen oder pulmonalen Belastungen zur typischen Symptomatik. Sie werden daher z. T. erst im Erwachsenenalter diagnostiziert.

Anatomische Verhältnisse

Zum Verständnis der verschiedenen Herzfehler ist es hilfreich, sich noch einmal den normalen **Blutfluss** durch das Herz-Kreislauf-System in Erinnerung zu rufen. Auch die anatomischen Verhältnisse im Herzen sind wichtig.

Während der fetalen Entwicklung gibt es im Blutkreislauf des Kindes bestimmte **„Kurzschlüsse"**: Das Kind erhält im Mutterleib Nährstoffe und Sauerstoff von der Mutter über die Plazenta. Die kindliche Leber ist als Entgiftungsorgan funktionell noch nicht voll ausgereift. Ein großer Teil des Bluts wird daher über den **Ductus venosus** an der Leber vorbei in die obere Hohlvene geleitet (▶ **Abb. 3.16**). Ebenso wird ein großer Teil des Bluts an der

Abb. 3.16 Fetaler und kindlicher Kreislauf.

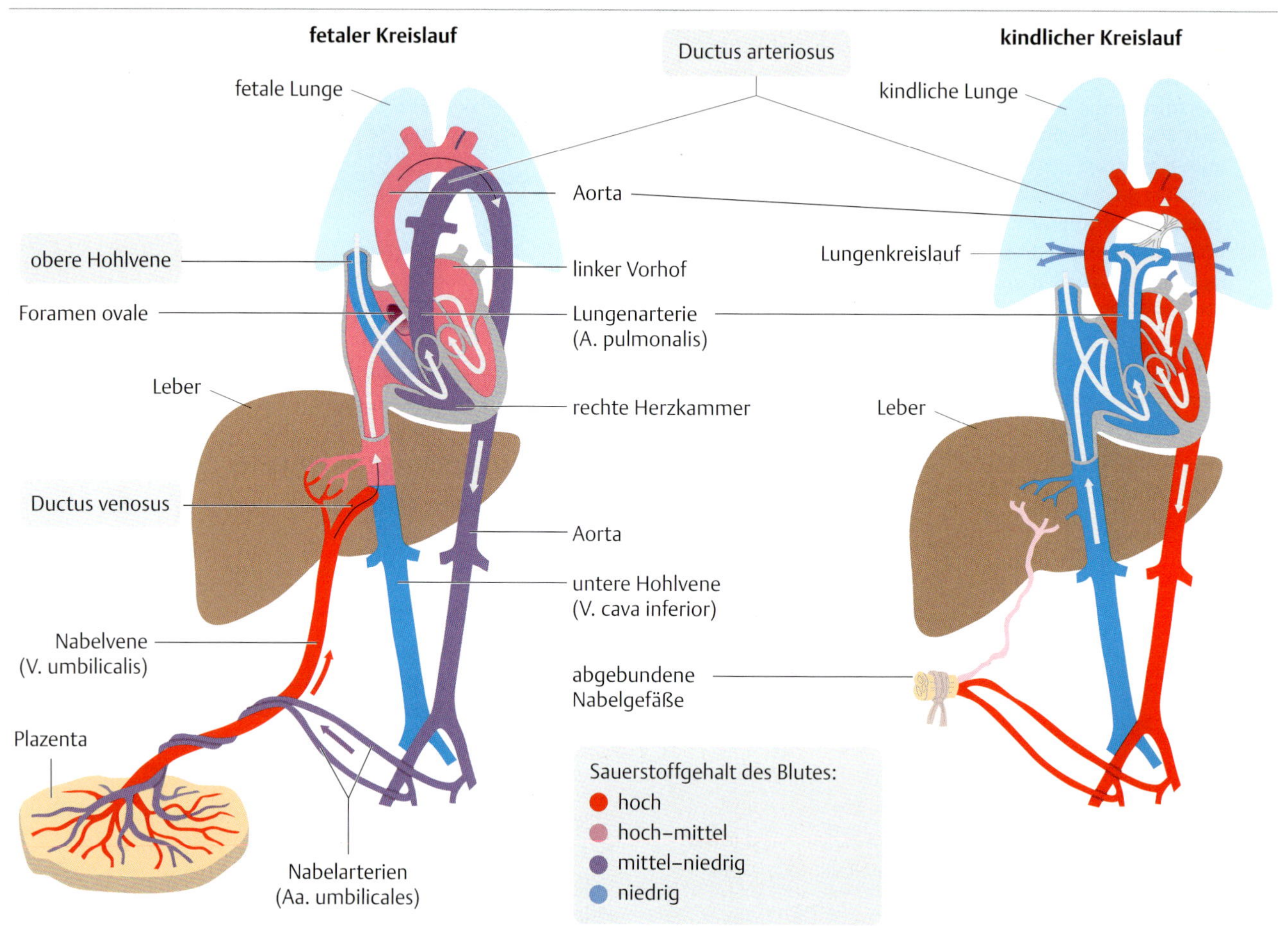

Beim fetalen Kreislauf fließt das Blut durch mehrere Kurzschlüsse an der Leber (Ductus venosus) und der Lunge (Foramen ovale und Ductus arteriosus) vorbei. Diese Kurzschlüsse sind im kindlichen Kreislauf nach der Geburt normalerweise verschlossen. *Abb. aus: I care Krankheitslehre. 2. Auflage, Thieme; 2020. Nach: Schwegler J, Lucius R, Der Mensch – Anatomie und Physiologie. Hrsg. 7. überarbeitete Auflage. Thieme; 2021.*

Lunge vorbeigeleitet. Dies erfolgt zum einen durch eine Öffnung in der Scheidewand der Vorhöfe, das **Foramen ovale**. Zum anderen fließt das Blut durch den Ductus arteriosus (auch **Ductus arteriosus Botalli** genannt), einer Gefäßverbindung zwischen Lungenarterie und Aorta. Dies hat Einfluss auf den Sauerstoffgehalt des Bluts (► **Abb. 3.16**). Im Normalfall verschließen sich die Kurzschlüsse nach der Geburt.

Pathophysiologie

Es gibt 2 grundlegende **Mechanismen**, die bei Herzfehlern zu Problemen führen können: die Druckverhältnisse und die Flussrichtung des Bluts.

Druckverhältnisse. Wenn die dem Herzen nachgeschalteten Gefäße (Aorta, Pulmonalarterien) verengt sind, muss vom Herzen mehr Druck aufgebracht werden, um das Blut in den Kreislauf zu pumpen. Es kommt zu einer Hypertrophie, d. h., das Herz vergrößert sich, um den erhöhten Anforderungen standzuhalten. Eine zu lange **Druckbelastung** führt zur **Herzinsuffizienz**.

Flussrichtung. Durch pathologische (falsch angelegte) Kurzschlüsse (Shunts) oder durch das Nichtverschließen der fetalen Kurzschlüsse ändert sich die Flussrichtung des Bluts. Dabei fließt das Blut immer dorthin, wo der entgegenwirkende Druck am geringsten ist. Dies kann dazu führen, dass sich zu viel Volumen in einem bestimmten Herzabschnitt befindet (**Volumenbelastung**). Eine veränderte Flussrichtung kann aber auch zu Sauerstoffmangel im Körper führen – wenn die Lunge nicht durchströmt wird. Eine zu lange andauernde Volumenbelastung geht ebenfalls mit einer **Herzinsuffizienz** einher.

Risikofaktoren. Hierzu zählen u. a. **genetische** Faktoren. Komplexe Herzfehler kommen gehäuft bei Kindern mit **chromosomalen** Veränderungen (z. B. Trisomien) vor. Auch exogene Faktoren in der **Schwangerschaft** (z. B. Infektionen, Strahlung, Medikamente oder Alkohol) erhöhen das Risiko für Herzfehler. Bei einem Großteil der Herzfehler findet man keine direkte Ursache.

Einteilung

▸ **Tab. 3.5** gibt eine Übersicht über die häufigsten angeborenen Herzfehler. Die **Einteilung** der angeborenen Herzfehler richtet sich danach, ob pathologische Kurzschlussverbindungen (Shunts) vorhanden sind und wie das Blut dort hindurchfließt:

Herzfehler ohne Shunt. Ist bei einem Herzfehler die Trennung zwischen rechtem und linkem Kreislauf vorhanden, sodass das Blut seinem **physiologischen Weg** durch Herz und Lunge folgt, handelt es sich um Herzfehler ohne Shunt. Hier spielen in der Entwicklung der Pathologie v. a. die veränderten **Druckverhältnisse** eine große Rolle.

Herzfehler mit Shunt. Die Mehrzahl aller Herzfehler geht mit den beschriebenen Shunts zwischen rechtem und linkem Herzen einher. Die Folge ist, dass das sauerstoffarme, venöse Blut aus dem rechten Herzen und das sauerstoffreiche, arterielle Blut aus dem linken Herzen nicht mehr streng voneinander getrennt sind. Je nach Flussrichtung des Bluts unterteilt man die Herzfehler mit Shunt in solche mit Links-rechts- und solche mit Rechts-links-Shunt.

Bei Herzfehlern mit **Links-rechts-Shunt** gelangt ein Teil des systemarteriellen (sauerstoffreichen) Bluts aus dem linken Herzen statt in die Aorta in das rechte Herz. Dort vermischt es sich mit dem systemvenösen (sauerstoffarmen) Blut und fließt erneut in die Lunge. Die Konsequenz dieses Links-rechts-Shunts ist, dass der Lungenkreislauf ständig ein erhöhtes Blutvolumen transportieren muss. Dadurch steigt der Blutdruck im Lungenkreislauf (**pulmonalarterielle Hypertonie**). Die Sauerstoffsättigung im peripheren Blut ist jedoch normal; die Patienten zeigen daher **keine Zyanose** (bläuliche Verfärbung von Haut, Schleimhaut, Lippen und Fingernägeln als Zeichen einer Sauerstoffunterversorgung). Mit ca. 50 % sind dies die **häufigsten** angeborenen Herzfehler. Ein sehr ausgeprägter Links-rechts-Shunt mit großer Volumenbelastung des Lungenkreislaufs kann zu einer strukturellen Veränderung der Lungengefäße führen. Diese bewirkt, dass der Druck im Lungenkreislauf größer wird als der im linken Herzen. Sobald dies der Fall ist, dreht sich die Flussrichtung des Bluts um und es kommt zum Links-rechts-Shunt mit Zyanose. Diese Shuntumkehr bezeichnet man als **Eisenmenger-Reaktion**.

Bei Herzfehlern mit **Rechts-links-Shunt** vermischt sich systemvenöses (sauerstoffarmes) Blut mit pulmonalvenösem bzw. systemarteriellem (sauerstoffreichem) Blut und gelangt in den großen Kreislauf. Weil dadurch der Lungenkreislauf und damit die Sauerstoffanreicherung umgangen werden, sinkt die Sauerstoffsättigung in den Arterien des Körperkreislaufs und es kommt zum Sauerstoffmangel. Dadurch entsteht bei den Patienten meist eine **Zyanose**.

Symptome

Erste Hinweise auf angeborene Herzfehler kann bei Neugeborenen bereits die Auskultation des Herzens liefern, da die meisten Herzfehler mit einem **Herzgeräusch** einhergehen. Durch die kindlichen **Vorsorgeuntersuchungen** können viele Herzfehler **frühzeitig** erkannt und therapiert werden.

Bei **Säuglingen** fallen angeborene Herzfehler meist in Form von **Trinkschwäche** und **Wachstumsstörungen** auf. Die Atemfrequenz ist oft höher als normal und es kann eine Zyanose vorliegen.

Bei **älteren Kindern** steht meist eine verminderte **Leistungsfähigkeit** im Vordergrund. Weitere Symptome sind Zeichen einer **Herzinsuffizienz**, Palpitationen (Herzstolpern), Atemnot und eine Zyanose (S. 121).

Diagnostik

Die klinische Untersuchung (v. a. **Auskultation** des Herzens) liefert oft erste Hinweise. Bei der Diagnose von angeborenen Herzfehlern spielt die **Echokardiografie** die wichtigste Rolle, da sie ohne Strahlenbelastung auch bei Säuglingen zuverlässige Aussagen über Struktur, Funktion und Fehlbildungen des Herzens zulässt. Exaktere Bestimmungen von Druckverhältnissen und Kurzschlussverbindungen ermöglicht die **Linksherzkatheteruntersuchung**.

Therapie

Es gibt 3 Therapiesäulen: operative und medikamentöse Maßnahmen und die Katheterintervention.

- **Operation:** Die meisten angeborenen Herzfehler müssen operiert werden. Art und Dringlichkeit der Operation hängen vom Ausmaß der Beschwerden ab. Einige Herzfehler müssen sogar noch am Tag der Geburt operiert werden, um das Überleben des Kindes zu sichern. Viele andere Herzfehler müssen operiert werden, um Folgeschäden – z. B. die Entwicklung einer Herzinsuffizienz – zu vermeiden.

Tab. 3.5 Die häufigsten angeborenen Herzfehler.

Einteilung		Herzfehler
ohne Shunt (ca. 20 %)		• Pulmonalklappenstenose (ca. 6 %) • Aortenklappenstenose (ca. 6 %) • Aortenisthmusstenose (ca. 6 %)
mit Shunt (ca. 70 %)	Links-rechts-Shunt (ca. 50 %)	• Ventrikelseptumdefekt (VSD, ca. 30 %) • Vorhofseptumdefekt (ASD, ca. 10 %) • persistierender Ductus arteriosus (PDA, ca. 10 %)
	Rechts-links-Shunt (ca. 20 %)	• Fallot-Tetralogie (ca. 10 %) • Transposition der großen Gefäße (TGA, ca. 5 %) • hypoplastisches Linksherzsyndrom (HLHS, ca. 8 %)

Shunt = Kurzschlussverbindung zwischen Lungen- und Körperkreislauf

- **Katheterintervention:** Einige Herzfehler können im Rahmen einer Herzkatheteruntersuchung behandelt werden. Möglich ist dies z. B. bei Verengungen von Klappen, die mithilfe eines Ballons aufgedehnt werden können, sowie bei Defekten der Herzscheidewand, die man mit einem kleinen Schirmchen verschließen kann.
- **Konservative (medikamentöse) Therapie:** Bei den meisten angeborenen Herzfehlern entwickelt sich im Laufe der Zeit eine Herzinsuffizienz, die medikamentös behandelt werden muss. Außerdem kann z. B. bei Kindern der Verschluss einer persistierenden Verbindung zwischen Aorta und Lungenarterie (Ductus arteriosus Botalli) mithilfe von Medikamenten (Indometacin, Ibuprofen) gefördert werden.

Prognose

Aufgrund vielfältiger medizinisch-technischer Entwicklungen, guter medikamentöser Behandlungsmöglichkeiten und der Möglichkeit, Herzfehler frühzeitig zu erkennen, erreichen in den Ländern mit entsprechenden Ressourcen etwa 90 % der Menschen mit einem angeborenen Herzfehler das Erwachsenenalter. Dies bedeutet aber auch, dass 10 % vor Eintritt in das Erwachsenenalter versterben.

Bei weniger komplexen Herzfehlern, die im Rahmen einer Katheterintervention oder Operation korrigiert werden können, besteht aber in vielen Fällen eine annähernd normale Lebenserwartung.

Fazit – Das müssen Sie wissen

Angeborene Herzfehler – Allgemeines

Zwei grundlegende **Mechanismen** führen bei Herzfehlern zu Beschwerden: falsche **Druckverhältnisse** im Herzen und in den ableitenden Gefäßen (Herz pumpt gegen erhöhten Widerstand an) sowie falsche **Flussrichtung** des Bluts – aufgrund von Shunts („Kurzschlüssen") im Kreislauf. Letzteres führt zu einer erhöhten Volumenbelastung bestimmter Herzabschnitte.

Einteilung:

- Herzfehler ohne Shunt
- Herzfehler mit Shunt: Herzfehler mit **Links-rechts**-Shunt und Herzfehler mit **Rechts-links**-Shunt. Bei Letzteren gelangt sauerstoffarmes Blut in den Körperkreislauf (→ **Zyanose**).

Viele Herzfehler sind **genetisch** bedingt; es gibt aber auch andere Risikofaktoren für angeborene Herzfehler, z. B. Noxen in der Schwangerschaft (wie Medikamente, Alkohol). Symptome (fallen oftmals schon beim Neugeborenen auf) sind **Herzgeräusche**, Trinkschwäche und **Wachstumsstörungen**, verminderte Leistungsfähigkeit. Auch Zeichen einer **Herzinsuffizienz** und Rhythmusstörungen sind häufig.

Diagnostisch ergibt sich der Verdacht auf einen Herzfehler bereits bei der **Herzauskultation**. Besonders wichtige Hinweise liefert die **Echokardiografie**; ggf. Durchführung einer **Linksherzkatheteruntersuchung**. Die 3 Therapiesäulen sind Operation, Behandlung mittels Herzkatheter (Katheterintervention) und medikamentöse Therapie der Herzinsuffizienz.

Herzfehler ohne Shunt

Pulmonalklappenstenose

Durch eine Verengung (Stenose) der Pulmonalklappe (▶ **Abb. 3.17**) muss die **rechte Herzkammer** einen **erhöhten Druck** aufbauen, um das Blut in den Lungenkreislauf zu pumpen. Der ständig erhöhte Druck führt zu einer **Hypertrophie** der Muskelschicht. Wenn der Muskel den erforderlichen Druck nicht mehr aufbringen kann, kommt es im weiteren Verlauf zu einer Rechtsherzinsuffizienz mit den entsprechenden Symptomen. Man versucht möglichst frühzeitig, die Verengung mittels **Katheter** oder **Operation** zu beseitigen.

Aortenklappenstenose

Eine Verengung der Aortenklappe (▶ **Abb. 3.18**) hat einen ähnlichen Einfluss auf das **linke Herz** wie die Pulmonalklappenstenose (s. o.) auf das rechte Herz: Der Abfluss aus dem linken Herzen ist behindert, die linke Herzkammer **hypertrophiert** und es entwickelt sich eine Linksherzinsuffizienz (S. 53). Die Therapie erfolgt wie bei der Pulmonalklappenstenose.

Aortenisthmusstenose

Definition

Aortenisthmusstenose

Bei der Aortenisthmusstenose ist der **Aortenisthmus**, der Bereich zwischen Aortenbogen und absteigender Aorta (Brustaorta), **verengt**.

Die Verengung der Aorta liegt i. d. R. **hinter** bzw. distal der Abzweigung von den Gefäßen, die die **Arme** und den **Kopf** versorgen (▶ **Abb. 3.19**). Dies führt dazu, dass nur die **untere Körperhälfte** von der Aorta mit zu **wenig Blut** versorgt wird. Das Blut für die untere Körperhälfte sucht sich daher einen anderen Weg – es bilden sich Umgehungskreisläufe über kleinere Blutgefäße, z. B. die Brustwandarterien, aus.

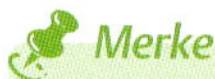

Merke

Blutdruck

Bei der Aortenisthmusstenose ist der Blutdruck in der **oberen** Körperhälfte **erhöht** und in der **unteren** Körperhälfte **erniedrigt**.

Beim vergleichenden **Blutdruckmessen** zwischen **Armen** und **Beinen** fällt eine deutliche Differenz auf. Liegt die Engstelle vor dem Abgang der linken A. subclavia, ist diese Blutdruckdifferenz zwischen rechtem Arm (hoch) und linkem Arm (niedrig) zu messen. Aus diesem Grund sollte eine erstmalige Blutdruckmessung immer an beiden Armen erfolgen. Diese Form der Aortenisthmusstenose wird auch als die **adulte oder postduktale Form** bezeichnet (▶ **Abb. 3.19**). „Adult" („erwachsen") bringt zum Ausdruck, dass der Herzfehler erst im späteren Alter klinisch erkennbar wird. „Postduktal" bedeutet, dass die Engstelle hinter der Einmündung des Ductus arteriosus Botalli lokalisiert ist. Der Druck des Bluts aus dem linken Herzen ist daher groß genug, dass sich der Ductus arteriosus Botalli regulär verschließen kann.

Abb. 3.17 Pulmonalklappenstenose.

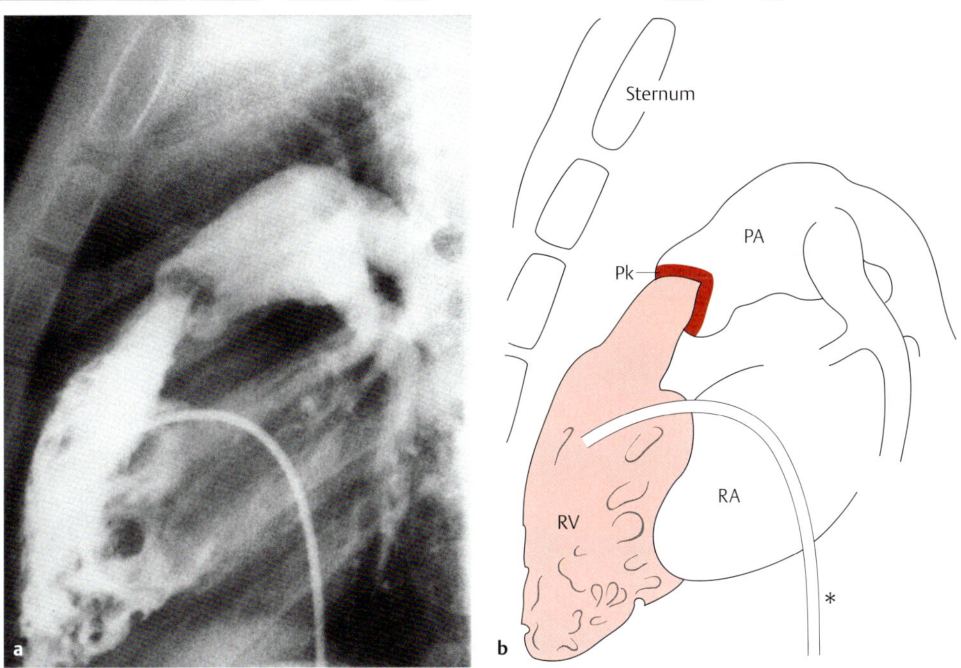

Schematische Darstellung eines Angiogramms (seitliche Ansicht). Die Pulmonalklappe ist verdickt. Über den Katheter (*) wird das Kontrastmittel eingebracht. RA = rechter Vorhof, RV = rechter Ventrikel, Pk = Pulmonalklappe, PA = Pulmonalarterienstamm. *Abb. aus: Lindinger A, Hoffmann W. Valvuläre Pulmonalstenose. In: Gortner L, Meyer S, Hrsg. Duale Reihe Pädiatrie. 5. Auflage. Thieme; 2018.*

Abb. 3.18 Aortenklappenstenose.

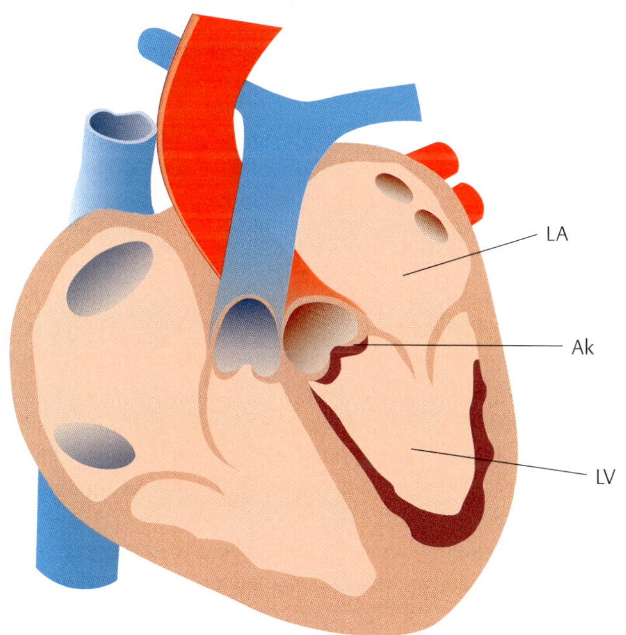

Die Aortenklappe (Ak) ist verengt; der linke Ventrikel (LV) ist hypertrophiert und verdickt. LA = linker Vorhof. *Abb. aus: I care Krankheitslehre. 2., überarbeitete Auflage. Thieme; 2020.*

Abb. 3.19 Postduktale Aortenisthmusstenose.

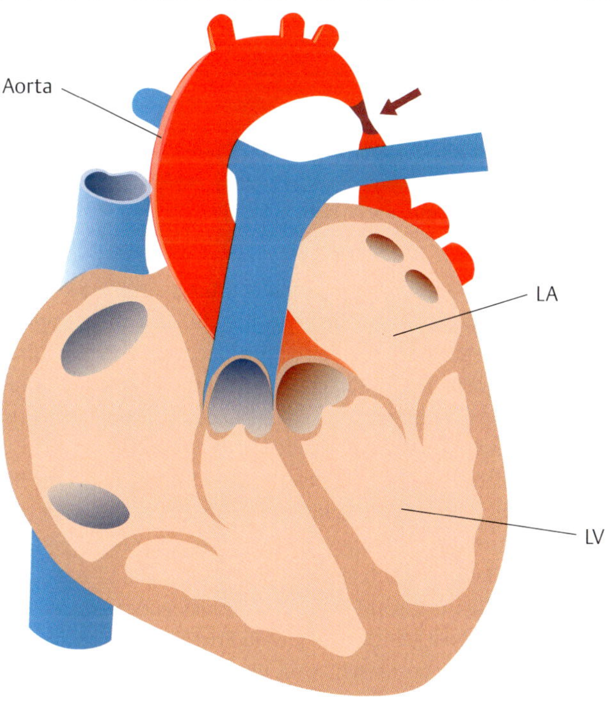

Die Verengung der Aorta (→) liegt meist hinter dem Abgang der Gefäße, die den Kopf und die Arme versorgen. LA = linker Vorhof, LV = linker Ventrikel. *Abb. aus: I care Krankheitslehre. 2., überarbeitete Auflage. Thieme; 2020.*

Anders ist dies bei der **präduktalen** Form: Die Engstelle befindet sich hier **vor** der **Einmündung** des Ductus arteriosus. Vor dieser Engstelle ist der Druck im Gefäß erhöht; im Ductus arteriosus ist der Druck jedoch niedrig. Der Ductus arteriosus Botalli verschließt sich daher nicht und sauerstoffarmes Blut gelangt direkt aus der Lungenarterie in den restlichen Körper. Diese Form wird meist recht schnell nach der Geburt sichtbar, weswegen man sie auch als **infantile Form** bezeichnet.

Die infantile Form der Aortenisthmusstenose muss möglichst schnell **operativ** behandelt werden. Aber auch die adulte Form sollte möglichst innerhalb der ersten **6 Lebensjahre** operiert werden; auch die Aufdehnung und die Einlage eines **Stents** im Rahmen einer **Katheteruntersuchung** sind möglich.

Fazit – Das müssen Sie wissen

Herzfehler ohne Shunt

Pulmonalklappenstenose: verengt Pulmonalklappe → Hypertrophie rechter Ventrikel → Gefahr der **Rechtsherzinsuffizienz**; Therapie: frühzeitig Beseitigung der Engstelle mittels Katheter oder Operation

Aortenklappenstenose: verengte Aortenklappe → Hypertrophie linker Ventrikel → Gefahr der **Linksherzinsuffizienz**; Therapie: frühzeitig Beseitigung der Engstelle mittels Katheter oder Operation

Aortenisthmusstenose: Aortenisthmus (Übergang Aortenbogen zu absteigender Aorta) ist verengt

Herzfehler mit Links-rechts-Shunt

Ventrikelseptumdefekt (VSD)

Definition

Ventrikelseptumdefekt (VSD)

Beim VSD, dem **häufigsten** Herzfehler überhaupt, liegt ein **defektes Kammerseptum** mit Verbindung zwischen linker und rechter Herzkammer vor (▶ **Abb. 3.20**).

Die Folge ist eine erhöhte **Volumenbelastung** des **Lungenkreislaufs**. Viele Patienten mit einem kleinen VSD sind völlig asymptomatisch, während ein größerer VSD bereits im Säuglingsalter zu Beschwerden führen kann, z. B. erhöhte Atemfrequenz (**Tachypnoe**), Probleme beim Trinken mit **Gedeihstörung**, vermehrtes **Schwitzen**.

Die Entscheidung für den Verschluss des Defekts hängt davon ab, wie groß der Defekt ist und wie viel Blut ständig vom linken in das rechte Herz zurückfließt, anstatt in den Körperkreislauf zu gelangen. **Kleine** VSDs bilden sich in der Mehrzahl der Fälle **spontan** zurück und werden erst bei ausbleibendem Verschluss nach dem 1. Lebensjahr bis zum jungen Erwachsenenalter **operativ** oder per **Katheter** verschlossen. **Große** VSDs mit hämodynamischer Relevanz müssen bereits im **Säuglingsalter operiert** werden.

Der Verschluss eines VSDs ist in jedem Fall sinnvoll, da der Shunt zwischen linkem und rechtem Herzen langfristig ein erhöhtes **Pumpvolumen** der linken Herzkammer bedingt und zur **Herzinsuffizienz** führen kann.

Abb. 3.20 Ventrikelseptumdefekt.

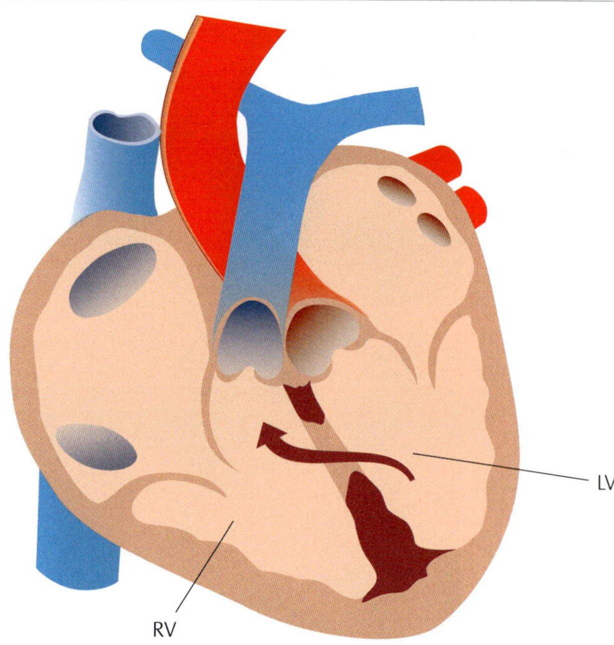

Durch den Defekt im Kammerseptum fließt Blut aus dem linken Ventrikel (LV) in den rechten Ventrikel (RV), sog. Links-rechts-Shunt. *Abb. aus: I care Krankheitslehre. 2., überarbeitete Auflage. Thieme; 2020.*

Zusatzinfo

Prognose eines VSD

Etwa 25 % aller VSD verschließen sich innerhalb der ersten 3 Lebensjahre komplett, weitere 30 % verkleinern sich. Bei größeren Defekten, die rechtzeitig verschlossen werden, ist die Prognose gut.

Vorhofseptumdefekt (ASD)

Der ASD ist der **häufigste** Herzfehler, der erst **bei Erwachsenen diagnostiziert** wird. Er entsteht, wenn die beiden Vorhöfe in der embryonalen Entwicklung des Herzens nicht vollständig durch das Vorhofseptum voneinander getrennt werden und Blut vom linken in den rechten Vorhof fließen kann. Dies kann durch einen Gewebedefekt des Vorhofseptums geschehen oder durch einen unvollständigen Verschluss des Foramen ovale nach der Geburt. Bei Letzterem spricht man auch von einem **offenen (persistierenden) Foramen ovale**.

Kleine Defekte verursachen i. d. R. keine Beschwerden und müssen auch nicht verschlossen werden. **Größere** Defekte fallen ab dem Kleinkindalter – oft aber erst im jungen Erwachsenenalter – durch **Herzstolpern** (Palpitationen), **Leistungsabfall** und **Atemnot** unter Belastung auf.

Der Verschluss eines ASDs erfolgt heutzutage i. d. R. im Rahmen einer **Linksherzkatheteruntersuchung** mit einem **Schirmchen**.

Persistierender Ductus arteriosus (PDA)

Bei ausbleibendem Verschluss des Ductus arteriosus Botalli spricht man von einem **persistierenden Ductus arteriosus (PDA)**. Kleine PDAs sind asymptomatisch, große PDAs fallen schon beim Säugling auf (insbesondere bei der Auskultation), evtl. auch klinisch durch Luftnot (**Dyspnoe**) und Zeichen der **Herzinsuffizienz**.

Bei Frühgeborenen, bei denen sich der Ductus nicht verschließt, kann man den Verschluss **medikamentös** mithilfe nichtsteroidaler Antirheumatika (**NSAR**) versuchen. Sonst ist der interventionelle Verschluss mittels **Herzkatheter** Mittel der Wahl.

Herzfehler mit Rechts-links-Shunt

Fallot-Tetralogie

Definition

Fallot-Tetralogie

Bei der Fallot-Tetralogie handelt es sich um eine Kombination aus **4 Defekten** (▶ **Abb. 3.21**):

- Ventrikelseptumdefekt
- Pulmonalstenose
- rechtsventrikulärer Hypertrophie
- „überreitender Aorta“: Die Aorta ist nach rechts verlagert und „reitet“ über dem Ventrikelseptumdefekt (sie nimmt somit Blut aus beiden Herzkammern auf).

Eine Fallot-Tetralogie fällt durch eine **Zyanose**, **Luftnot** und stark reduzierte Belastbarkeit auf. Sie muss möglichst **früh operiert** werden, da die Prognose andernfalls schlecht ist.

Transposition der großen Gefäße (TGA)

Bei der TGA sind die Abgänge der **Aorta** und der **Pulmonalarterie vertauscht**, sodass rechter und linker **Kreislauf** nicht mehr hintereinander-, sondern **parallel geschaltet** sind (▶ **Abb. 3.22**).

Die Therapie besteht aus einem möglichst frühzeitigen **operativen** Tausch von Aorta und Pulmonalarterie.

Hypoplastisches Linksherzsyndrom (HLHS)

Der **linke Ventrikel** ist unterentwickelt (Hypoplasie). Meist besteht außerdem eine Stenose oder eine Atresie (d. h. eine fehlende Anlage) der Mitral- und Aortenklappe. Die aufsteigende Aorta ist ebenfalls unterentwickelt (bis zur Einmündung des Ductus arteriosus). Das Blut fließt aus dem Pulmonalarterienstamm über den offenen Ductus arteriosus in den Körperkreislauf.

Häufig besteht ein Shunt auf Vorhofebene in Form eines Vorhofseptumdefekts (▶ **Abb. 3.23**). Die operative Therapie sollte sofort nach der Geburt begonnen werden.

Abb. 3.21 Fallot-Tetralogie.

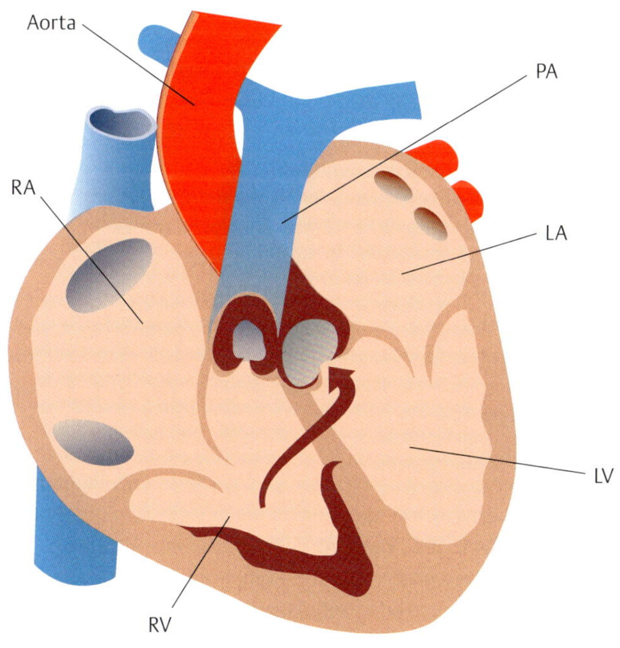

Es besteht ein Ventrikelseptumdefekt (→). Der rechte Ventrikel (RV) ist hypertrophiert. Die Pulmonalklappe ist verengt (Pulmonalstenose). Die Aorta „reitet“ über dem Ventrikelseptumdefekt – somit gelangt Blut aus beiden Kammern in den Körperkreislauf. LV = linker Ventrikel, LA = linker Vorhof, RA = rechter Vorhof, PA = Pulmonalarterienstamm. *Abb. aus: I care Krankheitslehre. 2., überarbeitete Auflage. Thieme; 2020.*

Abb. 3.22 Transposition der großen Gefäße.

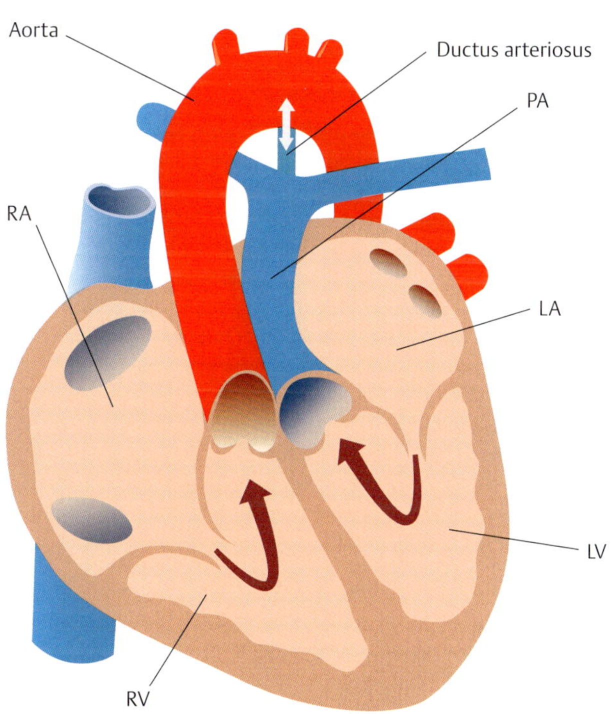

Das Blut fließt aus dem rechten Ventrikel (RV) in die Aorta und aus dem linken Ventrikel (LV) in den Pulmonalarterienstamm (PA). Bei einem persistierenden Ductus arteriosus (*) sind die Säuglinge lebensfähig. LA = linker Vorhof, RA = rechter Vorhof. *Abb. aus: I care Krankheitslehre. 2., überarbeitete Auflage. Thieme; 2020.*

Abb. 3.23 Hypoplastisches Linksherzsyndrom.

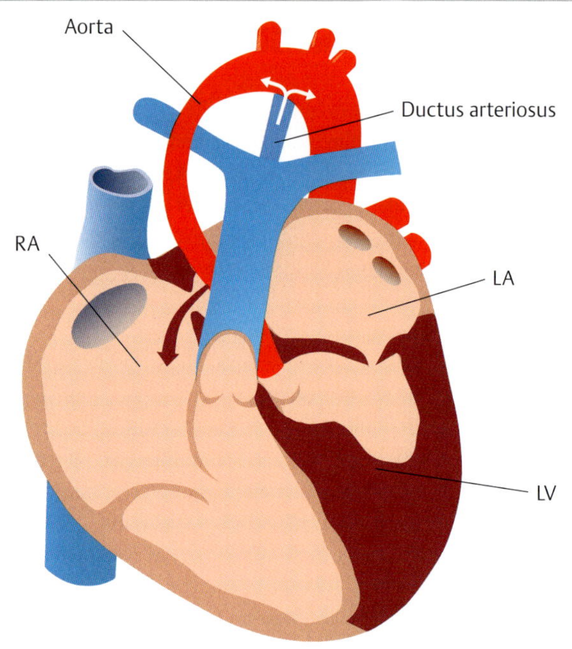

Der linke Ventrikel (LV) und die aufsteigende Aorta sind unterentwickelt. Der Blutfluss zum Körperkreislauf erfolgt über den offenen Ductus arteriosus. Vom linken Vorhof (LA) fließt Blut über einen Vorhofseptumdefekt in den rechten Vorhof (RA). *Abb. aus: I care Krankheitslehre. 2., überarbeitete Auflage. Thieme; 2020.*

Fazit – Das müssen Sie wissen

Herzfehler mit Links-rechts-Shunt

- **Ventrikelseptumdefekt** (VSD): häufigster Herzfehler; defektes Kammerseptum; häufig asymptomatisch; große VSDs im Säuglingsalter → u. a. Tachypnoe und Gedeihstörung; Therapie: ggf. operativer Verschluss
- **Vorhofseptumdefekt** (ASD): häufigster erst bei Erwachsenen diagnostizierter Herzfehler; durch Gewebedefekt oder unvollständigen Verschluss (offenes bzw. persistierendes Foramen ovale) an einer Stelle geöffnetes Vorhofseptum; Therapie: i. d. R. im Rahmen einer Herzkatheteruntersuchung Verschluss mit einem Schirmchen; Indikation ist abhängig von der Defektgröße
- **persistierender Ductus arteriosus** (PDA): ausbleibender Verschluss des Ductus arteriosus Botalli; Therapie: interventioneller Verschluss mittels Herzkatheter als Mittel der Wahl, evtl. medikamentöser Verschluss mit nichtsteroidalen Antirheumatika

Herzfehler mit Rechts-links-Shunt

- **Fallot-Tetralogie**: Ventrikelseptumdefekt + Pulmonalstenose + rechtsventrikuläre Hypertrophie + „überreitende Aorta"; Therapie: frühe Operation
- **Transposition der großen Gefäße** (TGA): vertauschte Abgänge von Aorta und Pulmonalarterie → parallele Schaltung von rechtem und linker Kreislauf; Therapie: frühe Operation
- **hypoplastisches Linksherzsyndrom** (HLHS): Hypoplasie des linken Ventrikels und der aufsteigenden Aorta (bis zur Einmündung des Ductus arteriosus), meist auch Stenose/Atresie der Mitral- und Aortenklappe, Blutfluss über offenen Ductus arteriosus; Therapie: frühe Operation

3.1.10 Erworbene Herzklappenfehler

Einleitung

Definition

Erworbene Herzklappenfehler

Erworbene Herzfehler sind Veränderungen im Bereich der Herzklappen, die nicht bereits angeboren sind. Man unterscheidet:

- Stenosen, bei denen die Klappen nicht mehr richtig öffnen
- Insuffizienzen, bei denen die Klappen nicht mehr richtig schließen
- Kombinationserkrankungen aus Stenose und Insuffizienz

Von den oben definierten Veränderungen können alle 4 Herzklappen betroffen sein. Da die Herzklappen des linken Herzens (Mitralklappe und Aortenklappe) aufgrund des höheren Drucks im großen Kreislauf weitaus größeren Belastungen ausgesetzt sind, sind diese auch deutlich häufiger von Erkrankungen betroffen. Der häufigste erworbene Herzklappenfehler ist die **Aortenklappenstenose** (auch kurz Aortenstenose genannt), gefolgt von der **Mitralklappeninsuffizienz**.

Alle Herzklappenfehler führen unbehandelt auf Dauer zu einer **Herzinsuffizienz** – entweder verursacht durch eine erhöhte Druckbelastung bei Stenosen oder eine erhöhte Volumenbelastung bei Insuffizienzen. Die erhöhte Volumenbelastung entsteht dadurch, dass das Blut durch die sich nicht mehr vollständig schließende Klappe zurückfließt.

Diagnostik und Therapie. Klinisch sind die Herzklappenveränderungen mit jeweils typischen **Herzgeräuschen** verbunden, die oftmals diagnostische Hinweise auf die Herzklappenveränderungen geben können. Auch das **EKG** kann Hinweise auf einen Herzklappenfehler liefern.

Die diagnostische Methode der Wahl ist die **Echokardiografie**. Dabei können Aufbau und Funktion der Herzklappe gut beurteilt und der Schweregrad der Erkrankung berechnet werden. Auch die **Röntgenthoraxaufnahme** liefert diagnostische Hinweise (z. B. Herzgröße, Verkalkungen im Bereich der Herzklappe). Im Rahmen einer **Linksherzkatheteruntersuchung** können u. a. die Öffnungsfläche der Herzklappe und der Druckgradient über der Klappe gemessen werden.

Therapeutisch muss eine Herzklappenveränderung engmaschig kontrolliert werden. Parallel erfolgt eine **medikamentöse** Begleittherapie, um das Fortschreiten der Herzinsuffizienz aufzuhalten und den Zustand zu stabilisieren. Ab einem bestimmten Schweregrad muss die Klappe **operativ** oder mittels **Herzkatheter** ersetzt oder aufgedehnt werden. Es gibt mechanische und biologische Herzklappen (vom Schwein). Nach dem Einsetzen einer mechanischen Herzklappe muss der Betreffende dauerhaft mit Antikoagulanzien wie Phenprocoumon (Marcumar) behandelt werden. Bei Herzklappenveränderungen und Herzklappenersatz muss bei entsprechenden Eingriffen eine Endokarditisprophylaxe durchgeführt werden.

Fazit – Das müssen Sie wissen

Erworbene Herzklappenfehler

Man unterscheidet **Stenosen**, **Insuffizienzen** und eine **Kombination** aus beidem. Alle 4 Herzklappen können betroffen sein (häufiger die Klappen des linken Herzens = Mitral- und Aortenklappe). Der häufigste erworbene Herzklappenfehler ist die **Aortenklappenstenose**, gefolgt von der **Mitralklappeninsuffizienz**. Herzklappenfehler führen unbehandelt zu einer **Herzinsuffizienz**.

Diagnostische Methode der Wahl ist die **transthorakale Echokardiografie**. Therapeutisch muss eine Herzklappenveränderung engmaschig kontrolliert werden. Eine medikamentöse Begleittherapie dient der Behandlung einer Herzinsuffizienz. Gegebenenfalls muss die Herzklappe – **operativ** oder mittels Herzkatheter – ersetzt werden. Nach Einsetzen einer mechanischen Klappe muss eine dauerhafte **Antikoagulation** erfolgen. Veränderungen an der Herzklappe erfordern vor invasiven Eingriffen eine **Endokarditisprophylaxe**!

Aortenklappenstenose

Definition

Aortenklappenstenose

Bei der Aortenklappenstenose (kurz: Aortenstenose) kommt es zur **Verengung** im Bereich der **Aortenklappe**; der Ausfluss des Bluts aus der linken Herzkammer wird behindert.

Pathophysiologie

Es entsteht eine **Druckbelastung** im **linken Ventrikel**. Die häufigste Ursache für eine Stenose der Aortenklappe sind degenerative Veränderungen im Rahmen einer **Atherosklerose**. Dabei lagert sich (ähnlich wie bei den Blutgefäßen) Kalk in den Herzklappen ab und schränkt deren Beweglichkeit ein. Bei jedem 3. Menschen zwischen 60 und 70 Jahren lassen sich solche Kalkablagerungen in den Herzklappen nachweisen – doch nur ein Teil davon bekommt eine Aortenklappenstenose, die hämodynamisch relevant ist und Symptome verursacht.

Seltenere Ursachen für eine Aortenklappenstenose sind angeborene Klappenfehler oder die Folgen einer Streptokokkeninfektion.

Symptome

Typische Symptome sind:

- Angina-pectoris-Beschwerden, verursacht durch den erhöhten Sauerstoffbedarf der hypertrophierten Herzmuskulatur bei gleichzeitig verminderter Auswurfleistung
- Zeichen einer Herzinsuffizienz (u. a. Luftnot)
- Schwindel und/oder Synkopen, bedingt durch eine Minderversorgung des Gehirns aufgrund zu geringer Auswurfleistung des Herzens

Viele Patienten sind jedoch auch mit einer ausgeprägten Stenose asymptomatisch. Bei fortgeschrittener Aortenklappenstenose besteht dennoch die Gefahr lebensbedrohlicher **Herzrhythmusstörungen** und eines **plötzlichen Herztods**.

Diagnostik und Therapie.

Bei einer ausgeprägten Aortenklappenstenose kann man einen sehr typischen langsamen und schwachen Puls (Pulsus tardus et parvus) tasten.

Bei der **Auskultation** einer Aortenklappenstenose (▶ **Abb. 3.24**) hört man ein systolisches Strömungsgeräusch – es ist am lautesten im 2. Interkostalraum rechts parasternal und kann auch in die Halsschlagadern (**Karotiden**) fortgeleitet und dort abgehört werden. Bei einer leichten Aortenklappenstenose hört man ein raues oder kratzendes, mittel- bis tieffrequentes Geräusch. In der **Röntgenthoraxaufnahme** zeigen sich ggf. Verkalkungen im Bereich der Aortenklappe. Die wichtigste diagnostische Maßnahme ist die **Echokardiografie**.

Primäres Therapieziel bei jeder symptomatischen Aortenklappenstenose ist der **Ersatz** der Herzklappe. Dies geschieht i. d. R. durch einen chirurgischen Eingriff am offenen Thorax, bei dem die Klappe entweder gegen eine künstliche Herzklappe (**mechanischer** Aortenklappenersatz) oder einen **biologischen** Aortenklappenersatz, z. B. vom Schwein oder aus Rinderperikard hergestellt, ausgetauscht wird. Bei Patienten mit Vorerkrankungen oder reduziertem Zustand kann die Klappe auch minimalinvasiv mithilfe eines interventionellen **Katheterverfahrens** ersetzt werden.

Nach einem Herzklappenersatz ist bei invasiven Eingriffen eine **Endokarditisprophylaxe** notwendig. Bei mechanischen Herzklappen ist eine **Dauerantikoagulation**, z. B. mit Phenprocoumon (Marcumar), zur Verhinderung der Thrombenbildung notwendig.

Abb. 3.24 Aortenklappenstenose.

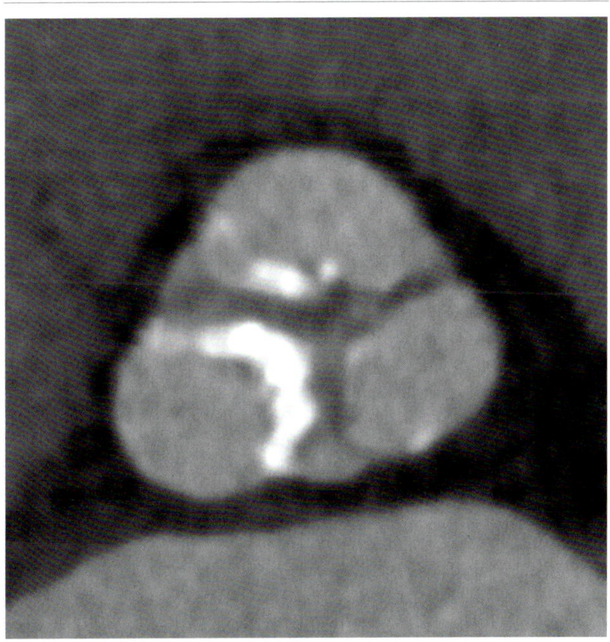

CT-Koronarangiografie der Aorta. Draufsicht auf das Gefäßlumen. An den Klappen sind die Verkalkungen deutlich sichtbar. *Abb. aus: Schwarz F, Hetterich H, Malms J. Aortenklappenstenose. In: Reiser M, Kuhn F, Debus J, Hrsg. Duale Reihe Radiologie. 4., vollständig überarbeitete Auflage. Thieme; 2017*

Fazit – Das müssen Sie wissen

Aortenklappenstenose

Häufigste Ursache sind degenerative Veränderungen im Rahmen einer **Atherosklerose**. Typische Symptome sind z. B. **Angina-pectoris**-Beschwerden, **Herzinsuffizienzzeichen** (z. B. Luftnot) und **Synkopen**; viele Patienten sind jedoch asymptomatisch. Therapie ist ein **Herzklappenersatz**.

Aortenklappeninsuffizienz

Definition

Aortenklappeninsuffizienz

Bei einer Aortenklappeninsuffizienz ist die **Aortenklappe undicht** und es kommt zum Rückstrom von Blut aus der Aorta in die linke Herzkammer. Je nachdem, ob das Leck akut entstanden ist oder sich über einen längeren Zeitraum entwickelt hat, unterscheidet man eine akute von einer chronischen Aortenklappeninsuffizienz.

Pathophysiologie

Es entsteht eine **Volumenbelastung** im **linken Ventrikel**. Bei einer **akuten Aortenklappeninsuffizienz** kann das Herz dieses zusätzliche Volumen nicht bewältigen; es kommt zum Rückstau in den **kleinen Kreislauf**. Bei der **chronischen Form** reagiert das Herz auf die Volumenbelastung mit einer **Hypertrophie** und kann sie zunächst relativ lange kompensieren. Erst in späten Stadien bildet sich dann auch eine **Herzinsuffizienz** aus.

Eine **akute Aortenklappeninsuffizienz** kann im Rahmen einer bakteriellen Endokarditis (S. 62), einer akuten Aortendissektion (S. 106) oder im Rahmen einer Brustkorbverletzung entstehen.

Eine **chronische Aortenklappeninsuffizienz** kann eine Folgeerscheinung anderer Herzklappenerkrankungen wie einer bakteriellen Endokarditis sein. Sie kann durch **degenerative** Veränderungen der Klappensegel entstehen oder durch eine Erweiterung des Klappenrings (Ringdilatation) – häufig zusammen mit einer Erweiterung der Aorta ascendens oder des gesamten Aortenbogens (z. B. bei arterieller Hypertonie) – hervorgerufen werden.

Symptome

Die **akute Aortenklappeninsuffizienz** führt rasch zu einer schweren **Linksherzinsuffizienz mit Lungenödem** und **kardiogenem Schock** und ist ein absoluter Notfall. Die **chronische Aortenklappeninsuffizienz** bleibt lange asymptomatisch. Erst in fortgeschrittenen Stadien klagen die Patienten über **Luftnot** (Belastungsdyspnoe), leichte Ermüdbarkeit, **Angina-pectoris-Beschwerden** und **Schwindel**. Im Stadium der Dekompensation zeigen sich durch die gestörte rechtsventrikuläre Funktion auch periphere Ödeme, Leberstauung und Aszites.

Typisch sind auch ein **sichtbares Pulsieren der Karotiden** (Corrigan-Zeichen) und ein pulssynchronen Kopfnicken (Musset-Zeichen). Die Patienten berichten häufig von einem pulssynchronen Dröhnen im Kopf.

Abb. 3.25 Mitralklappeninsuffizienz.

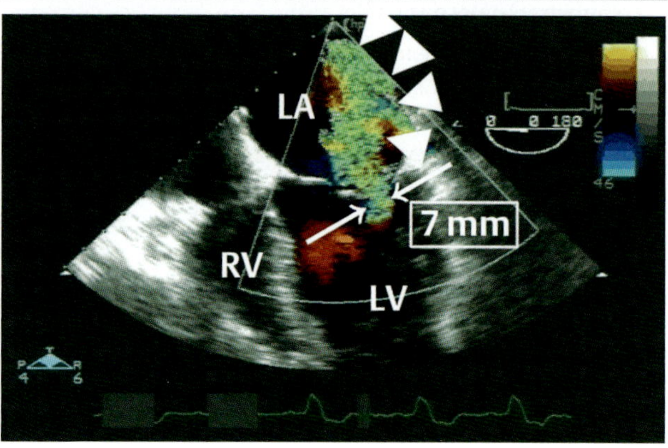

In der Echokardiografie erkennt man den sog. Insuffizienzjet (markiert mit Pfeilspitzen): Dabei handelt es sich um den Rückfluss des Blutes aus dem linken Ventrikel (= LV) in den linken Vorhof (= LA). Die langen Pfeile markieren die engste Stelle des Jets; diese Stelle dient der Einteilung des Schweregrades. RV = rechter Ventrikel. *Abb. aus: Brandt R, Kim W, Hamm C et al. Mitralinsuffizienz. In: Arastéh K, Baenkler H, Bieber C et al., Hrsg. Duale Reihe Innere Medizin. 4. Auflage. Thieme; 2018*

Diagnostik

Bei der **klinischen Untersuchung** tastet man einen sehr **kräftigen** und spitzen **Puls** (Pulsus celer et altus). Typisch ist eine **große Blutdruckamplitude** (d. h., die Differenz zwischen systolischem und diastolischem Wert ist groß) mit **isolierter systolischer Hypertonie** (hohem systolischen und reduziertem diastolischem Blutdruck).

Bei der **Auskultation** einer Aortenklappeninsuffizienz ist ein diastolisches Strömungsgeräusch zu hören. Dieses ist über dem Erb-Punkt (3. Interkostalraum links parasternal) und über der Aortenklappe (2. ICR rechts parasternal) am lautesten. Eine höhergradige Aortenklappeninsuffizienz zeichnet sich durch ein diastolisches und ein systolisches Herzgeräusch aus. Das systolische Geräusch ist eine Folge des erhöhten Schlagvolumens des linken Ventrikels in der Systole (relative Aortenstenose). In der **Röntgenthoraxaufnahme** zeigt sich meist ein nach links vergrößerter Herzschatten mit einer abgerundeten Herzspitze.

Die **Echokardiografie** ist das wichtigste diagnostische Mittel und dient der Darstellung von Struktur und Funktion der Aortenklappe. Der Rückstrom des Bluts kann in der Farbdoppleruntersuchung dargestellt werden (▶ **Abb. 3.25**).

Therapie

Bei einer **akuten Aortenklappeninsuffizienz** muss die Klappe schnellstmöglich **ersetzt** werden. Dies gilt ebenfalls für **symptomatische chronische** Formen. Bei asymptomatischen Aortenklappeninsuffizienzen versucht man, das Fortschreiten mit **nachlastsenkenden Medikamenten** (z. B. ACE-Hemmern) zu verzögern.

Fazit – Das müssen Sie wissen

Aortenklappeninsuffizienz

Bei einer Aortenklappeninsuffizienz strömt Blut durch die undichte Klappe aus der Aorta in die linke Kammer zurück (→ **Volumenbelastung**).

Eine **akute** Aortenklappeninsuffizienz kann z. B. im Rahmen einer bakteriellen Endokarditis entstehen. Sie führt unmittelbar zu einer schweren Herzinsuffizienz (**kardiogener Schock**) und ist ein absoluter Notfall.

Eine **chronische** Aortenklappeninsuffizienz entsteht häufig durch eine degenerative Veränderung der Aortenklappensegel oder eine Dilatation des Aortenklappenrings. Sie bleibt lange asymptomatisch; in fortgeschrittenen Stadien klagen die Patienten über **Luftnot**, leichte Ermüdbarkeit, **Angina-pectoris**-Beschwerden und **Schwindel**.

Typisch ist eine **große Blutdruckamplitude mit isolierter systolischer Hypertonie** wie auch ein **sichtbares Pulsieren der Karotiden**. Die **Echokardiografie** ist die wichtigste diagnostische Maßnahme. Die Therapie erfolgt durch einen **Klappenersatz** bei der symptomatischen Form und medikamentös bei der asymptomatischen Form.

Mitralklappenstenose

Definition

Mitralklappenstenose

Bei der Mitralklappenstenose ist die **Mitralklappe verengt**; die Füllung der linken Herzkammer in der Diastole ist erschwert.

Pathophysiologie

Da durch die zunehmende Verengung der Klappenöffnung in der Diastole weniger Blut in die linke Kammer gelangt, kann das Herz weniger Blut in den Körper pumpen; das **Herzzeitvolumen nimmt ab** und es entsteht eine **Druckbelastung** im **linken Vorhof**, der den Belastungen im Verlauf nicht mehr standhält. Die Folge ist eine Dekompensation und ein Rückstau in den kleinen Kreislauf und damit auch eine Rechtsherzbelastung. Es kommt zur Verdickung der Herzmuskelfasern und damit zu einer **Rechtsherzhypertrophie**.

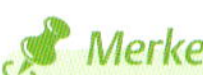

Rheumatisches Fieber

Die Mitralklappenstenose ist meist die **Folge eines rheumatischen Fiebers**, das durch eine Infektion mit β-hämolysierenden Streptokokken ausgelöst wird, und einer damit einhergehenden Endokarditis.

Symptome

Ca. 10–20 Jahre nach einem rheumatischen Fieber klagen die Patienten über Müdigkeit sowie v. a. nächtliche und unter Belastung auftretende **Atemnot**.

Die **Wangen** der Patienten sind meist **rötlich** und die Lippen **zyanotisch** – man nennt dies auch Mitralgesicht oder **Facies mitralis**. Üblicherweise sind im Gesicht kleine Gefäßerweiterungen sichtbar, sog. **Teleangiektasien** (▶ **Abb. 3.37b**).

Außerdem findet man weitere typische Symptome einer Rechtsherzinsuffizienz. Die Drucksteigerung im linken Vorhof begünstigt die Entstehung von Vorhofflimmern (S. 60) mit Tachyarrhythmia absoluta.

Eine Mitralklappenstenose kann auch Auslöser für eine akute Linksherzinsuffizienz sein, da der Kraftaufwand für den linken Vorhof in der Diastole ansteigt. Die Muskulatur des linken Vorhofs hypertrophiert. Bei einer Dekompensation dieser Situation staut sich das Blut in den kleinen Kreislauf zurück und es kann ein **Lungenödem** entstehen.

Diagnostik und Therapie

Bei der **Auskultation** hört man bei einigen Patienten einen Mitralöffnungston (MÖT) und ein diastolisches Strömungsgeräusch (im Bereich der Herzspitze).

Die Klappe muss rekonstruiert werden; dafür gibt es verschiedene Methoden: Bei der **perkutanen Mitralklappenvalvuloplastie** (Mitralklappensprengung) wird im Rahmen einer **Linksherzkatheteruntersuchung** ein **Ballon** im Bereich der Mitralklappe positioniert und stark aufgeblasen. Dadurch wird die verengte Herzklappe aufgesprengt. Wegen der relativ geringen Invasivität und der hohen Erfolgsrate ist dieses Verfahren inzwischen Mittel der Wahl.

Bei der **operativen Mitralklappenrekonstruktion** wird am offenen Herzen die Verengung der Mitralklappe beseitigt und die Klappe rekonstruiert.

Bei der **medikamentösen Begleittherapie** steht die Reduktion des Drucks im kleinen Kreislauf im Vordergrund. Eingesetzt werden v. a. Diuretika und Betablocker.

Fazit – Das müssen Sie wissen

Mitralklappenstenose

Eine Mitralklappenstenose schränkt die Herzfüllung in der Diastole ein (**Herzzeitvolumen** ↓). Es entsteht eine **Druckbelastung** im **linken Vorhof**. Das Blut staut sich in den kleinen Kreislauf zurück und belastet die rechte Herzhälfte. Es kommt zu einer **Rechtsherzhypertrophie**, oft auch zur absoluten Arrhythmie bei **Vorhofflimmern**. Die häufigste Ursache für eine Mitralklappenstenose ist das **rheumatische Fieber**. Symptome sind u. a. **Müdigkeit**, **Atemnot** (v. a. nachts und unter Belastung) wie auch Zeichen einer **Rechtsherzinsuffizienz** oder ein **Lungenödem**. Die Therapie erfolgt durch Aufdehnen der Klappe im Rahmen einer Linksherzkatheteruntersuchung (**Mitralklappenvalvuloplastie**); alternativ wird die Klappe operativ rekonstruiert. Die medikamentöse Begleittherapie besteht v. a. in der Gabe von Diuretika und Betablockern.

Mitralklappeninsuffizienz

Definition

Mitralklappeninsuffizienz

Bei einer Mitralklappeninsuffizienz schließt die Mitralklappe nicht mehr richtig, sodass in der Systole Blut aus der linken Herzkammer in den **linken Vorhof zurückfließt** (Regurgitation).

Pathophysiologie

Nach der Aortenklappenstenose ist die Mitralklappeninsuffizienz die zweithäufigste Herzklappenerkrankung. Mögliche Ursachen sind **degenerative** Veränderungen, ein Mitralklappenprolaps, Infektionen sowie Ausrisse von Segeln, Sehnenfäden oder Papillarmuskeln z. B. im Rahmen eines **Herzinfarkts**.

Eine **akute Mitralklappeninsuffizienz** dekompensiert sehr rasch. Aufgrund des plötzlichen Rückstroms kommt es zu einer starken Druckerhöhung im linken Vorhof. Der linke Vorhof dilatiert, das Blut staut sich in die Lunge zurück. Außerdem ist das Auswurfvolumen reduziert. Häufig entwickelt sich ein **Lungenödem** bis hin zum **kardiogenen Schock**.

Die **chronische Mitralklappeninsuffizienz** kann meist lange kompensiert werden. Ein Teil des Herzzeitvolumens gelangt während der Systole von der linken Kammer in den linken Vorhof. Dieses Blutvolumen (das sog. Pendelblut) führt zu einer **Volumenbelastung des linken Vorhofs** mit **Dilatation des linken Vorhofs**. Die Folge ist eine passive Druckerhöhung im kleinen Kreislauf mit **Lungenödem**. Im Laufe der Zeit kommt es zu einer aktiven pulmonalen Hypertonie (Lungenhochdruck) mit zunehmender Rechtsherzbelastung bis hin zur **Rechtsherzinsuffizienz**. Um das Herzzeitvolumen aufrechtzuerhalten, werden das Schlagvolumen des linken Ventrikels und auch die Herzfrequenz gesteigert. Dies führt zunächst zu einer **Hypertrophie des linken Ventrikels** und später, wenn seine Kompensationsmechanismen erschöpft sind, zu einer **Dilatation des linken Ventrikels** mit **Linksherzinsuffizienz** (die Kontraktionskraft und auch das zu Beginn erhöhte Schlagvolumen nehmen ab).

! Cave

Akute Mitralklappeninsuffizienz

Die akute Mitralklappeninsuffizienz stellt einen akut lebensbedrohlichen Notfall dar!

Symptome

Bei einer **akuten** Mitralklappeninsuffizienz findet man das Bild einer schweren Herzinsuffizienz (**kardiogener Schock**). Bei einer **chronischen** Mitralklappeninsuffizienz entwickeln sich die Symptome einer **Rechtsherzinsuffizienz** (Leistungsknick, Atemnot, Beinödeme usw.) langsamer. Auch kann es zu Vorhofflimmern kommen.

Diagnostik und Therapie

Bei der **Auskultation** hört man ein systolisches Strömungsgeräusch – am lautesten über der Herzspitze. In der **Echokardiografie** kann mithilfe der Farbdoppleruntersuchung der Rückstrom des Bluts dargestellt werden.

Eine leichte, chronische Mitralklappeninsuffizienz muss nicht behandelt werden. Akute Formen mit kardiogenem Schock und stark symptomatische, chronische Mitralklappeninsuffizienzen müssen mit einer **operativen Rekonstruktion** oder einem operativen **Klappenersatz** behandelt werden.

Fazit – Das müssen Sie wissen

Mitralklappeninsuffizienz

Bei einer Mitralklappeninsuffizienz fließt Blut aus dem linken Ventrikel in den **linken Vorhof** zurück (**Volumenbelastung des linken Vorhof**), das Schlagvolumen des linken Ventrikels steigt und auch die Herzfrequenz nimmt zu. Bei der **akuten Form** dilatiert der Vorhof rasch, der Druck im kleinen Kreislauf steigt und es kommt i. d. R. zu einem **Lungenödem** bis hin zum kardiogenen Schock (Notfall!). Bei der **chronischen** Form führt die Volumenbelastung im linken Vorhof über eine **Dilatation** des linken Vorhofs zu einem Lungenödem und einer **Rechtsherzbelastung**. Die **Hypertrophie** und anschließende Dilatation des linken Ventrikels kann zu einer **Linksherzinsuffizienz** führen.
Mögliche Ursachen sind **degenerative** Veränderungen, **Mitralklappenprolaps**, Infektionen, Ausrisse von Segeln, Sehnenfäden oder Papillarmuskeln (z. B. bei **Herzinfarkt**). Es bestehen die Symptome einer **Rechtsherzinsuffizienz**. Die Therapie bei stark symptomatischen Formen umfasst eine **operative** Rekonstruktion oder einen operativen Klappenersatz.

Mitralklappenprolaps

Definition

Mitralklappenprolaps

Bei einem Mitralklappenprolaps handelt es sich um das **Zurückschlagen** eines oder beider Segel Mitralklappe in den linken **Vorhof** während der Systole.

Die Ursache eines **Mitralklappenprolapses** ist meist die Einlagerung von Mukopolysacchariden und die Vermehrung des kollagenen Bindegewebes, was zu einer ödematösen Verdickung der Mitralklappensegel führt. Die Veränderungen können auf pathologische Prozesse an den Segeln zurückgehen, oder auch funktionell bedingt sein. Verschiedene Vorerkrankungen (z. B. Marfan-Syndrom, Kardiomyopathie, KHK oder Vorhofseptumdefekt) können zu einem Prolaps führen.

Ein Prolaps ist meist asymptomatisch. Etwa 10 % der Betroffenen haben klinische Symptome, v. a. Herzrhythmusstörungen (v. a. paroxysmale Tachykardien), Schwindel bis hin zu Synkopen, linksseitige, thorakale Druckgefühle bis hin zu Angina-pectoris-ähnlichen Beschwerden, schlechte Belastbarkeit oder „Herzstiche". Aus einem Mitralklappenprolaps kann sich in manchen Fällen eine hochgradige Mitralklappeninsuffizienz entwickeln.

Auskultatorisch lässt sich ein mittel- bis spät**systolischer Klick** mit Punctum maximum über der Herzspitze mit nachfolgendem Spätsystolikum hören. Der **Klick** entsteht durch das Anspannen der meist verlängerten Sehnenfäden. Klick und Geräusch sind von der Körperlage abhängig. Das Spätsystolikum ist ein Hinweis auf eine beginnende Mitralklappeninsuffizienz.

Ein Mitralklappenprolaps kann nur durch Echokardiografie (TTE/TEE) sicher diagnostiziert werden: Während der Systole prolabieren ein oder beide verdickten Mitralsegel um > 2 mm in den linken Vorhof (**Hängemattenphänomen**). Ein Mitralklappenprolaps ist auch häufig ein Zufallsbefund bei der Echokardiografie.

Ein zufällig diagnostizierter Mitralklappenprolaps ohne weitere Befunde oder Symptomatik hat keinen Krankheitswert. Palpitationen und pektanginöse Beschwerden können ggf. mit niedrig dosierten β-Blockern behandelt werden.

Herzklappenfehler des rechten Herzens

Erworbene Herzfehler des rechten Herzens (z. B. eine Pulmonalstenose und -insuffizienz wie auch eine Trikuspidalklappenstenose und -insuffizienz) sind selten. Sie treten v. a. nach einer bakteriellen Endokarditis insbesondere an der Trikuspidalklappe auf.

Häufig sind sogenannte **relative Klappeninsuffizienzen** infolge einer Überdehnung des Klappenansatzapparats. Das rechte Herz toleriert die Volumen- oder Druckbelastung recht lange. Bei fortgeschrittener Erkrankung und Dekompensation zeigt sich jedoch eine Rechtsherzinsuffizienz mit venöser Stauung und daraus folgender Hepato- und Splenomegalie wie auch mit gastrointestinalen Störungen, Müdigkeit, Aszites und Ödemen.

- Bei einer **Trikuspidalklappenstenose** ist die Trikuspidalklappe verengt. Die entstehenden Turbulenzen verursachen ein Herzgeräusch während der **Diastole**, das bei der Auskultation im 4. Interkostalraum (ICR) parasternal rechts am lautesten ist.
- Typisch für die **Trikuspidalklappeninsuffizienz** ist ein hochfrequentes, **systolisches** Rückströmungsgeräusch mit Punctum maximum (P. m.) im 4. ICR parasternal rechts. Patienten mit einer schweren Trikuspidalklappeninsuffizienz zeigen die Symptome einer Rechtsherzinsuffizienz.
- Die **Pulmonalklappenstenose** ist fast immer angeboren. Bei der Auskultation hört man ein **systolisches** Geräusch mit P. m. im 2. ICR parasternal links. Eine Pulmonalstenose bleibt meist asymptomatisch. Es können aber Müdigkeit und Belastungsdyspnoe auftreten, da das Herzzeitvolumen aufgrund der Obstruktion bei Belastung nicht ausreichend erhöht werden kann. Außerdem kann eine Halsvenenstauung sichtbar sein.
- Die **Pulmonalklappeninsuffizienz** ist meist die Folge einer pulmonalen Hypertonie mit Dilatation der Lungenarterien. Typisch ist ein **diastolisches** Strömungsgeräusch mit P. m. im 2. ICR parasternal links. Die Erkrankung bleibt ebenfalls häufig asymptomatisch. Gelegentlich sind die Patienten aber müde und es zeigen sich die Symptome einer Rechtsherzinsuffizienz.

Allgemein zeigen sich im **EKG** ggf. Zeichen der **Rechtsherzbelastung**. Zur Feststellung der Klappenmorphologie wird eine **Echokardiografie** durchgeführt. Der Rückstrom des Bluts kann in der Farbdoppleruntersuchung dargestellt werden.

Die **Therapie** erfolgt durch Reduktion des Volumens durch **Diuretika**, eine **Salzrestriktion** und die **Behandlung der Herzinsuffizienz**. Auch chirurgische Interventionen wie eine Ballonvalvuloplastie (Aufsprengen einer Stenose mithilfe eines Ballons), eine operative Rekonstruktion oder ein Klappenersatz sind möglich, werden jedoch erst bei relevanter Verkleinerung der Klappenöffnungsfläche mit entsprechender Symptomatik bzw. bei Anstieg des Druckgradienten über der Klappe in Erwägung gezogen.

Fazit – Das müssen Sie wissen

Herzklappenfehler des rechten Herzens

Zu den Klappenfehlern (Klappenvitien) des rechten Herzens gehören die Trikuspidalklappenstenose, die Trikuspidalklappeninsuffizienz, die Pulmonalstenose und die Pulmonalklappeninsuffizienz.

Erworbene Klappenfehler des rechten Herzens sind selten. Häufiger finden sich sog. relative Klappeninsuffizienzen infolge einer Überdehnung des Klappenansatzapparats. Das rechte Herz toleriert die Volumen- oder Druckbelastung relativ lange, bei fortgeschrittener Erkrankung und Dekompensation zeigt sich aber eine **Rechtsherzinsuffizienz** mit venöser Stauung und der entsprechenden klinischen **Symptomatik**.

Für die Diagnose richtungsweisend ist die Feststellung der Herzgeräusche durch **Auskultation** (Differenzierung durch Lokalisation des Punctum maximum):

- Trikuspidalklappenstenose: diastolisch; 2. Interkostalraum (ICR) parasternal rechts
- Trikuspidalklappeninsuffizienz: systolisch; 4. ICR parasternal rechts
- Pulmonalstenose: systolisch; 2. ICR parasternal links
- Pulmonalklappeninsuffizienz: diastolisch; 2. ICR parasternal links

Das **EKG** zeigt ggf. die Zeichen der Rechtsherzbelastung. Visualisiert werden können die Herzfehler u. a. durch eine **Echokardiografie**.

3.1.11 Vertiefungsfragen zu Herz- und Herzklappenfehlern

Vertiefungsfragen

Frage 1

Erläutern Sie, warum es bei einem Herzfehler mit Rechts-links-Shunt zu einer Zyanose kommen kann, diese bei einem Herzfehler mit Links-rechts-Shunt aber eher unwahrscheinlich ist.

Musterlösung:

Bei einem Links-rechts-Shunt vermischt sich ein Teil des sauerstoffreichen systemarteriellen Bluts aus dem linken Herzen mit dem sauerstoffarmen systemvenösen Blut aus dem rechten Herzen und gelangt erneut in den Lungenkreislauf. Der Sauerstoffgehalt des Bluts, das in den Körperkreislauf gepumpt wird, ist unverändert. Bei einem Rechts-links-Shunt vermischt sich systemvenöses (sauerstoffarmes) Blut mit pulmonalvenösem bzw. systemarteriellem (sauerstoffreichem) Blut, sodass der Sauerstoffgehalt des Bluts, das in den Körperkreislauf gelangt, verringert ist. Die Folge ist eine Zyanose.

Frage 2

Ihre Patientin berichtet aufgeregt, sie sei vor Kurzem wieder Oma geworden. „Ich freue mich natürlich sehr, aber ich mache mir große Sorgen. Es hat sich herausgestellt, dass das Baby ein Loch in der Herzscheidewand hat.“ Was können Sie Ihrer Patientin zur Therapie und zur Prognose eines Ventrikelseptumdefekts (VSD) sagen?

Musterlösung:

Etwa ein Viertel aller VSDs verschließt sich innerhalb der ersten 3 Lebensjahre. Bei größeren Defekten, die rechtzeitig verschlossen werden, ist die Prognose gut. Kleine VSDs schließen sich häufig spontan. Sollte das nicht der Fall sein, werden sie nach dem 1. Lebensjahr bis ins junge Erwachsenenalter operativ oder per Katheter verschlossen. Große VSDs mit hämodynamischer Relevanz sollten bis zum 6. Lebensmonat operiert werden.

Frage 3

Bei Herzfehlern kommt es in den verschiedenen Herzhöhlen primär zu einer Druck- oder auch einer Volumenbelastung. Ordnen Sie den folgenden Herzfehlern – Aortenklappenstenose, Aortenklappeninsuffizienz, Mitralklappenstenose, Mitralklappeninsuffizienz – die primäre Belastung der Herzhöhlen – linkes Atrium, linker Ventrikel, rechts Atrium, rechter Ventrikel – zu.

Musterlösung:

- *Aortenklappenstenose: Druckbelastung des linken Ventrikels (in der Systole muss das Blut durch eine verengte Aortenklappe ausgeworfen werden; das bedeutet einen höheren Widerstand und die Druckbelastung steigt, d. h., der Auswurf ist erschwert)*
- *Aortenklappeninsuffizienz: Volumenbelastung des linken Ventrikels (in der Diastole strömt ein Teil des systolisch ausgeworfenen Bluts durch die Aortenklappe in den linken Ventrikel zurück, d. h., das Herz muss pro Zeiteinheit ein größeres Volumen pumpen)*
- *Mitralklappenstenose: Druckbelastung des linken Vorhofs (in der Diastole gelangt das Blut durch die verengte Mitralklappe in den linken Ventrikel; dadurch erhöht sich der Widerstand und die Druckbelastung im linken Vorhof steigt)*
- *Mitralklappeninsuffizienz: Volumenbelastung des linken Vorhofs (in der Systole strömt Blut vom kontrahierenden linken Ventrikel in den linken Vorhof zurück)*

Frage 4

Wie unterscheiden sich Mitralklappenstenose und Mitralklappeninsuffizienz in der Auskultation?

Musterlösung:

Bei der Mitralklappenstenose hört man in der Diastole ein pathologisches Herzgeräusch im Bereich der Herzspitze im 5. Interkostalraum. Bei der Mitralklappeninsuffizienz hört man dort ein systolisches Geräusch.

3.1.12 Schock

Definition

Schock

Als Schock bezeichnet man ein **akutes bis subakutes, fortschreitendes, generalisiertes Kreislaufversagen**, aus dem ein Missverhältnis zwischen Sauerstoffangebot und -bedarf auf Zellebene und eine lebensbedrohliche Gefährdung der Vitalfunktionen resultieren.

Pathophysiologie

Es gibt verschiedene Schockformen. Bei einem **Volumenmangelschock** ist das Volumen in den Gefäßen (intravasales Volumen) vermindert (Hypovolämie). Dies geht mit einem **Abfall des Herzzeitvolumens** (HZV) einher. Bei einem **kardiogenen Schock** ist eine Pumpschwäche des Herzens für den Abfall des HZV verantwortlich. Diesen beiden Schockformen liegt also eine gestörte Makrozirkulation zugrunde. Im Gegensatz dazu beginnen der **septische** und **anaphylaktische** (allergische) **Schock** mit einer pathologischen Kreislaufreaktion in den kleinen Gefäßen: Giftstoffe von Krankheitserregern (→ septischer Schock) oder Mediatoren wie Histamin (→ anaphylaktischer Schock) führen zu einer Weitstellung der Gefäße (**Vasodilatation**) mit einem Austritt von Flüssigkeit aus dem Gefäßsystem und einem verminderten HZV.

Bei allen Schockformen wirkt der Körper dem verminderten HZV durch verschiedene **Kompensationsmechanismen** entgegen: Der **Sympathikus** wird aktiviert und die Stresshormone **Adrenalin** und **Noradrenalin** werden aus der Nebenniere ausgeschüttet.

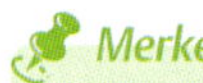

Merke

Zentralisation

Das zirkulierende Blut wird aus der Muskulatur, der Haut, der Niere und dem Bauchraum umverteilt in Richtung Herz und Gehirn (**Zentralisation**). Zu Beginn eines Schocks kann daher der Blutdruck noch normal sein. Die Zentralisation führt zu einer erhöhten Herzfrequenz (**Tachykardie**) und einer Gefäßverengung (**Vasokonstriktion**).

Die Vasokonstriktion geht mit einer schlechteren Sauerstoffversorgung der Gewebe einher.

Im Verlauf des Schockgeschehens entsteht im Gewebe ein Sauerstoffmangel (**Hypoxie**), der mit einer Übersäuerung (**Azidose**) einhergeht. Diese Azidose führt zu einem gestörten Blutfluss in den kleinen Gefäßen (Kapillaren) (**Mikrozirkulationsstörung**): Die Gefäßabschnitte vor den Kapillaren werden weit gestellt, die Abschnitte hinter den Kapillaren bleiben jedoch eng. Die Durchlässigkeit der Gefäße wird dadurch erhöht; die Folge ist ein Austritt von Flüssigkeit und Elektrolyten aus dem Gefäßsystem ins Gewebe. Ein zu Beginn bestehender **Flüssigkeitsmangel** (Hypovolämie) wird so noch weiter verstärkt.

Außerdem wird durch den verlangsamten Blutfluss (Stase) das **Gerinnungssystem** aktiviert. Es kommt zu Schädigungen der Kapillaren. Die weitere Verstärkung des Schockgeschehens bezeichnet man auch als **Schockspirale**.

! Cave

Multiorganversagen

Ein Schock kann zu einer Verlust- und **Verbrauchskoagulopathie** (massiver Verbrauch der im Blut vorhandenen Gerinnungsstoffe) mit ausgeprägten Blutungen führen und in ein **Multiorganversagen** münden.

Von dem Multiorganversagen bei einem unbehandelten Schock besonders betroffene Organe sind die **Niere** (akutes Nierenversagen, Schockniere), die **Lunge** (akutes Lungenversagen) oder die **Leber** (akutes Leberversagen). Im **Magen-Darm-Trakt** kann es bei einem Schock zu einem Übertritt (Translokation) von Bakterien aus dem Darmlumen in die Darmwand kommen – bis hin zur Durchwanderungsperitonitis. Treten die Erreger in die Blutbahn über, kann eine Sepsis die Folge sein. Probleme des **Herzens** können ursächlich für einen Schock sein. Darüber hinaus wird der **Herzmuskel** – unabhängig vom Schockauslöser – durch die veränderte Kreislaufsituation belastet bzw. geschädigt. Dies liegt zum einen an der verminderten Organdurchblutung (bei reduziertem Herzzeitvolumen). Zum anderen führt die gesteigerte Herzfrequenz im Schock (Kompensationsmechanismus) zu einem erhöhten Sauerstoffbedarf des Herzens.

Schockformen

Volumenmangelschock (hypovolämischer Schock). Bei einem Volumenmangelschock steht zu Beginn der Schockspirale eine **Verminderung** des im Gefäßsystem zirkulierenden (intravasalen) **Volumens**. Ursächlich können sein:

- **Blutverluste** (hämorrhagischer Schock): z. B. bei einer gastrointestinalen Blutung
- **Flüssigkeitsverluste**: z. B. bei starkem Erbrechen, Durchfall, Verbrennungen

Diese Schockform ist besonders bei **Säuglingen** und **Kleinkindern** häufig (z. B. im Rahmen eines gastrointestinalen Infekts).

Kardiogener Schock. Ein kardiogener Schock entsteht durch eine **verminderte Pumpleistung** des Herzmuskels. Häufige Auslöser sind ein Herzinfarkt, Herzrhythmusstörungen oder eine dekompensierte Herzinsuffizienz. Auch eine Lungenembolie oder ein Pneumothorax können zu einem kardiogenen Schock führen.

Septischer Schock. Zu einem septischen Schock kann es bei schweren Infektionen kommen. Bestimmte Giftstoffe von Krankheitserregern (z. B. Bakterientoxine) führen zu einer Weitstellung der Gefäße (**Vasodilatation**). Diese geht mit einem **Austritt** von **Flüssigkeit** ins Gewebe einher, was eine Hypovolämie zur Folge hat. Beim septischen Schock ist zu Beginn der Symptomatik die **Herzfrequenz** und somit das **Herzzeitvolumen** (HZV) **erhöht** (hyperdyname Schockphase).

Infektionen in folgenden Organen können z. B. zu einem septischen Schock führen:

- **Harnwege:** z. B. bei einer Pyelonephritis
- Gallenblase und **Gallengänge:** z. B. bei einer Cholangitis
- **Lunge:** Pneumonie
- **Bauchfell:** Peritonitis

Anaphylaktischer Schock. Beim anaphylaktischen Schock kommt es im Rahmen einer allergischen Reaktion zu einer Weitstellung der Gefäße – vermittelt durch Mediatoren wie **Histamin**.

Neurogener Schock. Bei einem neurogenen Schock ist die Nervenversorgung der kleinen Gefäßmuskeln gestört. Dies führt zu einer Weitstellung der Gefäße (**Vasodilatation**); das Blut „versackt".

Auslöser dieser Fehlregulation kann eine **Entzündung** von Gehirn (Enzephalitis) oder Hirnhäuten (Meningitis) sein. Auch ein Schädel-Hirn-Trauma oder ein **Wirbelsäulentrauma** können verantwortlich sein.

Fazit – Das müssen Sie wissen

Schock – Pathophysiologie

Bei einem Schock ist die **Mikrozirkulation gestört**; die Organe werden **minderdurchblutet** (→ Sauerstoffmangel im Gewebe). Der Kreislauf versucht, die Organdurchblutung durch Aktivierung des **Sympathikus** und Ausschüttung von **Adrenalin** und Noradrenalin aufrechtzuerhalten (→ Steigerung der Herzfrequenz und Engstellung der Gefäße). Das zirkulierende Blut wird **zentralisiert**. Im Gewebe kommt es zum **Sauerstoffmangel** und zur **Azidose** → Weitstellung der Gefäßabschnitte vor den Kapillaren und **Austritt** von **Flüssigkeit** ins Gewebe. Der Schock kann eine Verbrauchskoagulopathie auslösen und im **Multiorganversagen** münden.

Man unterscheidet folgende **Schockformen**:

- Volumenmangelschock (hypovolämischer Schock): Volumenmangel z. B. bei Blutungen, Exsikkose
- kardiogener Schock: reduzierte Pumpleistung z. B. bei Herzinfarkt
- septischer Schock
- anaphylaktischer Schock bei allergischer Reaktion
- neurogener Schock: z. B. bei Wirbelsäulentrauma

Symptome und Diagnostik

In der Regel verursachen alle Schockformen einen Blutdruckabfall (**systolischer Blutdruck i. d. R. < 90 mmHg**), meist eine Tachykardie (hohe Herzfrequenz) wie auch kaltschweißige (als Folge der Stressreaktion), blasse (verminderte Durchblutung der Hautkapillaren) Haut. Weitere **klinische Anzeichen** für einen Schock sind:

- **Atmung:** erhöhte Atemfrequenz (Tachypnoe), flache Atmung
- **Halsvenen:** im Liegen meist kollabiert (bei kardiogenem Schock jedoch gestaut)
- **Bewusstsein:** Zu Beginn des Schocks sind die Patienten meist ängstlich und unruhig; im fortgeschrittenen Stadium Bewusstseinsstörungen bis hin zum Koma (Sauerstoffmangel im Gehirn)
- **Urinproduktion:** nimmt im fortgeschrittenen Stadium ab (sog. Oligurie bei Nierenversagen)

Die Symptomatik kann jedoch variieren, insbesondere beim distributiven Schock. Beim **Volumenmangelschock** ist die Haut meist faltig und die Schleimhäute trocken (Anzeichen einer Exsikkose). Bei einem **septischen** Schock ist die Haut eher rosig und überwärmt. Beim **anaphylaktischen** Schock ist ggf. ein juckender Hautausschlag zu erkennen, eine sog. Urtikaria.

Insbesondere beim kardiogenen Schock liefert die **Auskultation** weitere wichtige Hinweise (Herz: Herzgeräusche oder Herzrhythmusstörungen? Lunge: Rasselgeräusche als Stauungszeichen bei einer Linksherzinsuffizienz?).

Typisch für einen Schock sind der erniedrigte Blutdruck (**Hypotonie**) und die erhöhte Herzfrequenz (**Tachykardie**).

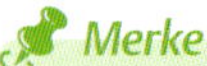
Merke

Schockindex

Zur Beurteilung der Kreislaufsituation kann der **Schockindex** errechnet werden:

$$\text{Schockindex} = \frac{\text{Herzfrequenz}}{\text{systolischer Blutdruck}}$$

Bei einem **Wert > 1** besteht sehr wahrscheinlich ein Schock (bei Gesunden liegt der Wert bei ca. 0,5).
Vorsicht: Der Schock-Index sollte niemals als einziges Beurteilungskriterium bei Verdacht auf ein Schockgeschehen herangezogen werden. V.a. für die Beurteilung eines Schocks durch Blutverlust ist er unzureichend.

Der Puls ist meist nur schwach zu tasten (**flacher Puls**). In der **Nagelbettprobe** ist die Rekapillarisierungszeit verlängert (> 2 s). Die Messung des zentralen Venendrucks (**ZVD**) kann bei der Unterscheidung zwischen Volumenmangelschock (ZVD ↓) und kardiogenem Schock (ZVD ↑ wegen Rückstau des Bluts) helfen.

In der **Blutuntersuchung** werden u. a. die Herzenzyme, Entzündungsparameter (CRP, Leukozyten), Elektrolyte und Kreatinin (Nierenfunktion) sowie die Laktatkonzentration bestimmt. Da ein Schock ggf. die Gabe von Erythrozytenkonzentraten erfordert, wird die Blutgruppe bestimmt und **Kreuzblut** abgenommen. Darüber hinaus wird eine **Blutgasanalyse** durchgeführt und oft wird der Urin untersucht (Urinstatus und Urinkultur).

Als weitere diagnostische Maßnahmen werden ein EKG, ggf. eine Echokardiografie und eine Röntgenthoraxaufnahme angefertigt.

Bei hypovolämischem Schock mit Verdacht auf Blutungen im Bauchraum umfasst die Untersuchung des Abdomens eine Abdomensonografie, ein CT und bei einigen Patienten eine Röntgenübersichtsaufnahme des Abdomens.

Abhängig von den erhobenen Ergebnissen werden weitere Untersuchungen durchgeführt.

Therapie

! Cave

Reanimation

Bei einem Herz-Kreislauf-Stillstand (Patient bewusstlos, keine normale Atmung) müssen umgehend Reanimationsmaßnahmen eingeleitet werden.

Wenn möglich, erfolgt eine **kausale Therapie** der auslösenden Ursache (z. B. Stillen einer Blutung beim Volumenmangelschock). Die Patienten erhalten **Sauerstoff**; ggf. müssen sie intubiert und invasiv beatmet werden.

Die Patienten werden **intensivmedizinisch** versorgt (i. d. R. Anlage eines ZVKs); die Vitalparameter (Blutdruck, Puls, ZVD), Atemfrequenz und Urinproduktion müssen engmaschig kontrolliert werden.

Bei den meisten Schockformen (Vorsicht bei kardiogenem Schock) erfolgt eine **Volumenersatztherapie** (z. B. mit Ringerlösung). Einige Patienten mit Volumenmangelschock benötigen Erythrozytenkonzentrate und Frischplasma (fresh frozen plasma, FFP). Zur Stabilisierung des Blutdrucks kann die Gabe von **Katecholaminen** (z. B. Adrenalin, Noradrenalin) nötig sein.

Die Therapie des kardiogenen Schocks richtet sich nach dem Auslöser, z. B. eine PTCA bei einem Herzinfarkt. Die Flüssigkeitsgabe ist zunächst kontraindiziert.

Schocklagerung. Beim Verdacht auf einen **kardiogenen Schock** erfolgt zunächst ebenfalls eine Flachlagerung. Bei einem systolischen Blutdruck < 80 mmHg ist die flache Lagerung wichtig, um eine ausreichende Sauerstoffversorgung des Gehirns zu gewährleisten.

Bei stabilisierten Blutdruckwerten wird der **Oberkörper** zur Entlastung des Herzens **hochgelagert**.

Informationen zu den unterschiedlichen Schockformen und zu den Notfallmaßnahmen finden Sie auch in LM 18 „Notfälle und kritische Situationen".

Fazit – Das müssen Sie wissen

Schock

Symptome und Diagnostik

Bei einem Schock ist die **Haut** meist **blass** und **kaltschweißig**, die Atemfrequenz ist erhöht. Der **Blutdruck** ist **niedrig**, die **Herzfrequenz hoch**. Ein **Schockindex > 1** spricht für einen Schock; Berechnung:

$$\text{Schockindex} = \frac{\text{Herzfrequenz}}{\text{systolischer Blutdruck}}$$

Vorsicht: Der Schock-Index darf niemals als einziges Beurteilungskriterium herangezogen werden.
Im Verlauf werden die Patienten somnolent bis komatös; die Urinproduktion nimmt ab. Die Diagnostik umfasst: **Anamnese**, klinische **Untersuchung**, **Blut-** und **Urinuntersuchungen**, die Anfertigung einer **Blutgasanalyse** und die Abnahme von **Kreuzblut**.
Darüber hinaus werden die **Blutdruckwerte** (inkl. ZVD) gemessen und hämodynamische Parameter (wie das HZV) bestimmt.
Außerdem werden ein **EKG**, ggf. eine **Echokardiografie** und eine **Röntgenthoraxaufnahme** angefertigt und das **Abdomen** untersucht (Sonografie, CT, ggf. Röntgenübersichtsaufnahme).
Das weitere Vorgehen ist abhängig von der Verdachtsdiagnose.

Therapie

Die Patienten werden in **Schocklage** gebracht (Ausnahme: kardiogener Schock → Oberkörper aufrecht) und erhalten **Sauerstoff**. Engmaschige Kontrolle der **Vitalparameter** und Anlage eines ZVKs! Es erfolgt eine **Volumenersatztherapie** – außer beim kardiogenen Schock (hier richtet sich die Behandlung nach dem Auslöser). Ggf. Gabe von Katecholaminen (z. B. Adrenalin).

3.1.13 Herz-Kreislauf-Stillstand und kardiopulmonale Reanimation (CPR)

Definition

Herz-Kreislauf-Stillstand

Beim **Herz-Kreislauf-Stillstand** kommt der Spontankreislauf durch kardiale (z. B. Kammerflattern), zirkulatorische (z. B. Blutungsschock) oder respiratorische Ursachen (z. B. Asphyxie bei Kindern) zum Erliegen. Die Pumpfunktion des Herzens versagt. Die Organe werden nicht mehr mit Sauerstoff versorgt. Der akute Herz-Kreislauf-Stillstand ist ein Notfall, der die sofortige Reanimation erforderlich macht.

Ursachen

Besonders häufige Auslöser sind ein **Herzinfarkt** oder eine **Kardiomyopathie**. Auch eine **Perikardtamponade**, ein rupturiertes Aortenaneurysma, Gehirnblutungen oder **Elektrolytstörungen** (z. B. Hypo- oder Hyperkaliämie) können zu einem Herz-Kreislauf-Stillstand führen. Kreislaufstörungen wie ein **Schock** (z. B. Volumenmangelschock) oder eine **Lungenembolie** kommen ebenfalls in Betracht.

Ein Atemstillstand kann u. a. durch Vergiftungen (Intoxikationen), Verlegung der Atemwege (häufig bei Kindern z. B. durch Fremdkörper) oder einen Spannungspneumothorax (Kompression von Herz und großen Venen) entstehen und geht sekundär in einen Herz-Kreislauf-Stillstand über.

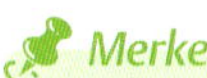
Merke

Erwachsene und Kinder

Bei Erwachsenen hat ein Herz-Kreislauf-Stillstand v. a. **kardiale** Ursachen, bei Kindern ist es meist **Asphyxie** (Atemdepression, -stillstand).

Lerntipps

4 H und HITS

Potenziell **reversible Ursachen** kann man sich gut mit folgenden Abkürzungen merken:

4 H:
- **H**ypoxie (erniedrigter Sauerstoffgehalt des Bluts)
- **H**ypovolämie (vermindertes intravasales Volumen)
- **H**ypo- oder **H**yperkaliämie (verminderte oder erhöhte Kaliumkonzentration), Stoffwechselstörungen (z. B. Blutzuckerentgleisung), Azidose (verminderter pH-Wert des Bluts)
- **H**ypothermie (Unterkühlung)

HITS:
- **H**erzbeuteltamponade (Perikardtamponade)
- **I**ntoxikation (Vergiftung)
- **T**hromboembolie → Myokardinfarkt oder Lungenembolie
- **S**pannungspneumothorax

Symptome

Durch die Sauerstoffunterversorgung der Gewebe werden die Patienten bewusstlos (Leitsymptom), die Spontanbewegungen fehlen, die Pupillen sind weit, die Haut ist unnatürlich blass, die peripheren Pulse sind nicht tastbar, die Atmung sistiert. In den ersten Minuten nach Eintreten eines Herz-Kreislauf-Stillstands kann noch eine **Schnappatmung** bestehen, sie ist Zeichen einer insuffizienten Atemfunktion.

Fazit – Das müssen Sie wissen

Herz-Kreislauf-Stillstand – Ursachen und Symptome

Bei einem Herz-Kreislauf-Stillstand versagt die Pumpfunktion des Herzens. Die Folge ist eine **Sauerstoffunterversorgung** der Organe. Symptome sind u. a. Pulslosigkeit, plötzliche Bewusstlosigkeit und Atemstillstand.
Die häufigsten Auslöser beim **Erwachsenen** sind meist **kardial** bedingt (z. B. Herzinfarkt). Bei **Kindern** sind meist **Atemstörungen** verantwortlich.
Symptome sind **Bewusstlosigkeit**, **fehlende Spontanbewegungen**, **weite** Pupillen, **blasse Haut**, **keine tastbaren** peripheren Pulse und eine **sistierende** Atmung**.**

Therapie

Im Falle eines Herz-Kreislauf-Stillstands muss unverzüglich eine **kardiopulmonale Reanimation** begonnen werden.

Definition

Kardiopulmonale Reanimation

Unter dem Begriff „kardiopulmonale Reanimation" (CPR) werden alle **Wiederbelebungsmaßnahmen** zusammengefasst, die nach einem **Herz-Kreislauf-** und/oder **Atemstillstand** durchgeführt werden. Sie dienen überbrückend der Durchblutung und Sauerstoffversorgung der Organe.

Man unterscheidet Basismaßnahmen bzw. den **Basic Life Support** (BLS) von erweiterten Maßnahmen bzw. **Advanced Life Support** (ALS).

Basismaßnahmen (Basic Life Support, BLS)

Definition

Basismaßnahmen (BLS)

Die BLS umfassen alle Reanimationsmaßnahmen, die ohne oder mit einfachen Hilfsmitteln oder mit einem automatischen externen Defibrillator (AED) von **Ersthelfern** und damit auch von **medizinischen Laien** durchgeführt werden können.

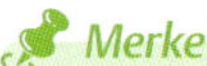

Merke

Durchführung der BLS

Maßnahmen, die der Ersthelfer beim Auffinden einer bewusstlosen Person sofort durchführen sollte:

1. Bewusstsein prüfen: Hilfe rufen
2. Atmung prüfen: „Hören, Sehen, Fühlen“
   Bewusstseins- und Atmungskontrolle sollten weniger als 10 s erfordern
3. Notruf absetzen: europaweit 112, AED holen (lassen)
4. Reanimation (CPR) beginnen: 30:2 (Thoraxkompressionen : Beatmungen) durchführen, bis Hilfe eintrifft oder der Patient reagiert

Bewusstsein prüfen. Um zu überprüfen, ob eine Person bei Bewusstsein ist, sollte man sie **ansprechen**. Zusätzlich kann die Person leicht berührt bzw. leicht an den Schultern geschüttelt oder ein Schmerzreiz gesetzt werden. Reagiert die Person nicht, soll der Ersthelfer den Notruf absetzen und Aufgaben delegieren.

Atmung prüfen. Zur Überprüfung der Atmung wird die Bewegung des Brustkorbs beobachtet (Atemexkursionen vorhanden?). Der Ersthelfer hält seine Wange über Mund und Nase des Betroffenen (hörbares Atemgeräusch? fühlbarer Atem?)

Bei einem **bewusstlosen** Patienten müssen die **Atemwege** freigemacht werden. Dies geschieht mithilfe des sog. **HTCL-Manövers** (▶ **Abb. 3.26a**; HTCL steht für head tilt and chin lift) oder, bei Verdacht auf eine Verletzung der Halswirbelsäule, mithilfe des **Esmarch-Handgriffs** (▶ **Abb. 3.26b**). Die Überprüfung der Atemwege und des Bewusstseins sollte maximal 10 s dauern.

Sichtbare **Fremdkörper** (z. B. eine lockere Zahnprothese oder Erbrochenes) sollten aus dem Mund **entfernt** werden.

! Cave

Keine Pulskontrolle durch Ungeübte

Ungeschulte Helfer sollten **keine Pulskontrolle** durchführen (Gefahr der Fehlbeurteilung und des Zeitverlusts).

Wenn ein bewusstloser Patient **keine** oder eine **abnorme Atmung** (z. B. Schnappatmung) hat, soll der Helfer einen **Notruf** (112) absetzen und einen AED (automatisierter externer Defibrillator) holen lassen. Der Ersthelfer sollte dann unmittelbar mit der **Reanimation** beginnen.

Reanimation. Die Reanimation von **Erwachsenen** beginnt mit **30 Thoraxkompressionen** (Herzdruckmassage, HDM): Der Helfer platziert seine übereinandergelegten Hände in der Mitte des Brustbeins und drückt den Brustkorb des Patienten mit durchgestreckten Armen ca. **5 cm tief** ein (▶ **Abb. 3.27**). Die **Frequenz** sollte **100–120/min** betragen. Nach jeder Thoraxkompression soll der Brustkorb vollständig **entlastet** werden, damit sich das Herz erneut mit Blut füllen kann.

Nach den 30 Thoraxkompressionen werden **2 Mund-zu-Mund- oder Mund-zu-Nase-Beatmungen** durchgeführt. Dazu wird der Kopf wird mit dem HTCL-Manöver vorsichtig überstreckt (▶ **Abb. 3.28**). Bei der Mund-zu-Mund-Beatmung verschließt der Helfer dann die Nase der beatmeten Person mit einer Hand, bei der Mund-zu-Nase-Beatmung verschließt er den Mund der Person mit der Hand.

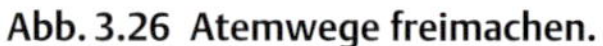

Abb. 3.26 Atemwege freimachen.

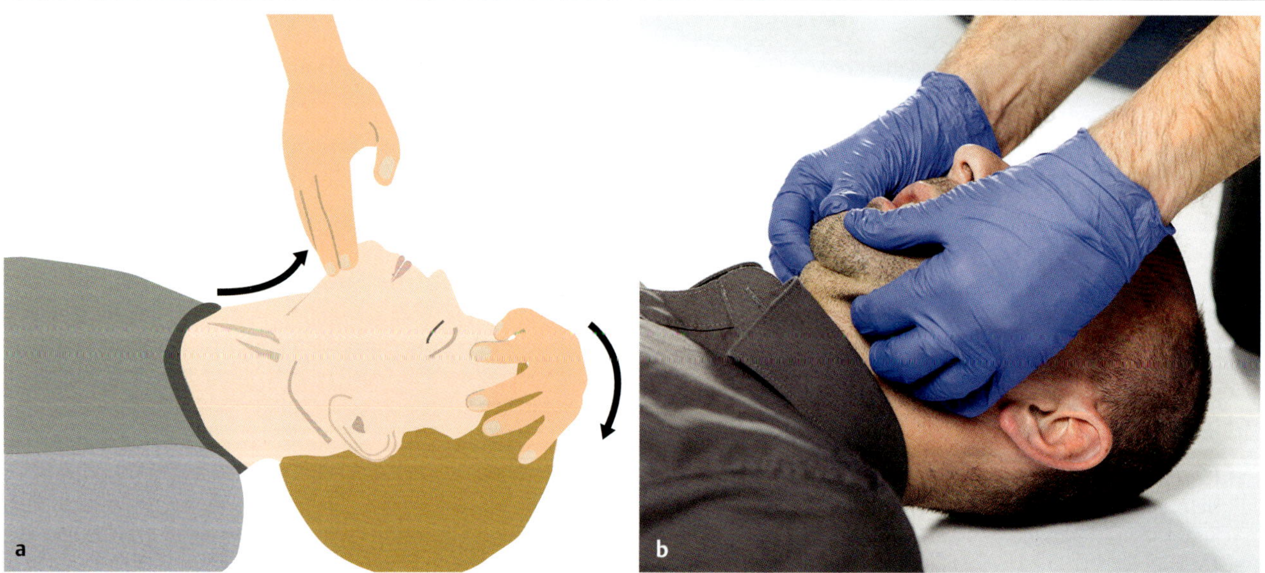

a HTCL-Manöver. Der Helfer fasst mit der einen Hand unter das Kinn des Patienten und hebt es an. Die andere Hand liegt auf der Stirn des Patienten und drückt den Kopf vorsichtig nach unten, wodurch dieser leicht überstreckt wird. *Abb. aus: I care Krankheitslehre. 2., überarbeitete Auflage. Thieme; 2020.*

b Esmarch-Handgriff. Der Helfer umfasst vom Kopfende aus mit beiden Händen den Kieferwinkel des Bewusstlosen; die Daumen des Helfers liegen auf dem Kinn. Dann zieht der Helfer den Unterkiefer des Bewusstlosen nach oben. *Foto: K. Oborny, Thieme Group*

Abb. 3.27 Thoraxkompression.

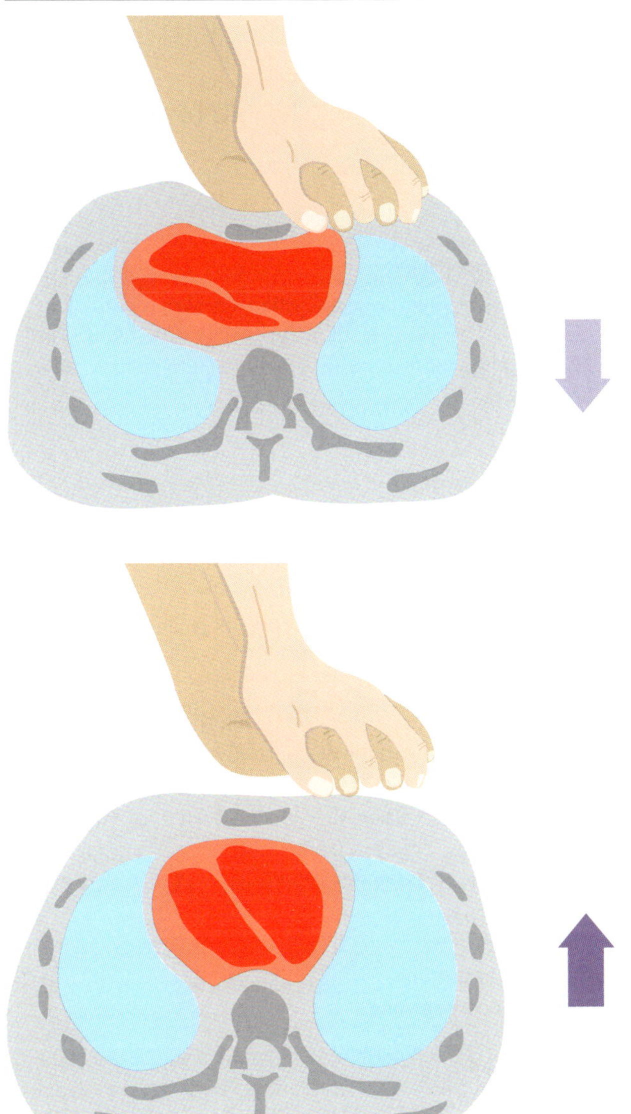

Die Hände des Helfers befinden sich beim Patienten in der Mitte des Brustkorbs. Der Brustkorb wird mit einer Frequenz von mindestens 100/min 5 cm tief eingedrückt. Zwischen den Kompressionen soll der Brustkorb entlastet werden. *Abb. aus: I care Krankheitslehre. 2., überarbeitete Auflage. Thieme; 2020.*

Helfer, die **nicht geschult** sind, die sich eine Beatmung nicht zutrauen oder die diese aus hygienischen Gründen ablehnen, sollen lediglich **Thoraxkompressionen** durchführen.

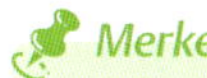 Merke

30:2

Die Reanimationsmaßnahmen werden bei Erwachsenen im Verhältnis **30 Thoraxkompressionen : 2 Beatmungen** fortgeführt.

Es hilft, sich bei der Thoraxkompression am Rhythmus des Songs „Stayin' Alive" von den Bee Gees zu orientieren: Dieser gibt ca. 104 bpm vor und ist wegen seines Ohrwurm-Charakters schnell abrufbar.

Abb. 3.28 Mund-zu-Mund-Beatmung.

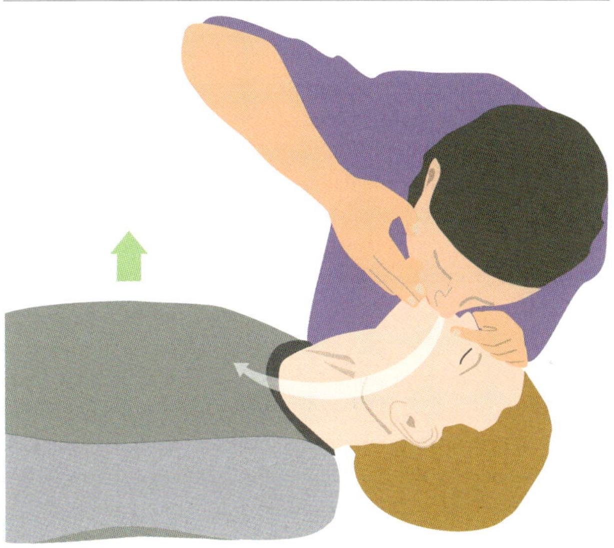

Der Helfer hält mit der einen Hand die Nase des Patienten geschlossen. Mit der anderen Hand zieht er das Kinn leicht hoch. Der Helfer atmet tief ein und anschließend in den geöffneten Mund des Patienten wieder aus. *Abb. aus: I care Krankheitslehre. 2., überarbeitete Auflage. Thieme; 2020.*

Verwendung eines automatisierten externen Defibrillators (AED). Falls ein **AED** vorhanden ist, sollte dieser von den Ersthelfern so bald wie möglich genutzt werden. Anschließend muss die CPR 2 min im Verhältnis 30:2 fortgeführt werden, bevor eine erneute Rhythmuskontrolle erfolgt. Diese Maßnahmen werden fortgeführt, bis professionelle Helfer eintreffen.

Reanimation bei Kindern. Bei Kindern gelten andere Richtlinien für Reanimationsmaßnahmen. Dies liegt auch daran, dass Herz-Kreislauf-Stillstand bei Kindern häufig pulmonale Ursachen hat, sodass die Beatmung wichtiger ist als beim Erwachsenen.

- **Neugeborene**: Bei Neugeborenen werden zu Beginn der Reanimation **5 Beatmungen** durchgeführt. Die Reanimation wird dann im Verhältnis 3 Thoraxkompressionen : 1 Beatmung fortgesetzt (**3:1**). Für die Thoraxkompression (Herzdruckmassage) umgreift der Helfer den Brustkorb des Neugeborenen mit **beiden Händen** und komprimiert den Brustkorb (in der Mitte des Brustbeins) mit **beiden Daumen**.
- **Kinder** (ab 2. Lebensmonat): Die Reanimation startet ebenfalls mit **5 Beatmungen**. Wenn die Reanimation durch Laien oder durch nur einen professionellen Helfer erfolgt, wird anschließend im Verhältnis 30 Thoraxkompressionen : 2 Beatmungen (**30:2**) reanimiert. Zwei professionelle Helfer reanimieren im Verhältnis (**15:2**). Das Kind liegt bei der Herzdruckmassage auf dem **Rücken**. Bei Kindern im 1. Lebensjahr komprimiert der Helfer den Brustkorb mit **2 Fingern** (in der Mitte des Brustbeins). Ab dem 2. Lebensjahr drückt der Helfer den Brustkorb mit einem **Handballen** zusammen.

Erweiterte Maßnahmen (Advanced Life Support, ALS)

ALS werden üblicherweise von medizinischem Fachpersonal durchgeführt. Sie bauen auf den BLS auf und beinhalten zusätzlich Maßnahmen, die eine medizinisch-technische Ausrüstung erfordern. Dazu gehören: EKG(-Monitor) und Defibrillator, Beatmungsbeutel mit Gesichtsmaske und Beatmungsgerät, i. v.-Zugang und Infusionen, Medikamente (z. B. Adrenalin), Laryngoskop und Endotrachealtubus oder Alternativen zur Atemwegssicherung (z. B. Larynxmaske, Larynxtubus), Sauerstoffflasche.

Beendigung der Reanimation

Die Reanimationsmaßnahmen waren erfolgreich, wenn es zur Wiederkehr eines **Spontankreislaufs** kommt. Zu erkennen ist dies an einem deutlich tastbaren Puls an der Halsschlagader (A. carotis) oder an der A. femoralis. Die Patienten werden **intensivmedizinisch** weiterversorgt.

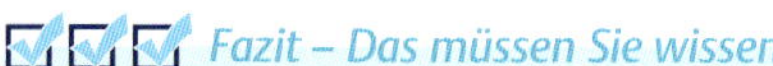

Fazit – Das müssen Sie wissen

Reanimation – Basismaßnahmen

Die Basismaßnahmen (**Basic Life Support, BLS**) können von medizinischen **Laien** durchgeführt werden. Der Ersthelfer überprüft das **Bewusstsein** der Person: ansprechen, schütteln, ggf. Schmerzreiz setzen, Hilfe rufen) und die **Atmung** („Hören, Sehen, Fühlen"; Atemwege freimachen). Hat die bewusstlose Person **keine oder eine abnormale Atmung**, muss der Helfer einen **Notruf** absetzen und **umgehend** mit der Reanimation beginnen.

- bei **Erwachsenen**: Thoraxkompressionen (Mitte Brustbein, 5–6 cm tief, Frequenz 100–120/min) und Beatmungen im Verhältnis **30:2**; ggf. nur Thoraxkompression (z. B. ungeschulte Helfer).
- bei **Kindern**: zunächst **5 Beatmungen**, dann Thoraxkompressionen und Beatmungen im Verhältnis **3:1** (Neugeborene); ab dem 2. Monat im Verhältnis **15:2** (bei 2 professionellen Helfern) oder **30:2** (Laienhelfer oder 1 professioneller Helfer).

3.2 Erkrankungen des Gefäßsystems

3.2.1 Erkrankungen der Arterien

Arterielle Hypertonie

Definition

Arterielle Hypertonie

Liegen die über einen längeren Zeitraum hinweg wiederholt gemessenen arteriellen Blutdruckwerte konstant über **140/90 mmHg**, spricht man von einer arteriellen Hypertonie (**Bluthochdruck**).

Pathophysiologie

Man unterscheidet beim Bluthochdruck 2 Formen:

- **primäre Hypertonie** (idiopathisch bzw. essenziell): Bei ihr ist keine konkrete Ursache auszumachen.
- **sekundäre Hypertonie**: Sie lässt sich auf einen konkreten Auslöser zurückführen.

Primäre Hypertonie. Diese Form des Bluthochdrucks liegt bei der überwiegenden Anzahl der Betroffenen vor (ca. 90 %). Sie entsteht multifaktoriell. Vermutet wird eine **genetische Disposition**, auf deren Basis sich ein arterieller Bluthochdruck entwickeln kann. Begünstigende Faktoren führen dazu, dass die Erkrankung im Laufe des Lebens ausbricht. Zu den Risikofaktoren zählen u. a.:

- Übergewicht
- salzreiche Ernährung
- Fettstoffwechselstörung
- Diabetes mellitus
- psychischer Stress
- falsche Ernährung mit vielen gesättigten Fettsäuren (z. B. in Wurstwaren) und einem hohen Zuckeranteil (z. B. Süßigkeiten, Softdrinks, Weißbrot)
- Bewegungsmangel
- Rauchen

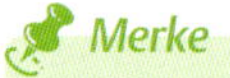

Merke

Risikofaktoren

Insbesondere in den westlichen Industrienationen sind **kardiovaskuläre Risikofaktoren** (▸ Tab. 3.8) für die Entstehung von arteriellem Hypertonus maßgeblich mitverantwortlich.

Sekundäre Hypertonie. Lediglich bei ca. 10 % der Hypertoniker kann eine auslösende Primärerkrankung identifiziert werden. Wesentliche Beispiele hierfür sind:

- **Nierenerkrankungen:** z. B. eine Verengung der zur Niere führenden Arterie (Nierenarterienstenose) oder Entzündungen des Nierengewebes (Glomerulonephritiden)
- **Hormonstörungen:** z. B. ein Tumor im Nebennierenmark (Phäochromozytom) oder eine Hyperthyreose; eine Erhöhung

von Aldosteron beim Hyperaldosteronismus oder von Kortisol beim Cushing-Syndrom
- **neurogene Ursachen (selten):** Beeinträchtigung der Regionen des Gehirns, die an der Blutdruckregulation beteiligt sind, durch eine Entzündung des Hirngewebes (Enzephalitis)

Um eine Sonderform handelt es sich bei der schwangerschaftsinduzierten Hypertonie bzw. Gestationshypertonie. Im Extremfall kann diese zu lebensbedrohlichen Zuständen von Mutter und Kind führen.

Einteilung. Die Weltgesundheitsorganisation WHO (World Health Organization) teilt die Hypertonie in **3 Schweregrade** ein (▶ **Tab. 3.6**).

Da der Blutdruck **situationsabhängig** stark **schwanken** kann, wird nicht sofort eine Hypertonie diagnostiziert, wenn einmal ein erhöhter Blutdruckwert gemessen wird. Beispielsweise handelt es sich während oder unmittelbar nach einer starken körperlichen Belastung um eine normale Anpassungsreaktion des Körpers.

Sehr selten entwickelt sich auf dem Boden einer Hypertonie oder auch ohne Vorgeschichte eine **maligne Hypertonie** mit Werten von 290/180 mmHg. Diese könnte vorliegen, wenn bei einem gut eingestellten Patienten trotz konsequenter Einnahme der Medikamente und eines gesunden Lebensstils der Blutdruck dauerhaft ansteigt. Auch Therapieresistenz und ein aufgehobener Tag-Nacht-Rhythmus können darauf hinweisen. Plötzlich auftretende Kopfschmerzen, Schwindel und Sehstörungen sind ebenfalls typisch für die Erkrankung. Wichtig sind die sofortige Einweisung in eine Klinik und eine langsame Senkung des Blutdrucks.

Transferbeispiel

Bluthochdruck oder nicht?

Anna*, Johanna* und Ludwig* treffen sich regelmäßig, um die Inhalte ihrer Ausbildungslehrgänge zum Heilpraktiker zu wiederholen. Sie klären Verständnisprobleme, stellen sich gegenseitig Prüfungsfragen und tauschen sich über Interessantes aus, das ihnen zuhause beim Selbststudium begegnet ist. Heutiges Thema ist die Hypertonie. Anna stößt als Letzte zur Gruppe:

Anna: „Ich habe da was ganz Spannendes gelesen. Wir hatten es letztens auch im Lehrgang – wenn der Blutdruck in der Praxis von dem Blutdruck abweicht, den der Patient sonst in seinem Alltag hat."
Ludwig winkt ab: „Na ja. Du meinst die **Praxishypertonie**, aber wollen wir nicht lieber die korrekte Blutdruckmessung wiederholen?"
Anna: „Bevor ich weiterrede, kannst du ja direkt mal wiederholen, worum es sich bei der Praxishypertonie handelt."
Ludwig verdreht die Augen, rutscht auf dem Hocker hin und her und räuspert sich. **Johanna** ergreift das Wort: „Die Praxishypertonie wird auch als **Weißkittelhochdruck** bezeichnet. Während zuhause und in Ruhe von dem Patienten selbst gemessene Blutdruckwerte völlig normal sind, bedeutet die Messung beim Arzt für die Betroffenen so viel Stress, dass der Blutdruck stark ansteigt."
Anna nickt: „Ja, genau. Aber könnte ihr euch auch den umgekehrten Fall vorstellen?"
Die beiden anderen schauen sie ungläubig an.
Anna: „Na, wenn der Blutdruck in der Praxis normal und außerhalb, vom Patienten selbst gemessen, deutlich erhöht ist? Ich habe davon gelesen. Man nennt das **Praxisnormotonie**."
Ludwig wirft ein: „Und wie soll es dazu kommen?"
Anna: „Die Erklärung, die in dem Artikel gegeben wurde, war, dass die Patienten in der Praxis besonders entspannt sind. Ich nehme an, weil sie Abstand zu ihrem alltäglichen Stress haben und sich gut betreut fühlen. Sie können mal runterkommen."
Ludwig: „Aber dann ist die Praxisnormotonie die gefährlichere Variante, oder wie seht ihr das? Man erkennt den getarnten, eigentlich erhöhten Blutdruck nicht und kann nicht reagieren."
Johanna: „Richtig. Das ist ein Problem. Um den Blutdruck richtig zu beurteilen, hilft in beiden Fällen wohl nur eine Langzeitmessung."
Anna: „Das stand so auch im Text. Ist doch spannend, oder? Hatte ich noch nie gehört und ich könnte mir gut vorstellen, dass bei unseren Patienten eine Praxisnormotonie nicht so selten vorkommt."
Ludwig: „Stimmt. Aber nun wiederholen wir die korrekte Blutdruckmessung, oder?"
**Namen fiktiv, Fallgeschichte erfunden.*

Tab. 3.6 Klassifikation des Blutdrucks nach der WHO.

Bewertung	systolischer Wert (mmHg)	diastolischer Wert (mmHg)
optimaler Blutdruck	< 120	< 80
normaler Blutdruck	120–129	80–84
hochnormaler Blutdruck	130–139	85–89
milde Hypertonie (Stufe 1)	140–159	90–99
mittlere Hypertonie (Stufe 2)	160–179	100–109
schwere Hypertonie (Stufe 3)	> 180	> 110

! Cave

Kritische Blutdruckwerte

Als sehr kritisch gelten Blutdruckwerte **>230/130 mmHg**. Hier kann es auch akut zu **lebensbedrohlichen** Komplikationen kommen.

Fazit – Das müssen Sie wissen

Arterielle Hypertonie – Pathophysiologie

Von einer arteriellen Hypertonie spricht man, wenn über einen längeren Zeitraum hinweg die arteriellen Blutdruckwerte **wiederholt >140/90 mmHg** liegen. Ursächlich ist meist eine **genetische Disposition**; der Ausbruch der Erkrankung wird durch die typischen **kardiovaskulären Risikofaktoren** wie Übergewicht, Rauchen, Bewegungsmangel und Diabetes mellitus begünstigt. Sehr kritisch sind Blutdruckwerte **>230/130 mmHg**, da akut **lebensbedrohliche** Komplikationen drohen.

Symptome

Das Tückische an der Hypertonie ist, dass sie bei ihrem Auftreten und z. T. auch nach jahrzehntelangem Verlauf häufig völlig **symptomlos** bleibt. Die Patienten fühlen sich i. d. R. subjektiv wohl. **Unspezifische Beschwerden** können z. B. Kopfschmerzen, Schlafstörungen, Schwindel, Ohrensausen, Nasenbluten oder Luftnot bei Belastung sein.

Meist sind es erst die Symptome der **Folgeerkrankungen**, die die Patienten zum Heilpraktiker oder Arzt führen. Die wesentlichen Folgeerscheinungen der Hypertonie lassen sich unmittelbar auf die jahre- bzw. jahrzehntelange **Druckbelastung** für das Kreislaufsystem – und damit Herz und Gefäße – zurückführen.

Das **Herz** arbeitet zunächst gegen den erhöhten Druck an, wodurch sich der Muskel verdickt (→ **Hypertrophie**). Die verdickte Muskulatur kann sich in der Diastole schlechter entspannen; die Füllung des Herzens wird erschwert. Außerdem wird der Herzmuskel ab einem kritischen Herzgewicht schlechter mit Sauerstoff versorgt. Erschwerend kommt hinzu, dass auch die versorgenden Herzkranzgefäße von der chronischen Druckbelastung betroffen sind. Es kommt zu atherosklerotischen Veränderungen (→ **KHK**, ggf. Herzinfarkt). Das Herz muss also mehr arbeiten, wird aber schlechter mit Blut, also mit Sauerstoff, versorgt. Unter der anhaltenden Belastung dekompensiert das Herz mit der Zeit (→ **Herzinsuffizienz**). Zusätzlich zu den typischen Insuffizienzerscheinungen (z. B. Leistungsminderung, Beinödeme, Luftnot) können Rhythmusstörungen (wie Vorhofflimmern) die Folge sein. Das Ganze nennt man eine **hypertensive Herzkrankheit**.

Alle übrigen Folgeerkrankungen des Bluthochdrucks lassen sich auf eine Beeinträchtigung der die entsprechenden Organe versorgenden **Gefäße** zurückführen: Der erhöhte Blutdruck geht mit Mikrotraumen im Bereich der Gefäßwände einher, wodurch die Gefäßwände rauer werden. An den aufgerauten Stellen können sich leicht Ablagerungen festsetzen, was zur Atherosklerose (S. 96) führt. Durch zunehmende Verkalkung werden die Gefäße eng und starr. Die nachgeschalteten Organe werden mangelversorgt und mit der Zeit kommt es zu den jeweils spezifischen Funktionseinschränkungen bzw. Ausfallerscheinungen (▶ **Tab. 3.7**).

Hinweise auf eine **hypertensive Krise** sind Symptome im Rahmen der in ▶ **Tab. 3.7** beschriebenen **Organschäden**, z. B.:

- **Bewusstseinsstörungen** oder Doppelbilder bei einer Hirnblutung
- **Brustschmerzen** und Atemnot bei einem Herzinfarkt; reißender Brustschmerz bei einer Aortendissektion
- **Sehstörungen** bei einer Netzhautblutung

Die hypertensive Krise wird auch in LM 18 „Notfälle" besprochen.

Tab. 3.7 Typische Folgeerkrankungen einer arteriellen Hypertonie.

Organ	Schaden	mögliche Symptome (meist erst in fortgeschrittenen Stadien)
Herz	hypertensive Herzkrankheit mit Hypertrophie, KHK (ggf. Herzinfarkt)	Herzrhythmusstörungen und/oder Herzinsuffizienz mit den entsprechenden Symptomen (u. a. Palpitationen, Leistungsminderung, Ödeme, Atemnot)
Auge	fortschreitende Beeinträchtigung der Netzhaut (Fundus hypertonicus) bis hin zur hypertensiven Retinopathie	Abnahme der Sehschärfe und Gesichtsfeldausfälle
Gehirn	sowohl ischämische Hirninfarkte (durch Atherosklerose) als auch Blutungen (bei Hochdruckkrisen)	z. B. Sehstörungen, Lähmungen, Kopfschmerzen, Bewusstseinsstörungen, Übelkeit
Niere	hypertensive Nephropathie	3 Stadien: • Mikroalbuminurie • zunehmende Proteinurie mit Zeichen der Niereninsuffizienz • Schrumpfniere mit terminaler Niereninsuffizienz
Extremitäten	periphere arterielle Verschlusskrankheit (pAVK)	Schmerzen, ggf. Nekrosen und Ulzera in der betroffenen Extremität
Mesenterialarterien	arterielle Verschlusskrankheit (AVK) der Viszeralgefäße (ggf. Mesenterialinfarkt)	u. a. Bauchschmerzen

Zusatzinfo

Häufig fallen die erhöhten Blutdruckwerte als **Zufallsbefund** im Rahmen von Screeninguntersuchungen (z. B. hausärztliche Routineuntersuchungen oder Schwangerenvorsorge) oder z. B. während eines Krankenhausaufenthalts auf.

Zusatzinfo

Unbekannter Bluthochdruck

Etwa die Hälfte der Bluthochdruckpatienten weiß nichts von ihrer Erkrankung. Von den bekannten Hypertonikern wird wiederum über die Hälfte nicht oder nur unzureichend therapiert.

Diagnostik

Die Diagnose „Hypertonie" wird i. d. R. gestellt, wenn über einen längeren Zeitraum wiederholt am Oberarm erhöhte Blutdruckwerte gemessen wurden. Neben einer gründlichen **Anamnese** (v. a. auch hinsichtlich möglicher kardiovaskulärer Risikofaktoren) werden im Sinne eines **Basisprogramms** folgende **Untersuchungen** empfohlen:

- Blutdruckmessung an beiden Armen im Seitenvergleich
- Auskultation des Herzens, der Gefäße (Pulsstatus) und des Bauchs (Strömungsgeräusche bei Nierenarterienstenose)
- 24-h-Langzeit-Blutdruckmessung (Tagesverlauf? Blutdruckspitzen?)
- Patient dokumentiert seine Blutdruck-Selbstmessungen (Verlauf über mehrere Tage/Wochen)
- Laboruntersuchungen:
  - Screening auf kardiovaskuläre Risikofaktoren (Blutzucker, Blutfette)
  - Untersuchung der Nierenfunktion: Urinstatus, Kreatinin im Serum
  - Serumelektrolyte (v. a. Kalium) und Schilddrüsenwerte
- EKG und Echokardiografie: Rhythmusstörungen, Anzeichen für eine Ischämie oder Hypertrophie?
- Doppler-/Duplexsonografie der hirnversorgenden Gefäße
- Untersuchung des Augenhintergrunds (Ophthalmoskopie)

Diese Untersuchungen sollten im Verlauf **regelmäßig wiederholt** werden, damit entsprechende Folgeschäden frühzeitig erkannt und entsprechend behandelt werden können.

Eine **weiterführende Diagnostik** zur Abklärung der **sekundären Hypertonieformen** (z. B. Nierenerkrankungen, Hormonstörungen u. a.) wird empfohlen bei **jungen** Hypertonikern und bei schwerer **therapieresistenter** Hypertonie – wenn sich der Blutdruck mit den üblichen Allgemeinmaßnahmen und einem Ausreizen der medikamentösen Therapie nicht normalisieren lässt.

Fazit – Das müssen Sie wissen

Arterielle Hypertonie – Symptome und Diagnostik

Viele Patienten haben zunächst gar keine Beschwerden; mögliche **unspezifische** Symptome sind z. B. Kopfschmerzen, Schwindel, Ohrensausen, Nasenbluten oder Luftnot bei Belastung.

Der dauerhaft erhöhte Druck im Gefäßsystem kann zu typischen **Folgeerkrankungen** führen: hypertensive Herzerkrankung (u. a. mit KHK), Schädigung der Nieren und der Netzhaut, arterielle Verschlusskrankheit, Hirninfarkt und -blutung.

Die **Basisdiagnostik** umfasst u. a. sorgfältige klinische Untersuchung, **24-h-Blutdruckmessung**, Laboruntersuchungen, **EKG**, **Echokardiografie**. Außerdem werden die hirnversorgenden Gefäße mittels **Doppler-/Duplexsonografie** untersucht und der Augenhintergrund mittels **Ophthalmoskopie**.

Therapie

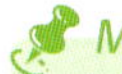
Merke

Zielblutdruckwert

Die Europäische Gesellschaft für Hypertonie (ESH) empfiehlt als generellen Zielblutdruckwert **< 140/90 mmHg**.

Bei **Hochrisikopatienten** sind Werte zwischen 130/80 und 139/85 mmHg anzustreben – d. h. bei Patienten, die ohnehin schon ein erhöhtes kardiovaskuläres Risiko haben (z. B. bei bekannter KHK, Diabetes mellitus, chronischen Nierenerkrankungen oder bei bereits abgelaufenem Schlaganfall).

Vor dem Einsatz von Medikamenten werden zunächst allgemeine **Basismaßnahmen** zur **Änderung der Lebensgewohnheiten** durchgeführt (▶ **Abb. 3.29**):

- Gewichtsnormalisierung (BMI < 26)
- regelmäßige Bewegung (mind. 30 min pro Woche, v. a. Ausdauersport)
- Alkohol- und Nikotinkarenz
- ausgewogene Ernährung (u. a. gemüsebetont, Vollkornprodukte, Obst, wenig gesättigte Fettsäuren)
- Salzreduktion in der Nahrung (< 6 g/Tag); Grund: Salz bindet Wasser und hält es im Körper (erhöhtes Volumen im Körper durch Wasser → erhöhter Blutdruck).

Bei etwa **25 %** aller diagnostizierten Hypertonien lässt sich der Blutdruck allein durch die beschriebenen Änderungen der Lebensgewohnheiten normalisieren.

Erst wenn durch diese Maßnahmen der Blutdruck nicht dauerhaft signifikant gesenkt werden kann, werden Medikamente verschiedener Wirkstoffgruppen eingesetzt, die unter der Bezeichnung „**Antihypertensiva**" zusammengefasst werden. **Mittel der 1. Wahl** sind:

- Diuretika
- ACE-Hemmer
- AT_1-Rezeptor-Antagonisten
- Kalziumantagonisten
- Betablocker

Je nach Schweregrad der Hypertonie reicht entweder eine **Monotherapie** aus oder es ist eine **Kombinationstherapie** mit mehreren der genannten Wirkstoffgruppen notwendig. Die Mehrheit der Bluthochdruckpatienten benötigt zum Erreichen der Zielblutdruckwerte eine Kombinationstherapie aus 2 oder mehr Antihypertensiva.

Bei einer **hypertensiven Krise** (keine Hinweise auf Organschäden) reicht es zunächst, den Blutdruck nach 30 min zu kontrollieren und innerhalb von 24 h durch orale Antihypertensiva zu senken. Bei zu rascher Senkung drohen Komplikationen – u. a. durch eine Organminderdurchblutung. Bei **hypertensivem Notfall** (mit

Abb. 3.29 Basismaßnahmen.

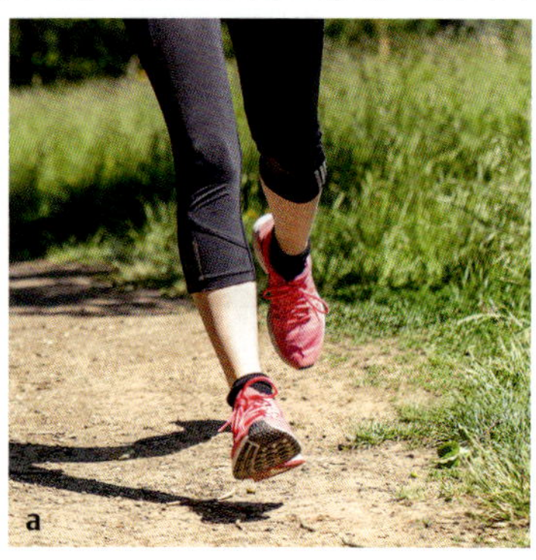

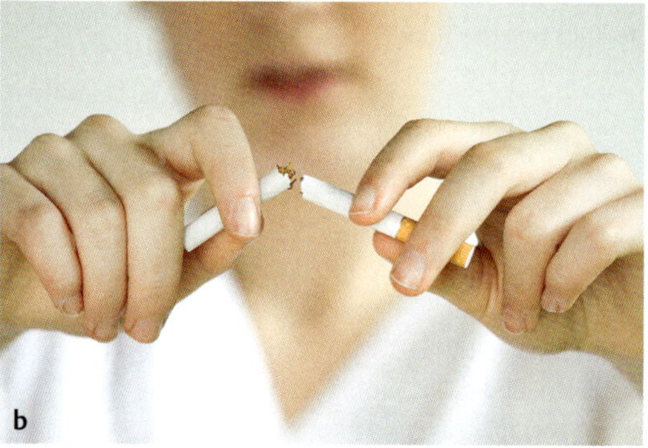

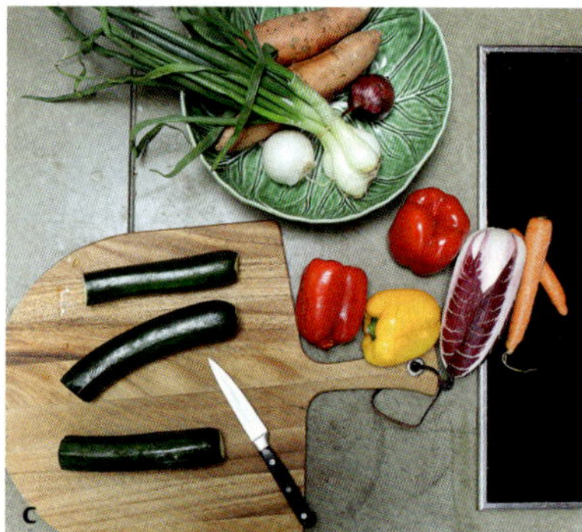

Bei vielen Patienten mit Hypertonie kann bereits eine Änderung der Lebensgewohnheiten helfen, den Blutdruck zu senken.
a Ausdauersport (Symbolbild).
b Verzicht auf Rauchen (Symbolbild).
c Ausgewogene Ernährung.
Foto: K. Oborny, Thieme Group.

Hinweisen auf Organschäden) muss mit der Therapie **sofort** begonnen werden.

Zum Einsatz kommen z. B. **Nitroglyzerin** (als Spray oder Zerbeißkapsel), der Kalziumantagonist Nitrendipin oder der α_2-Rezeptor-Agonist **Clonidin** i. v. Der Blutdruck darf jedoch auch hierbei zur Vermeidung von Komplikationen in der 1. Stunde nur um maximal 25–30 % gesenkt werden! Ausnahme ist eine gleichzeitig bestehende **akute Linksherzinsuffizienz** oder **Aortendissektion**. In diesem Fall muss der Blutdruck trotz allem sehr rasch verringert werden (< 140/90 bzw. < 120 mmHg systolisch innerhalb von 15 min). Hier überwiegt die Gefahr des kompletten Herzversagens bzw. der Aortenruptur.

Die hypertensive Krise wird in LM 18 „Notfälle" besprochen.

Prognose

Die Prognose der Patienten hängt stark davon ab, auf welchem Niveau sich der Blutdruck unter Therapie einstellen lässt und wie lange er bereits erhöht war. Ausschlaggebend ist zudem, ob weitere kardiovaskuläre Risikofaktoren vorliegen und ob bereits schwerwiegende Folgeschäden aufgetreten sind.

Fazit – Das müssen Sie wissen

Arterielle Hypertonie – Therapie

Die Therapie umfasst folgende **Basismaßnahmen**: Gewichtsreduktion, Ausdauersport, Alkohol- und Nikotinkarenz, eine ausgewogene Ernährung und eine Beschränkung der Kochsalzzufuhr. Bei unzureichendem Erfolg werden **Medikamente** verabreicht. Mittel der Wahl (als Mono- oder Kombinationstherapie) sind Diuretika, ACE-Hemmer, AT_1-Rezeptor-Antagonisten, Kalziumantagonisten und Betablocker.

Bei **hypertensivem Notfall** (Hinweise auf Organschäden) muss der Blutdruck **sofort** gesenkt werden (z. B. mit Nitroglyzerin oder Clonidin). Bei akuter Linksherzinsuffizienz oder Aortendissektion muss die Senkung auf systolische Werte < 140 bzw. 120 mmHg innerhalb von 15 min erfolgen. In anderen Fällen darf der Blutdruck zur Vermeidung von Komplikationen in der 1. Stunde um maximal 25–30 % gesenkt werden.

Arterielle Hypotonie

Definition

Hypotonie

Eine Hypotonie liegt vor, wenn der **systolische** Blutdruck **< 100 mmHg** beträgt.

Pathophysiologie

Bei der Hypotonie ist – ähnlich wie bei der Hypertonie – häufig keine konkrete Ursache feststellbar (sog. **primäre** oder **essenzielle Hypotonie**). Betroffen sind v. a. junge, schlanke **Frauen**; es gibt eine **familiäre** Häufung. Lässt sich ein Auslöser für die zu niedrigen Blutdruckwerte ausmachen, spricht man von einer **sekundären Hypotonie**.

Ursachen einer sekundären Hypotonie sind z. B.:

- Medikamente: z. B. Psychopharmaka, Überdosierung von Bluthochdruckmitteln
- Hormonstörungen: z. B. Unterfunktion von Schilddrüse oder Nebennierenrinde, Blutzuckerentgleisung
- Herzerkrankungen: z. B. Aortenklappenstenose, Herzinsuffizienz oder Rhythmusstörungen
- Hypovolämie (Flüssigkeitsmangel): z. B. durch Blutverlust oder Exsikkose
- Immobilisation, lange Bettlägerigkeit, sehr langes Stehen
- psychische Auslöser (Stress, Angst)
- neurologische Erkrankungen: z. B. Morbus Parkinson, Polyneuropathien

Eine Sonderform bildet die **orthostatische Hypotonie** – auch **orthostatische Dysregulation** (Fehlregulation) oder **Orthostase-Syndrom** genannt. Der Körper passt hierbei den Kreislauf nicht an eine abrupte Lageveränderung (z. B. vom Liegen in den Stand) an. Schwerkraftbedingt versackt beim Aufstehen ein Teil des Bluts in den Beinvenen. Dem dadurch entstehenden Blutdruckabfall wirkt der Körper normalerweise durch Engstellung der Venen und Steigerung der Pumpleistung des Herzens (v. a. ein Anstieg der Herzfrequenz) entgegen. Wenn diese Reaktion nicht zum Erfolg führt, kommt es zu einer Minderversorgung des Gehirns mit Schwindel und Sehstörungen. Bei einigen Patienten führt die Minderdurchblutung des Gehirns zu einer plötzlichen, kurz anhaltenden Bewusstlosigkeit (Synkope), ggf. mit Sturz.

Es werden 2 wichtige Formen der orthostatischen Hypotonie unterschieden:

Die **sympathikotone orthostatische Hypotonie** mit einer zu starken sympathischen Gegenregulation betrifft oft junge Frauen. Sie ist durch einen Anstieg des diastolischen Blutdrucks und der Herzfrequenz gekennzeichnet und mit einem Abfall des systolischen Blutdrucks verbunden.

Bei der **asympathikotonen orthostatischen Hypotonie** ist die sympathische Gegenregulation z. B. durch eine autonome Neuropathie bei Diabetes gestört. Sowohl der systolische als auch der diastolische Blutdruck fallen ab, die Herzfrequenz bleibt gleich oder fällt ab.

Symptome

Im Gegensatz zum Bluthochdruck bemerken Patienten Phasen mit zu niedrigem Blutdruck meist sehr schnell: Sie fühlen sich **müde**, wenig leistungsfähig, klagen über **kalte Hände** und Füße und haben oftmals Kopfschmerzen.

Hinweise auf eine zunehmende Mangeldurchblutung des Gehirns sind **Schwindel**, **Kaltschweißigkeit**, **Pfeifen** in den **Ohren und Sehstörungen** (den Patienten wird „schwarz vor Augen“). Es kann zur **Synkope** mit **Sturz** kommen. Folgen eines länger anhaltend niedrigen Blutdrucks können auch **Schlafstörungen** und **Depression** sein.

Diagnostik

Im Akutfall müssen die **Vitalparameter** kontrolliert werden. Bei länger anhaltenden bzw. wiederkehrenden Beschwerden werden ein Schellong-Test (S. 28) sowie eine **24-h-Langzeit-Blutdruckmessung**, beim Auftreten von Synkopen auch ein **Kipptischtest** empfohlen.

Die möglichen Auslöser einer sekundären Hypotonie (z. B. Hormonstörungen oder Herzerkrankungen) müssen differenzialdiagnostisch ausgeschlossen werden.

Therapie

Bei einer akuten Hypotonie ohne Kollaps sollte sich der Patient hinlegen. Es hilft meist, die **Beine hochzulagern** und den Patienten zu beruhigen. Bei ausreichender Bewusstseinsklarheit sollte dem Patienten ein **Glas Wasser** angeboten werden. Häufig bessert sich hierdurch die Symptomatik rasch. Die **Vitalparameter** müssen engmaschig kontrolliert werden. Gegebenenfalls kann eine kurzfristige **O_2-Gabe** unterstützend wirken.

Bei anhaltenden Beschwerden können **Allgemeinmaßnahmen** helfen, z. B. ausreichende Zufuhr von Flüssigkeit und Salz (Einschränkungen z. B. bei Herzinsuffizienz beachten!), regelmäßige Mahlzeiten sowie Training des Kreislaufs durch Sport und Kneipp-Kuren (Wechselduschen). Die Patienten sollten nach längerem Sitzen oder Liegen langsam aufstehen und ggf. durch aktivierende Übungen bereits vorher ihren Kreislauf etwas „in Schwung bringen“. Einigen Patienten hilft das Tragen von Kompressionsstrümpfen.

Lassen sich auslösende Grunderkrankungen finden, müssen diese entsprechend behandelt werden (z. B. Umstellung einer laufenden Medikation, Therapie von Hormonstörungen).

Reichen diese Maßnahmen nicht aus, können **Sympathomimetika** verschrieben werden: Diese Medikamente (z. B. Ephedrin) aktivieren den Sympathikus, wodurch die Herzkraft gesteigert und die Gefäße enggestellt werden.

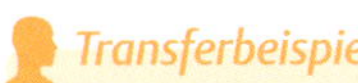

Orthostatische Hypotonie

Emma L.*, Studentin der Geisteswissenschaften, kommt in die Sprechstunde ihrer Heilpraktikerin. Auf ihrer Stirn prangt ein großes Pflaster. „Anfang der Woche bin ich morgens im Bad auf dem Boden aufgewacht“, erzählt sie. „Ich hatte einen echten Brummschädel und mir war schnell klar, dass das viele Blut auf dem Boden von einer Wunde an meiner Stirn kommen musste.“ Sie deutet mit der Hand auf das Pflaster. „Ich wollte nachts zur Toilette und bin ohnmächtig geworden. Morgens bin ich dann, blutverschmiert, wie ich war, zur Nachbarin rüber und die hat mich zum Arzt gebracht. Der meinte, das sei eine“ – sie zieht einen Zettel aus der Jackentasche und liest langsam ab – „sympathikotone orthostatische Hypotonie“. Was für ein Name! Ich habe jetzt etwas Muffensausen und wüsste gerne, ob ich vorbeugend etwas tun kann. Noch einmal mit einer Platzwunde am Kopf möchte ich nicht aufwachen und wer weiß, ob ich noch einmal Glück im Unglück haben werde und es bei einer Platzwunde bleibt.“
Die Heilpraktikerin nickt verständnisvoll und gibt Frau L. einige hilfreiche Tipps. Sie soll noch vor dem morgendlichen Aufstehen den Kreislauf durch Bewegung, v. a. durch Übungen auf dem Rücken liegend mit den Beinen nach oben, in Schwung bringen. Als Beispiele nennt sie die Kerze, Radfahren im Liegen, Fußkreisen mit nach oben gestreckten Beinen und abwechselndes Anziehen und Ausstrecken der Fußspitzen. Frau L. sollte außerdem vor dem Aufstehen 1–2 min aufrecht im Bett sitzen. Auch ist das Schlafen bei offenem Fenster empfehlenswert, da der Kältereiz den Blutdruck steigert, und die Studentin soll viel trinken, eher salziger essen und, wenn sie mag, ab und zu Lakritz naschen. Weitere Empfehlungen sind ein moderates Ausdauertraining und Wasseranwendungen wie Kneipp-Güsse.

**Name fiktiv, Fallgeschichte frei erfunden*

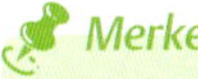

Kinder im Wachstum

Bei Kindern kann das Phänomen der orthostatischen Hypotonie gehäuft in Wachstumsphasen auftreten und ist meist als harmlos einzustufen. Es reicht häufig aus, die Beine kurz hochzulagern.

Fazit – Das müssen Sie wissen

Arterielle Hypotonie

Der **systolische** Blutdruck beträgt **< 100 mmHg**. Für die wiederkehrende chronische Form findet sich meist keine Ursache (**primäre Hypotonie**); betroffen sind v. a. junge, schlanke Frauen (familiäre Häufung). Mögliche Ursachen der **sekundären Hypotonie** sind Herzerkrankungen, Hormonstörungen, Immobilisation oder Flüssigkeitsmangel.
Nach dem Aufstehen/Aufrichten versackt das Blut in den Beinvenen. Bei der **orthostatischen Hypotonie** schafft der Körper es nicht, mit einer angemessenen Kreislaufreaktion (Engstellung der Gefäße, Steigerung der Herzfrequenz) ausreichend gegenzusteuern. Das Gehirn wird unzureichend mit Sauerstoff versorgt; Symptome sind Sehstörungen und Schwindel bis hin zur Synkope mit Sturz.
Die Diagnose wird durch **24-h-Blutdruckmessung** und Schellong-Test oder Kipptischuntersuchung gestellt.
Therapie der **akuten Hypotonie**: **Beine** des Patienten **hochlagern** und Patienten beruhigen; bewusstseinsklaren Patienten ein Glas Wasser anbieten; **Vitalparameter** engmaschig kontrollieren. Allgemeinmaßnahmen bei **anhaltenden Beschwerden**: verstärkte Flüssigkeitszufuhr (Vorsicht u. a. bei Herzinsuffizienz), Sport, Wechselduschen, kreislaufanregende Übungen vor dem Aufstehen, ggf. Kompressionsstrümpfe. Bei unzureichendem Erfolg **Sympathomimetika** (z. B. Ephedrin).

Atherosklerose

Definition

Arteriosklerose

Unter dem Begriff **Arteriosklerose** werden Erkrankungen der Arterien zusammengefasst, die zu einer Verhärtung der Arterienwand führen und zu denen auch die Atherosklerose zählt.

Atherosklerose

Die **Atherosklerose** bezeichnet Veränderungen der inneren und mittleren Gefäßschicht (Intima und Media) von mittelgroßen bis großen Arterien. Es bilden sich lipidhaltige **Plaques** (auch Atherome genannt) und es kommt zur **Bindegewebsvermehrung** in der Gefäßwand (Sklerose). Eine Folge dieses Prozesses ist eine Gefäßverhärtung.

Die Begriffe „Arteriosklerose“ und „Atherosklerose“ werden im klinischen Sprachgebrauch häufig synonym verwendet bzw. nicht strikt voneinander getrennt, obwohl sie eigentlich unterschiedliche Bedeutungen haben. **Die Atherosklerose ist eine Unterform der Arteriosklerose.** Es gibt noch weitere (seltenere) pathophysiologische Prozesse, die zu einer Gefäßverhärtung bzw. Arteriosklerose führen – die Atherosklerose ist jedoch die häufigste Form. Daher wird hier dieser Begriff verwendet.

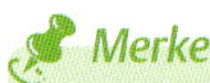

Merke

Häufigkeit

Folgeerkrankungen der Arteriosklerose stellen in den westlichen Ländern die häufigste **Todesursache** dar.

Pathophysiologie

Die Pathogenese der Atherosklerose ist noch nicht vollständig geklärt. Sie verläuft **schleichend** und beginnt mit einer Dysfunktion des Endothels, der innersten Schicht der Gefäßwand, durch verschiedene Faktoren wie Nikotin und arterielle Hypertonie. Low-Density-Lipoproteine (LDL) wandern in die Intima, wo es zu chronischen Entzündungsreaktionen kommt. Abwehrzellen wandern ein und verwandeln sich schließlich in Schaumzellen. Gehen die Schaumzellen unter, werden Lipide frei, die zusammen mit Zelltrümmern den zentralen Lipidkern (**Atherom**) der Plaques bilden. Das Endothel und Entzündungszellen setzen Moleküle frei, die die Einwanderung von glatten Muskelzellen aus der Media in die Intima stimulieren. Diese Muskelzellen vermehren sich und produzieren Matrixbestandteile, die sich über den zentralen Lipidkern legen (**Plaquebildung**). Gefäße wachsen in die Plaques ein und feine Risse im Endothel aktivieren das Gerinnungssystem. Mikrothromben entstehen. Zunächst nimmt der Außendurchmesser des Gefäßes zu, das Lumen bleibt lange Zeit durchlässig. Zu einer **Verengung des Gefäßlumens** kommt es, wenn die Plaque ca. 40 % der Intima einnimmt. Der **Blutfluss** wird zunehmend **eingeschränkt**. Durch **Kalziumablagerungen** in den Plaques werden die **Gefäßwände starr** (**Verkalkung**). Sie verlieren an Elastizität und das Blutgefäß kann sich nicht mehr an verschiedene Druckverhältnisse anpassen. Dies kann einen ggf. vorhandenen **Bluthochdruck** noch weiter verschlechtern – ein Teufelskreis, da Bluthochdruck einer der wesentlichen Auslöser für die Entstehung der Atherosklerose ist (▸ **Tab. 3.8**).

Komplikationen entstehen, wenn die Plaques einreißen (**Plaqueruptur**). Durch die Aktivierung des Gerinnungssystems kann sich lokal ein Gerinnsel (**Thrombus**) bilden, der das Gefäß innerhalb von kurzer Zeit verschließt. Die eingerissene Plaque kann sich auch lösen und über das Gefäßsystem in andere Gefäßabschnitte verschleppt werden (Embolie). Außerdem ist die Gefäßwand im Bereich von atherosklerotischen Plaques empfindlicher. Mit der Zeit kann es zu einer Gefäßaussackung (Aneurysma) kommen. Außerdem kann die Gefäßwand einreißen (Dissektion).

Kardiovaskuläre Risikofaktoren

Für die Entstehung einer Atherosklerose sind zahlreiche **kardiovaskuläre Risikofaktoren** bekannt. ▸ **Tab. 3.8** beinhaltet die wichtigsten Risikofaktoren, gewichtet nach Risikofaktoren 1. Ordnung (Hauptrisikofaktoren) und Risikofaktoren 2. Ordnung.

Fazit – Das müssen Sie wissen

Atherosklerose – Pathophysiologie und Risikofaktoren

Bei einer Atherosklerose („Arterienverhärtung“) lagern sich – beginnend in der innersten Gefäßschicht – Fette und Kalk ab (**Plaquebildung**). Die Plaques wachsen und engen das Lumen ein. Reißt eine Plaque ein (**Plaqueruptur**), kann es lokal zum Gefäßverschluss durch ein Gerinnsel kommen (Thrombosierung). Eine Plaque kann sich lösen (→ **Embolie**). Außerdem können in atherosklerotisch geschädigten Gefäßen Aussackungen (**Aneurysmen**) oder Einrisse (**Dissektionen**) entstehen.
Die wichtigsten **kardiovaskulären Risikofaktoren** sind arterielle Hypertonie, Diabetes mellitus, Fettstoffwechselstörung, Rauchen und Herz-Kreislauf-Erkrankungen in der Familie.

Tab. 3.8 Kardiovaskuläre Risikofaktoren für die Entstehung einer Atherosklerose.

Kategorie	Risikofaktoren
1. Ordnung (Hauptrisikofaktoren)	• arterielle Hypertonie (Bluthochdruck) • Diabetes mellitus • Fettstoffwechselstörungen (erhöhtes LDL-, erniedrigtes HDL-Cholesterin) • Rauchen • positive Familienanamnese (Herz-Kreislauf-Erkrankungen in der engeren Verwandtschaft)
2. Ordnung	• Übergewicht bzw. Adipositas (Fettleibigkeit), v. a. ein erhöhter Taillenumfang (Frauen > 80 cm, Männer > 94 cm) • Ernährung mit primär gesättigten Fettsäuren • Bewegungsmangel • Stoffwechselstörungen wie Gicht oder eine Glukosetoleranzstörung • Niereninsuffizienz • Stress • Alkoholmissbrauch • Alter (mit zunehmendem Alter Risiko ↑) • männliches Geschlecht

Tab. 3.9 Folgeerkrankungen der Atherosklerose.

Gefäßprozess	Beispiele für Krankheitsbilder
chronischer arterieller Gefäßverschluss	• KHK und Angina pectoris • periphere arterielle Verschlusskrankheit (pAVK) • chronischer Mesenterialarterienverschluss (Angina abdominalis) • Nierenarterienstenose
akuter arterieller Gefäßverschluss	• akutes Koronarsyndrom/Myokardinfarkt • akute Extremitätenischämie • akuter Mesenterialinfarkt • transitorische ischämische Attacke (TIA) und Schlaganfall • Niereninfarkt • Milzinfarkt
Aneurysmen	• infrarenales Bauchaortenaneurysma • thorakales Aortenaneurysma

Folgeerkrankungen

Die Atherosklerose ist eine **generalisierte Gefäßerkrankung**, die mit bestimmten Folgeerkrankungen einhergeht (▶ **Tab. 3.9**).

Die Folgeerkrankungen bestimmen auch die Symptome einer Atherosklerose. So können als Zeichen einer peripheren arteriellen Verschlusskrankheit blasse, kühle Füße und Schmerzen bei längeren Gehstrecken auftreten.

Diagnostik

Anamnestisch werden – neben den aktuellen Beschwerden – die typischen Risikofaktoren erfragt. Auch das Auftreten von Herz-Kreislauf-Erkrankungen bei Familienangehörigen wird abgeklärt. Die Erhebung des Pulsstatus im Rahmen der **klinischen Untersuchung** liefert bereits Hinweise auf ggf. bestehende Gefäßverengungen.

Mithilfe bestimmter **Blutuntersuchungen** kann ebenfalls das Vorhandensein einiger kardiovaskulärer Risikofaktoren überprüft werden; hierzu zählen u. a.:

- **Blutfette**: LDL ↑, HDL ↓, Triglyzeride ↑
- **Blutglukose**: Nüchtern-Blutglukose, oraler Glukosetoleranztest (oGTT), HbA_{1c}-Wert
- **Harnsäure**

In der **apparativen Diagnostik** stehen Ultraschalluntersuchungen der Gefäße (u. a. Doppler- und Duplexsonografie) und die Angiografie sowie CT- und MRT-Aufnahmen im Vordergrund. Das genaue diagnostische Vorgehen hängt von der jeweiligen Folgeerkrankung ab.

Therapie

Die Atherosklerose ist nicht heilbar. Prophylaktische Maßnahmen können aber verhindern, dass Folgeerkrankungen entstehen oder fortschreiten.

Allgemeinmaßnahmen. Die Therapie umfasst bestimmte Allgemeinmaßnahmen:

- Gewichtsnormalisierung (BMI < 26)
- ausgewogene Ernährung (u. a. gemüsebetont, Obst, wenig gesättigte Fettsäuren, ausreichend Ballaststoffe, Salz < 6 g/Tag)
- regelmäßige Bewegung (mind. 30 min pro Woche, v. a. Ausdauersport)
- geringer Alkoholkonsum
- Nikotinverzicht
- Stressreduktion

Medikamentöse Therapie. Darüber hinaus sollten behandelbare Risikofaktoren medikamentös gut eingestellt werden – z. B. optimale Einstellung einer arteriellen Hypertonie oder eines Diabetes mellitus, Senkung des Cholesterinspiegels (z. B. mit Statinen) bei einer Fettstoffwechselstörung. Zur Verhinderung von Thromboembolien, erhalten die meisten Patienten **Thrombozytenaggregationshemmer** wie ASS oder Clopidogrel (z. B. Plavix); bei einigen Patienten sind **Antikoagulanzien** wie Phenprocoumon (z. B. Marcumar) indiziert. Näheres zu den Wirkstoffen finden Sie in Lernmodul 4 „Allopathische Verfahren".

Reperfusionstherapie. Zur Wiedereröffnung des Gefäßlumens stehen verschiedene Verfahren zur Verfügung:

- **perkutane transluminale Angioplastie** (PTA): Mit diesem Katheterverfahren können kurzstreckige Stenosen durch eine **Ballondilatation** wieder eröffnet werden. Um das Ergebnis zu stabilisieren und einen erneuten Gefäßverschluss zu verhindern, kann zusätzlich ein kleines Metallgeflecht, ein Stent, eingesetzt werden.
- **Operation**:
  - Ist die PTA nicht geeignet (z. B. bei sehr ausgeprägtem Befund), kann ggf. eine **Thrombendarteriektomie** (TEA, auch Desobliteration genannt) durchgeführt werden. Das stenosierte Gefäß wird hierbei zunächst eröffnet und die veränderte Gefäßschicht herausgelöst. Anschließend wird das Gefäß mithilfe einer Patch-Plastik aus Rinderperikard oder Kunststoff wieder verschlossen.
  - Alternativ kann die Gefäßengstelle durch Anlage eines **Bypasses** umgangen werden. Der Gefäßersatz wird bei der Bypass-Operation entweder durch **körpereigenes** (autologes) Material gebildet, z. B. durch ein bei demselben Patienten an anderer Stelle entnommenes **Venentransplantat** (z. B. V. saphena). **Körperfremdes** Material (Kunststoff) wird u. a. bei Verengungen der Aorta verwendet.

Das genaue therapeutische Vorgehen richtet sich nach dem betroffenen Organ: So kann z. B. bei einer pAVK bei einigen Patienten eine Amputation nötig sein; bei einem Mesenterialinfarkt müssen nekrotische Darmabschnitte reseziert werden.

Fazit – Das müssen Sie wissen

Atherosklerose – Folgeerkrankungen, Diagnostik, Therapie

Typische **Folgeerkrankungen** der Atherosklerose sind:

- koronare Herzkrankheit (**KHK**)
- periphere arterielle Verschlusskrankheit (**pAVK**)
- Durchblutungsstörungen des Gehirns (z. B. **Schlaganfall**) und des Darms (bis hin zum **Mesenterialinfarkt**)

Die Diagnostik umfasst **Blutuntersuchungen** (u. a. zur Abklärung kardiovaskulärer Risikofaktoren) und bildgebende Verfahren (v. a. **Ultraschall** und **Angiografie**).

Zur Therapie zählen:

- **Allgemeinmaßnahmen**: Gewichtsnormalisierung, ausgewogene Ernährung, Salzrestriktion, regelmäßige Bewegung, kein Nikotin, wenig Alkohol usw.
- **medikamentöse Therapie**: Risikofaktoren (z. B. arterielle Hypertonie, Diabetes mellitus) optimal einstellen
- Wiedereröffnung des Gefäßlumens:
  - Katheterverfahren: **perkutane transluminale Angioplastie** (PTA) mit Ballondilatation und ggf. Stent-Einlage
  - operativ: Entfernung der verengten Gefäßschicht mittels **Thrombendarteriektomie** (TEA); alternativ **Bypass-Operation**

Periphere arterielle Verschlusskrankheit (pAVK)

Definition

Periphere arterielle Verschlusskrankheit

Die periphere arterielle Verschlusskrankheit (pAVK) ist eine chronische Erkrankung des Gefäßsystems mit fortschreitenden, irreversiblen **Verengungen** oder **Verschlüssen** der **Extremitätenarterien** oder der Aorta – meist infolge **atherosklerotischer** Ablagerungen. Es resultiert eine Minderversorgung des umgebenden Gewebes.

Bei der pAVK handelt es sich um eine „Volkskrankheit": Insgesamt leiden in Deutschland nach Angaben der Deutschen Gesellschaft für Angiologie rund 4,5 Mio. Menschen an einer pAVK. **Männer** sind 4-mal häufiger betroffen als Frauen. In über 90 % der Fälle sind die Gefäße der **unteren** Extremität atherosklerotisch verengt.

Pathophysiologie

Hauptursache der pAVK ist in ca. 95 % der Fälle die **Atherosklerose**. Sehr selten führen reine Entzündungen der Gefäße (Vaskulitiden) zu diesem Krankheitsbild. Von den kardiovaskulären Risikofaktoren, die zu einer Atherosklerose führen (▶ **Tab. 3.8**), sind für die Entstehung einer pAVK v. a. **Rauchen** und **Diabetes mellitus** verantwortlich. Auch Bluthochdruck und Fettstoffwechselstörungen sind wichtige Risikofaktoren.

Lokalisation und Einteilung. In den meisten Fällen (> 90 %) ist die untere Extremität von den Gefäßverengungen betroffen. Dabei werden 3 Typen unterschieden: **Becken-**, **Oberschenkel-** und **Unterschenkeltyp** (▶ **Tab. 3.10**). Im weiteren Gefäßverlauf, d. h. unterhalb der von der pAVK beeinträchtigten und verengten Gefäßabschnitte, sind die **Fußpulse abgeschwächt** oder fehlen ganz. Im entsprechenden Versorgungsbereich ist der richtungsweisende **Ischämieschmerz** angesiedelt.

Da es sich bei der Atherosklerose um eine **generalisierte Gefäßerkrankung** handelt, leiden pAVK-Patienten häufig parallel an den anderen typischen Folgeerkrankungen der Atherosklerose (▶ **Tab. 3.9**): Ca. 40–60 % haben eine **KHK**, bei ca. 50 % sind die extrakraniellen **hirnversorgenden Gefäße** mitbetroffen. Mechanisch beanspruchte Stellen (wie Gefäßverzweigungen) sowie Abschnitte, an denen sich der Gefäßquerschnitt verändert, weisen besonders häufig atherosklerotische Veränderungen auf.

Die pAVK gilt als „**Marker-Erkrankung**" für andere (ggf. bislang asymptomatische) **kardiovaskuläre Erkrankungen**. Wenn eine pAVK diagnostiziert wird, sollten deshalb immer auch die übrigen Gefäße (v. a. Herzkranzgefäße und hirnversorgende Gefäße) untersucht werden.

Tab. 3.10 Lokalisation der pAVK mit typischer Symptomatik.

Typ	Häufigkeit	betroffene Gefäße	fehlende Pulse	Ischämieschmerz
Beckentyp	35 %	Aorta, A. iliaca (oberhalb des Leistenbands)	ab Leiste	Gesäß, Oberschenkel
Oberschenkeltyp	50 %	A. femoralis (Oberschenkel), A. poplitea (Kniekehle)	ab Kniekehle	Wade
Unterschenkeltyp	15 %	Unterschenkel-/Fußarterien	Fußpulse	Fußsohle

Fazit – Das müssen Sie wissen

pAVK – Pathophysiologie

Die periphere arterielle Verschlusskrankheit (pAVK) ist eine chronische Erkrankung des Gefäßsystems, die zu Verengungen bzw. **Verschlüssen** der **Extremitätenarterien** führt (→ Minderversorgung des umgebenden Gewebes). Ursache ist meist eine **Atherosklerose** (Risikofaktoren sind v. a. **Rauchen** und **Diabetes mellitus**). Nach der Lokalisation der Gefäßverengung unterscheidet man den Becken-, Oberschenkel- und Unterschenkeltyp. Distal der Verengung sind die **Pulse schwach** oder nicht tastbar.

Die Atherosklerose ist eine generalisierte Gefäßerkrankung. Die pAVK gilt daher als **Markererkrankung** für andere kardiovaskuläre Erkrankungen – meist sind u. a. auch die Koronargefäße (→ **KHK**) und die **hirnversorgenden Gefäße** betroffen.

Symptome

Zu **Beginn** verläuft die Erkrankung i. d. R. **symptomlos**. Erst wenn die Veränderungen in den Gefäßen so weit fortgeschritten sind, dass mehr als **die Hälfte** des Gefäßlumens verschlossen ist, wird die pAVK symptomatisch. Leitsymptom ist hier der **belastungsabhängige Schmerz** in der betroffenen Extremität.

Durch die Gefäßverengung wird das nachgeschaltete Gewebe nicht mehr ausreichend mit Sauerstoff versorgt (**Ischämie**). Diese Art der Schmerzentstehung ist vergleichbar mit einer kritischen Ischämie (Minderdurchblutung) an den Herzkranzgefäßen im Rahmen eines Herzinfarkts. Der pAVK-Patient hat v. a. Schmerzen in der unteren Extremität, wenn er längere Strecken ohne Pause geht. Bleibt er hingegen stehen, sind die Symptome innerhalb kurzer Zeit wieder rückläufig. Dieses Stadium der pAVK bezeichnet man daher auch als **Claudicatio intermittens** oder umgangssprachlich als „**Schaufensterkrankheit**". Die Bezeichnung „Schaufensterkrankheit" geht darauf zurück, dass die Betroffenen nur zu kurzen schmerzfreien Gehstrecken in der Lage sind und bis zum Abklingen der Schmerzen eine Pause einlegen müssen. Diese Pausen werden mit einem Halt vor einem Schaufenster „kaschiert".

Infolge der arteriellen Mangeldurchblutung sind die Beine **blass** und **kühl**. Als Zeichen der verzögerten Rekapillarisierung bleibt das Nagelbett nach einem Fingerabdruck verlängert blass (Irisblendenphänomen). In fortgeschrittenen Stadien verfärben sich die Füße des Patienten zunehmend **dunkelblau** und nehmen an Umfang ab.

Abb. 3.30 Periphere arterielle Verschlusskrankheit (pAVK).

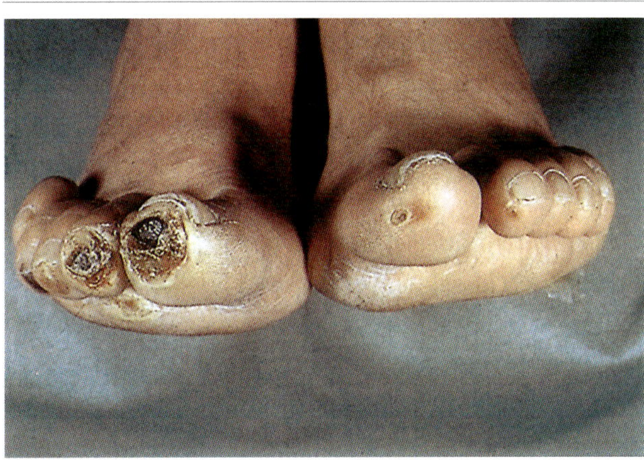

Stadium IV mit nekrotischen, d. h. aufgrund der Minderdurchblutung abgestorbenen Zehen. *Abb. aus: Kohrmeyer K, Bahmer F. Arterielle Verschlusskrankheit. In: Moll I, Hrsg. Duale Reihe Dermatologie. 8. Auflage. Thieme; 2016*

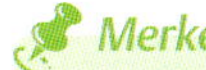

Merke

Position der Beine

Die Symptome **bessern** sich bei **herunterhängender** Extremität, da dadurch der Perfusionsdruck erhöht wird (→ verbesserte Durchblutung). **Hochlegen** der Beine **verschlimmert** die Symptomatik.

Durch die anhaltende Minderdurchblutung treten Schäden am umliegenden Gewebe auf. Es bilden sich **Nekrosen** bzw. eine **trockene Gangrän**. Das Gewebe ist geschrumpft und schwarz, es wirkt leder- bzw. mumienartig (▶ **Abb. 3.30**). Typischerweise entsteht eine solche Gangrän zuerst an den am weitesten außen gelegenen – bzw. am schlechtesten versorgten – Stellen, sprich: an den **Zehen** oder um die **Knöchel** herum. Man bezeichnet ein solches Geschwür auch als Ulcus cruris arteriosum. Mit der Zeit schreiten die Schäden jedoch zum Stamm hin fort.

Infiziert sich eine solche „offene Stelle" im Verlauf mit Fäulnisbakterien, entwickelt sich eine **feuchte Gangrän**: Das betroffene Gewebe verflüssigt sich und riecht faulig.

Tab. 3.11 Klassifikation der pAVK nach Fontaine-Ratschow.

Stadium	Symptome
I	keine Symptome, obwohl pAVK in Gefäßen nachweisbar ist (meist Zufallsbefund)
II	Claudicatio intermittens bei einer schmerzfreien Gehstrecke von: • IIa > 200 m • IIb < 200 m
III	ischämischer Ruheschmerz in Füßen und Zehen (bei Hochlagerung verstärkt)
IV	Nekrosen/Gangrän („offene Stellen") der betroffenen Extremität

! Cave

Ausbreiten der Infektion

Ein Ausbreiten dieser Infektion in umgebende Bereiche kann schwerwiegende Komplikationen bis hin zur **Sepsis** nach sich ziehen.

Anhand der Ausprägung der klinischen Symptomatik wird der Krankheitsverlauf der pAVK in **4 Stadien** eingeteilt (▶ **Tab. 3.11**).

Diagnostik

Die Verdachtsdiagnose einer pAVK lässt sich meist schon nach einer ausführlichen **Anamnese** (v. a. aktuelle Beschwerden, Risikofaktoren für Atherosklerose) stellen.

Bei der **klinischen Untersuchung** wird die **Haut** der Extremitäten im **Seitenvergleich** beurteilt:

- **Farbe:** blasse, marmorierte Haut, Nekrosen, Gangrän
- **Temperatur:** kühle Haut (bis hin zur kalten Extremität bei akutem arteriellem Verschluss)

Der **Pulsstatus** aller großen Arterien wird im Seitenvergleich erhoben; ab einer Einengung von **> 90 %** des Gefäßlumens ist der Puls distal der Verengung nicht mehr tastbar (z. B. fehlende Tastbarkeit der Fußpulse). Es erfolgt eine vergleichende **Blutdruckmessung** an Armen und Beinen sowie eine Berechnung des **Knöchel-Arm-Indexes** ($RR_{systolisch}$ Bein/$RR_{systolisch}$ Arm; Normalwert: 0,9–1,2, bei schlechter Durchblutung geringer).

Über den betroffenen Arterien lässt sich häufig mittels Stethoskops ein **Strömungsgeräusch auskultieren** (ab einer Einengung von ca. 70 %). **Motorik** und **Sensibilität** der Extremitäten werden geprüft.

Mittels eines **Gehtests** kann die schmerzfreie Gehstrecke bestimmt werden. Gegebenenfalls wird für die Diagnose einer pAVK eine Ratschow-Lagerungsprobe (▶ **Abb. 2.5**) durchgeführt.

Der weiteren Diagnosesicherung dient die **Ultraschalluntersuchung** (konventionell, Doppler und Duplex) zur genauen Ermittlung des Gefäßstatus bzw. zur konkreten Lokalisation von Engstellen oder Gefäßverschlüssen. Bei einigen Patienten ist eine **Angiografie** indiziert (▶ **Abb. 3.31**).

Abb. 3.31 MR-Angiografie: Befund bei pAVK.

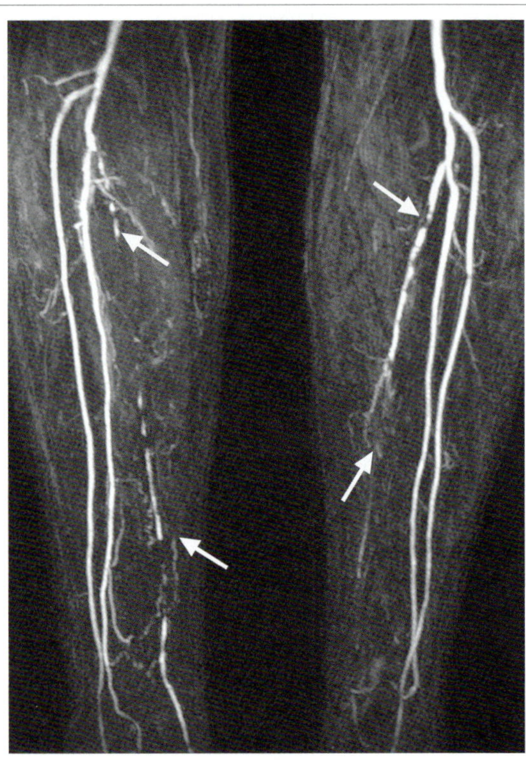

Die Unterschenkelarterien sind mittels Kontrastmittel hell dargestellt. Bei diesem Diabetespatienten sind die Gefäße an zahlreichen Stellen verengt oder komplett verschlossen (Pfeile). *Abb. aus: Diehm C, Diehm N. MR- und CT-Angiografie. In: Greten H, Rinninger F, Greten T, Hrsg. Innere Medizin. 13. Auflage. Thieme; 2010.*

Fazit – Das müssen Sie wissen

pAVK – Symptome und Diagnostik

Leitsymptom ist der **belastungsabhängige Ischämieschmerz** in der betroffenen Extremität. Wenn die Patienten längere Strecken gehen, müssen sie aufgrund der Schmerzen stehen bleiben (→ Besserung); sog. **Claudicatio intermittens** oder „Schaufensterkrankheit".

Die Beschwerden bessern sich bei herunterhängenden Beinen und **verschlechtern** sich durch **Hochlagern**. Die **Haut** im minderdurchbluteten Areal ist **blass** und **kühl**. Je weiter die Erkrankung fortschreitet, desto ausgeprägter werden die Schäden an Haut, Nerven und Muskeln. Die Einteilung der pAVK erfolgt anhand der Symptomatik (4 Stadien). In fortgeschrittenen Stadien bestehen die Schmerzen sogar in Ruhe; es entwickeln sich schwarze Nekrosen (trockene Gangrän). Wenn sich die „offenen Stellen" infizieren (feuchte Gangrän), besteht die Gefahr einer **Sepsis**.

Diagnostisch werden neben der klinischen Untersuchung (Hautbeschaffenheit? Motorik und Sensibilität?) u. a. ein **Gehtest** und ggf. eine Ratschow-Lagerungsprobe durchgeführt. Bildgebende Verfahren: v. a. **Ultraschall** und **Angiografie**.

Therapie

Die Grundzüge der Therapie entsprechen dem Vorgehen bei einer Atherosklerose: Kardiovaskuläre **Risikofaktoren** sollten durch Allgemeinmaßnahmen **minimiert** werden (u. a. Gewichtsnormalisierung, ausgewogene Ernährung, kein Nikotin, wenig Alkohol). Ein ggf. bestehender arterieller Hypertonus, ein Diabetes mellitus oder eine Fettstoffwechselstörung müssen medikamentös optimal eingestellt werden. Außerdem kommen **Thrombozytenaggregationshemmer** zum Einsatz, um die Bildung eines Gerinnsels (Thrombus) – und damit einen Gefäßverschluss – zu verhindern. Die meisten pAVK-Patienten erhalten in niedriger Dosierung **ASS** (z. B. 100 mg/d), bei ASS-Unverträglichkeit **Clopidogrel** (z. B. Plavix). Gegebenenfalls sind Antikoagulanzien wie Phenprocoumon (z. B. Marcumar) indiziert. Näheres zu den Wirkstoffen finden Sie in Lernmodul 4 „Allopathische Verfahren“.

Durch **Gehtraining** (sinnvoll in **Stadium I und II**) kann der Patient zur Förderung der Durchblutungssituation beitragen. Im Sinne eines täglichen Intervalltrainings läuft der Patient, bis Schmerzen in der betroffenen Extremität auftreten. Dann pausiert er, bis die Schmerzen nachlassen, und läuft danach wieder weiter. Dieses Gehtraining kann in der Alltagsumgebung des Patienten oder auf dem Laufband stattfinden.

Lokalmaßnahmen umfassen regelmäßige Fußpflege, Pflege von ggf. bereits vorhandenen Verletzungen, **Watteverbände** und eine **Beintieflagerung** (in Stadium III und IV). Eine **Wärmeanwendung ist kontraindiziert**.

Bei klinischen Hinweisen auf **lokale Infektionen** (Rötung, Erwärmung, Schwellung, Schmerz, Funktionseinschränkung) muss großzügig eine **systemische Antibiotikatherapie** unter Berücksichtigung des Antibiogramms durchgeführt werden. Eine lokale Anwendung reicht i. d. R. nicht aus.

Es gibt unterschiedliche Möglichkeiten einer **Reperfusionstherapie**. Das betroffene Gefäß kann mithilfe eines Katheterverfahrens wiedereröffnet werden – als **perkutane transluminale Angioplastie** (**PTA**) mit Ballondilatation und ggf. Einlage eines Stents. Operativ kann die Gefäßverengung im Rahmen einer **Thrombendarteriektomie** (TEA) ausgeschält werden. Alternativ kann die Verengung durch Anlage eines Bypasses umgangen werden.

Kann der Gefäßstatus operativ nicht mehr verbessert werden, ist ggf. eine **Amputation** der betroffenen Extremität indiziert. Hierbei muss darauf geachtet werden, dass die Abtrennung so weit **proximal** wie notwendig erfolgt, um durch eine ausreichende Durchblutung des Gewebes eine gute **Wundheilung** zu ermöglichen.

Fazit – Das müssen Sie wissen

pAVK – Therapie

Die Grundzüge der Therapie entsprechen der Behandlung einer Atherosklerose: **kardiovaskuläre Risikofaktoren** mithilfe von Allgemeinmaßnahmen **reduzieren** (u. a. Gewichtsnormalisierung, ausgewogene Ernährung, kein Nikotin, wenig Alkohol), optimale Einstellung eines arteriellen Hypertonus, eines Diabetes mellitus oder einer Fettstoffwechselstörung.

Um ein Gerinnsel (Thrombus) zu verhindern, erhalten die Patienten **Thrombozytenaggregationshemmer**; ggf. sind Antikoagulanzien indiziert. Wichtig ist auch eine **lokale Behandlung** der Haut (u. a. regelmäßige Fußpflege, evtl. Beintieflagerung).

Bei Wundinfektionen erfolgt meist eine **systemische** Gabe von **Antibiotika**.

In bestimmten Fällen ist eine Reperfusionstherapie notwendig:

- Katheterverfahren (**perkutane transluminale Angioplastie** mit Ballondilatation und ggf. Stent-Einlage)
- operativ mittels **Thrombendarteriektomie** (Ausschälung) oder Anlage eines **Bypasses**
- ggf. **Amputation**

Akuter Arterienverschluss

Definition

Akuter Arterienverschluss

Ein akuter Arterienverschluss ist eine plötzlich einsetzende Durchblutungsstörung durch Verschluss des versorgenden arteriellen Gefäßes mit vitaler Gefährdung des betroffenen Gewebes bzw. Organs.

Pathophysiologie

Eine Arterie kann durch ein lokal gebildetes Blutgerinnsel (**Thrombus**) akut eingeengt oder komplett verschlossen werden. Sehr häufig wird eine Arterie aber auch durch Material (den Embolus) verschlossen, das mit dem Blutstrom eingeschwemmt wird (**Embolie**). Der Embolus strömt so lange im Blut mit, bis er in einer sich verzweigenden Arterie stecken bleibt und sie verschließt. Man unterscheidet:

- **venöse Embolie:** Das embolische Material stammt aus dem venösen System, z. B. abgelöstes Thrombenmaterial einer tiefen Beinvenenthrombose. Es gelangt über das rechte Herz in den kleinen Kreislauf und damit in die Lungenarterien. Eine Lungenembolie ist die Folge.
- **arterielle Embolie:** Startet der Embolus bereits im arteriellen System und damit im Körperkreislauf, können alle Arterien des großen Kreislaufs vom Verschluss betroffen sein. Es kann z. B. zu einem Schlaganfall oder einem **Infarkt** eines anderen **Organs** kommen. Recht häufig betroffene Organe sind Niere, Milz oder Darm. Auch eine Mangeldurchblutung bzw. **Ischämie einer Extremität** ist möglich. So ist ein arterieller Verschluss des linken Beins häufig Folge einer Embolie aus dem linken Herzen.

Der **Embolus** kann aus körpereigenen – z. B. Blutgerinnsel (Thromben) oder Fett – oder körperfremden Substanzen (z. B. Luft oder Fremdkörper) bestehen. Die resultierende Embolie wird entsprechend bezeichnet:

- **Thromboembolie**: Blutgerinnsel, entstanden z. B. durch Vorhofflimmern im Herzen oder als fortgeschwemmter Teil einer tiefen Beinvenenthrombose
- **septische Embolie**: Vegetationen bei einer Herzklappenentzündung
- **Fettembolie**: Fett, z. B. nach einem Knochenbruch mit Beteiligung des Knochenmarks oder während/nach der Implantation einer Gelenkprothese
- **Cholesterinembolie**: Bestandteile von atherosklerotischen Plaques

- **Luftembolie**: Luft, z. B. bei versehentlich zur Umgebungsluft hin offenem ZVK
- **Fruchtwasserembolie**: Fruchtwasser, wenn dieses unter der Geburt durch die Plazenta in den Blutkreislauf der Mutter gelangt
- **Tumorembolie**: Tumorgewebe
- **Fremdkörperembolie**: Fremdkörper, wenn z. B. während einer Koronarangiografie unbeabsichtigt Katheterbestandteile in die Blutbahn gelangen oder sich ein Stent löst

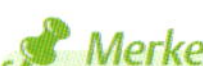 Merke

Ursache von Embolien

Die häufigste Emboliequelle ist das **Herz** und dort wiederum der linke Vorhof bei **Vorhofflimmern**.

Fazit – Das müssen Sie wissen

Akuter Arterienverschluss – Pathophysiologie

Eine Arterie kann akut u. a. durch ein lokal gebildetes Blutgerinnsel (**Thrombus**) oder einen mit dem Blut eingeschwemmten Embolus (→ **Embolie**) verschlossen werden:

- **venöse** Embolie: z. B. aus einer tiefen Beinvenenthrombose → ggf. Lungenembolie
- **arterielle** Embolie: aus einer Arterie des großen Kreislaufs → ggf. Schlaganfall, Ischämie einer Extremität, Organischämie (z. B. Niere, Milz oder Darm bei Mesenterialinfarkt).

Symptome

Im Gegensatz zur chronischen pAVK, bei der die Ablagerungen in den Gefäßen nach und nach zunehmen und das versorgte Gewebe entsprechend langsam unterversorgt wird, tritt beim akuten Verschluss einer Arterie die Symptomatik typischerweise **rasch und heftig** auf.

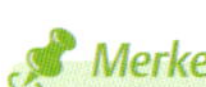 Merke

Symptome eines akuten peripheren Arterienverschlusses: die „6 P“

Die typischen Symptome einer Ischämie in den **Extremitäten** können anhand der sog. **„6 P“** nach Pratt abgeleitet werden:

- **p**ain = Schmerz; massive Ruheschmerzen, häufig schlagartig einsetzend
- **p**ulselessness = fehlende Pulse
- **p**aresthesia = Gefühlsstörungen
- **p**aleness = blasse, kühle, marmorierte Haut
- **p**aralysis = eingeschränkte Bewegung, Lähmung
- **p**rostration = Schocksymptome

In Bereichen des Körpers außer den Extremitäten hängen die Beschwerden vom **Versorgungsbereich** der betroffenen Arterie ab: Beispielsweise kann es bei einem **Schlaganfall** zu Bewusstseinsstörungen und anderen neurologischen Defiziten kommen.

Fazit – Das müssen Sie wissen

Akuter Arterienverschluss – Symptome

Eine Ischämie in den Extremitäten führt zu den „6 P“: pain (**Schmerz**), pulselessness (**fehlende Pulse**), paresthesia (**Gefühlsstörungen**), paleness (**blasse, kühle, marmorierte Haut**), paralysis (**eingeschränkte Bewegung, Lähmung**), prostration (**Schocksymptome**).

Diagnostik

Zur Vermeidung eines bleibenden Gewebeschadens muss der Verschluss der Arterie **rasch** diagnostiziert und therapiert werden. Das Zeitfenster für irreversible Schäden beträgt nach dem Verschluss je nach betroffenem Organ ca. **3–6 h** (Gehirn und Darm eher 3 h, Extremitäten eher 6 h).

Zu den **diagnostischen Maßnahmen** gehören:

- **Anamnese**: Die akute Symptomatik liefert Hinweise auf die betroffene Arterie; Herzrhythmusstörungen (v. a. Vorhofflimmern) oder künstliche Herzklappen als Hinweis auf die mögliche Emboliequelle
- **Inspektion**: v. a. Hautfarbe; bei Extremitäten im Seitenvergleich: auffallende Blässe einer betroffenen im Vergleich zur gesunden Extremität
- **Erhebung des Pulsstatus**: Welche Pulse sind tastbar? Bei Extremitäten im Seitenvergleich; auch eine Etagenlokalisation ist möglich.
- **Ultraschall**: Gefäßdoppler und Duplexsonografie
- **Angiografie** (digitale Subtraktionsangiografie = DSA): genaue Darstellung des betroffenen Blutgefäßes; ggf. kann der Embolus gleich therapeutisch entfernt werden.

Differenzialdiagnostisch kommen bei einem akuten Arterienverschluss eine **lokale arterielle Thrombose** infolge einer pAVK sowie **Gefäßverletzungen/-spasmen** (selten) in Betracht.

Therapie

Erstmaßnahmen. Sie umfassen bei akutem Verschluss einer Extremitätenarterie folgende Punkte:

- **Extremität tief lagern**: Dadurch wird der Perfusionsdruck erhöht und eine Minimaldurchblutung aufrechterhalten.
- **Anlegen eines Watteverbands**: Dadurch werden Verletzungen und Drucknekrosen vermieden. Außerdem sollten Wärme, Kälte und äußerer Druck vermieden werden.
- **Verständigung des Notarztes und sofortige Klinikeinweisung** → rasche Einleitung der Schmerztherapie; Vermeidung einer Amputation der betroffenen Extremität durch zügig durchgeführte gefäßchirurgische Maßnahmen
- Legen eines venösen Gefäßzugangs für die Schmerzmedikation an der nicht betroffenen Extremität
- High-Dose-Antikoagulationstherapie: Antikoagulation (Blutverdünnung) mit einer hohen Dosis **Heparin** i. v., um weitere Gerinnsel zu verhindern

! Cave

Notfall: akuter Arterienverschluss

Bei einem akuten Arterienverschluss handelt sich immer um einen **Notfall!** Je nach Lokalisation des Verschlusses sind die Extremität, das Organ oder ggf. sogar der gesamte Organismus **vital bedroht**.

! Cave

Kontraindikationen

Kontraindiziert bei akuter Extremitätenischämie sind u. a.:

- **Anwärmen der Extremität:** Anstieg des O_2-Verbrauchs → Verschlimmerung der Ischämie
- **Hochlagern der Extremität:** Verschlechterung der Durchblutung

Reperfusion mittels Angiografie. Zur Wiedereröffnung des Gefäßes mittels Angiografie (Katheteruntersuchung) bestehen folgende Therapieoptionen:

- **lokale Fibrinolyse** (kurz „Lyse"): In unmittelbarer Nähe des Blutgerinnsels werden Medikamente eingebracht, die das Gerinnsel auflösen. Eingesetzt werden Fibrinolytika wie Alteplase (rt-PA). In der Annahme, dass häufig an anderer Stelle weitere Gerinnsel vorhanden sind, wird das Medikament parallel meist zusätzlich systemisch verabreicht.
- **Aspirationsthrombektomie**: Der Embolus wird an die Katheterspitze gesaugt (aspiriert) und zusammen mit ihr herausgezogen.
- **Rotations-Aspirations-Thrombembolektomie**: Zerstückelung des Blutgerinnsels und anschließende Aspiration (s. o.)

Operative Reperfusion. Operativ stehen zur Wiedereröffnung des Gefäßes folgende Methoden zur Auswahl:

- **Embolektomie** (auch Thrombektomie genannt): In das betroffene Gefäß wird ein spezieller Ballonkatheter (Fogarty-Katheter, ▶ **Abb. 3.32a**) eingebracht. Der Katheter wird über den Embolus hinausgeschoben; dann wird der Ballon aufgepumpt und der Embolus herausgezogen (▶ **Abb. 3.32b**).
- **Thrombendarteriektomie** (TEA)
- **Bypass**: Der durch den Embolus verschlossene Gefäßabschnitt wird durch eine an anderer Stelle entnommene Vene oder einen Kunststoff-Bypass überbrückt bzw. umgangen; der Gefäßverschluss selbst bleibt bestehen.

Weitere Maßnahmen. Langfristig muss die **Ursache** der Embolie gesucht und möglichst **beseitigt** werden. In Abhängigkeit von Art und Ursache der Embolie sollte eine medikamentöse **Rezidivprophylaxe** mit Antikoagulanzien wie Phenprocoumon (z. B. Marcumar) in Erwägung gezogen werden.

Weitere diagnostische und therapeutische Besonderheiten sind bei den jeweiligen Krankheitsbildern – pAVK, Lungenembolie, Mesenterialinfarkt und Schlaganfall – erläutert.

Abb. 3.32 Embolektomie.

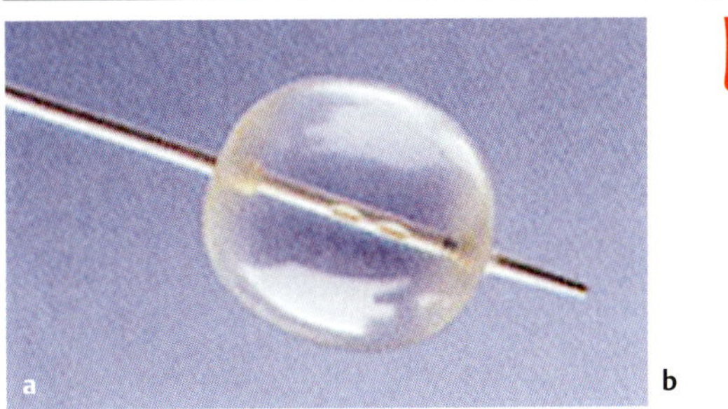

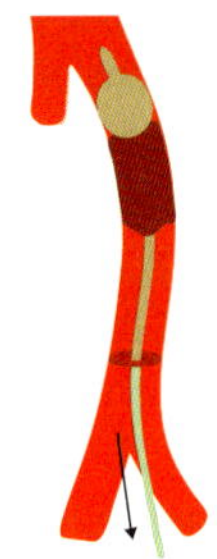

a Fogarty-Katheter. *Abb. aus: Wenk H, Schmid A. Gefäßchirurgie. In: Henne-Bruns D, Hrsg. Duale Reihe Chirurgie. 4. Auflage. Thieme; 2012.*

b Der Fogarty-Katheter wird in das Gefäß eingebracht und über den Embolus hinausgeschoben. Dann wird der Ballon aufgeblasen und der Embolus herausgezogen. *Abb. aus: I care Krankheitslehre. 2. Auflage. Thieme; 2020. Nach: Remig J, Jakschik J. Therapeutisches Spektrum bei arteriellen Gefäßverschlüssen. In: Hirner A, Weise K, Hrsg. Chirurgie. 2. Auflage. Thieme; 2008.*

Fazit – Das müssen Sie wissen

Akuter Arterienverschluss – Diagnostik und Therapie

Es handelt sich um einen **lebensbedrohlichen Notfall**; Diagnostik und Therapie müssen schnell (innerhalb von ca. 3–6 h) erfolgen!

Diagnostisch wird die Hautfarbe beurteilt und der **Pulsstatus** erhoben; **Doppler-** und **Duplexsonografie** sowie **Angiografie** liefern wichtige Hinweise.

Als therapeutische Erstmaßnahme wird die **Extremität tief gelagert** und ein Watteverband angelegt. **Heparin** wird i. v. in hoher Dosis verabreicht. **Reperfusion** im Rahmen der Angiografie (z. B. Gerinnsel mittels **Lyse** auflösen) oder operativ (z. B. als **Embolektomie** mit einem Fogarty-Katheter).

Karotisstenose

Definition

Karotisstenose

Eine Karotisstenose ist eine Verengung der Halsschlagader (A. carotis). Betroffen sein können die A. carotis communis und/oder die A. carotis interna.

Pathophysiologie

Die häufigste Ursache für eine Karotisstenose ist die Atherosklerose (S. 96), bei der es zu einem Elastizitätsverlust und einer Verdickung der hirnversorgenden Arterie kommt. Die Folge ist eine Verengung des Gefäßes. Die Risikofaktoren entsprechen denen der Atherosklerose (▶ **Tab. 3.8**).

Symptome

Eine Karotisstenose ist lange Zeit asymptomatisch. Später können sich **neurologische Ausfallerscheinungen** zeigen, die auf die Minderdurchblutung zurückzuführen sind. Zu den Symptomen zählen:

- Sehstörungen
- Sprachstörungen
- Sensibilitätsstörungen
- Desorientiertheit
- Bewusstseinsstörungen
- Kopfschmerzen
- Schwindelattacken
- Lähmungen an Armen und Beinen

Die Anzeichen sind ähnlich einer **TIA** (transitorische ischämische Attacke), bei der sich die Symptome wieder zurückbilden. Im weiteren Verlauf besteht ein erhöhtes Risiko für einen ischämisch zerebralen Insult, d. h. einen **Schlaganfall**.

Diagnostik

Zu den diagnostischen Maßnahmen zählen die neurologische Untersuchung sowie die **Auskultation** und **Palpation** der Karotiden.

Als bildgebende Verfahren werden die **Doppler-** bzw. die **Duplexsonografie** angewendet. Außerdem kann die MRT- oder CT-Untersuchung mit Kontrastmittel Aufschlusse über die Gefäßveränderung geben.

Therapie

Die medikamentöse Therapie dient dazu, die Risikofaktoren für eine Komplikation zu minimieren. **Thrombozytenaggregationshemmer** (z. B. ASS) sollen verhindern, dass sich Blutgerinnsel bilden. In Abhängigkeit vom Grad der Verengung sollte auch ein invasives Verfahren in Erwägung gezogen werden. Neben der Operation der Halsschlagader, bei der die Ablagerungen aus dem Gefäß entfernt werden (**Karotisarteriektomie**), kann die verengte Arterie mit einem Ballonkatheter geweitet (**Ballondilatation**) und mittels einer Gefäßstütze aus Draht (**Stent**) offen gehalten werden.

Aneurysma

Definition

Aneurysma

Ein Aneurysma ist eine krankhafte, umschriebene **Erweiterung des Gefäßlumens** einer Arterie (umgangssprachlich auch als „Gefäßaussackung" bezeichnet).

Pathophysiologie

Meist kommt es auf der Basis einer generalisierten Atherosklerose (S. 96) in einem begrenzten Abschnitt einer Arterie zu einer Aufdehnung des Gefäßes. Das Gefäßlumen ist an dieser Stelle erweitert. Im Laufe der Zeit kann der Durchmesser des Aneurysmas allmählich zunehmen, die Gefäßwand wird dabei i. d. R. immer dünner. Selten sind die Ursachen Gefäßentzündungen (Vaskulitiden), angeborene Bindegewebserkrankungen wie das Marfan-Syndrom, Traumen oder Infektionserkrankungen (wie eine Syphilis).

Vor allem **Männer** (> 50 Jahre) sind betroffen; in 20 % der Fälle liegt eine **familiäre Häufung** vor.

Da die Atherosklerose die bei Weitem häufigste Ursache für das Entstehen eines Aneurysmas ist, entsprechen sich auch die weiteren **Risikofaktoren**. Zu den Wichtigsten zählen:

- Diabetes mellitus
- arterielle Hypertonie
- Fettstoffwechselstörungen: hohes LDL- und niedriges HDL-Cholesterin; erhöhte Triglyzeride
- abdominelle Adipositas
- Rauchen
- fortgeschrittenes Lebensalter

Prinzipiell können Aneurysmen an jeder Arterie im Körper entstehen.

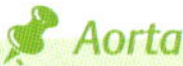
Aorta

Ist die Bauchschlagader betroffen, spricht man von einem **abdominellen** bzw. **Bauchaortenaneurysma** (BAA). **Thorakale Aortenaneurysmen** treten v. a. im aufsteigenden, herznahen Abschnitt des Aortenbogens auf.

- Beim **echten Aneurysma** werden alle 3 Wandschichten nach außen gedehnt (▶ **Abb. 3.33a**).
- Beim **falschen Aneurysma** bildet sich aufgrund eines kleinen Defekts in der Gefäßwand außerhalb des Gefäßes ein Hämatom; die Gefäßwand ist nicht erweitert (▶ **Abb. 3.33b**). Häufigste Ursache ist eine Arterienpunktion in der Leiste bei der Koronarangiografie.
- Beim **dissezierenden Aneurysma** (▶ **Abb. 3.33c**), bei dem die innere Gefäßwand der Arterie eingerissen ist und Blut **zwischen** die einzelnen **Schichten** tritt und sie aufspaltet (disseziert), handelt es sich um eine **Sonderform**. Aufgrund des somit zunehmenden Gefäßdurchmessers spricht man auch in diesem Fall von einem Aneurysma. Vorherrschendes Problem ist dabei jedoch nicht die Verbreiterung des Gefäßes, sondern der Prozess der Wandaufspaltung. In der Klinik wird dieses Aneurysma teilweise auch als Dissektion bezeichnet.

Abb. 3.33 Mögliche Aneurysmaformen.

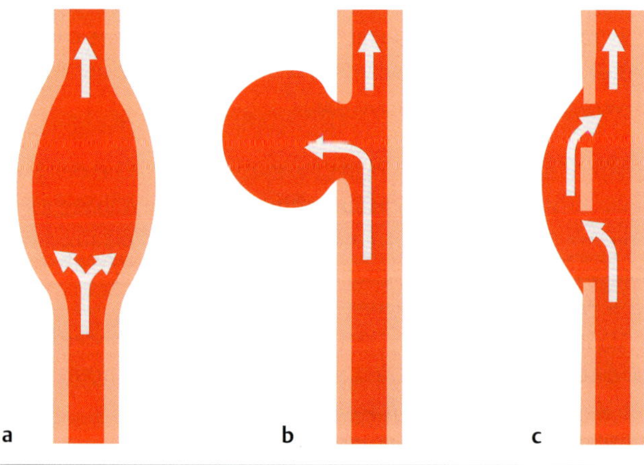

a Echtes Aneurysma.
b Falsches Aneurysma.
c Disseziерendes Aneurysma (Sonderform).
Abb. aus: I care Krankheitslehre. 2., überarbeitete Auflage. Thieme; 2020.

! Cave

Lebensbedrohliche Dissektion

Eine Dissektion ist ein hochakutes, **lebensbedrohliches** Krankheitsbild. Die Patienten müssen beim Verdacht auf diese Sonderform des Aneurysmas schnellstmöglich einer entsprechenden Diagnostik und Therapie zugeführt werden.

Symptome

Viele Menschen leben **beschwerdefrei** mit einem Aneurysma. Selten macht es sich durch ein **Druckgefühl** oder dumpfe Schmerzen bemerkbar – bei einem Bauchaortenaneurysma z. B. am Rücken im Bereich der Flanken oder im Unterbauch.

! Cave

Ruptur

Gefährlich wird es, wenn die dünne Wand des Aneurysmas reißt (rupturiert).

Eine Ruptur kann durch einen stressbedingten **Blutdruckanstieg** oder eine traumatische Einwirkung von außen verursacht werden; möglicherweise kann sie aber auch **spontan** auftreten, wenn die Gefäßwand bei zunehmender Aneurysmagröße zu stark gedehnt wird. Man spricht von einer **gedeckten Ruptur**, wenn die austretende Blutung durch andere Strukturen begrenzt wird – dies kann die Blutung verlangsamen. Ist eine derartige Deckung des Gefäßdefekts nicht gegeben, fließt das austretende Blut in den umgebenden Raum (**offene Ruptur**). Der Patient kann, wenn die Blutung nicht rechtzeitig gestoppt wird, **verbluten**! Hinweise sind eine akute Verschlechterung des **Allgemeinzustands**, **Schocksymptome** (Kaltschweißigkeit, Blässe, Herzrasen) und ggf. plötzliche, **starke Schmerzen**. Die Ruptur eines Aortenaneurysmas kann sich auch durch heftige Bauchschmerzen in Form eines akuten Abdomens bemerkbar machen.

Eine weitere Komplikation von Aneurysmen ist die Bildung von Blutgerinnseln (**Thromben**), da der Blutstrom in den erweiterten Gefäßabschnitten durch Verwirbelungen gestört und damit verlangsamt ist.

Fazit – Das müssen Sie wissen

Aneurysma – Pathophysiologie und Symptome

Ein Aneurysma ist eine umschriebene **Erweiterung** einer **Arterie** (meist **atherosklerotisch** bedingt); betroffen sind v. a. **Männer** > 50 Jahre. Man unterscheidet:

- echtes Aneurysma: Erweiterung aller 3 Wandschichten
- falsches Aneurysma: keine Erweiterung der Wand; Austreten von Blut durch Defekt in der Gefäßwand
- dissezierendes Aneurysma: Eindringen von Blut zwischen Wandschichten und Aufspaltung der Schichten

Ein Aneurysma kann dumpfe Schmerzen oder ein Druckgefühl verursachen. Die dünne Wandschicht kann außerdem einreißen. Bei einer **offenen Ruptur** kann der Patient **verbluten**!

Diagnostik

Ein Aneurysma wird oft zufällig entdeckt, z. B. bei einer routinemäßigen **Ultraschalluntersuchung** oder bei einer (aus anderen Gründen durchgeführten) **CT- oder MRT-Untersuchung**.

Bei schlanken Patienten lässt sich ein **abdominelles** Aneurysma evtl. als ein **pulsierender „Tumor“** durch die Bauchdecke **ertasten**, während z. B. Aneurysmen im Brustkorb oder im Gehirn für die Palpation von außen nicht zugänglich sind. Bei einem **Aneurysma spurium** liefert ggf. die **Anamnese** den entscheidenden diagnostischen Hinweis, z. B. eine vorangegangene Gefäßpunktion im Bereich der Leiste bei einer Herzkatheteruntersuchung.

Zur **Verlaufskontrolle** sind Ultraschall, CT, MRT und Angiografie die Methoden der Wahl. In regelmäßigen Abständen wird die Größe des Aneurysmas bestimmt, damit therapeutisch eingegriffen werden kann, bevor das Aneurysma rupturiert.

Therapie

Kardiovaskuläre Risikofaktoren (wie Rauchen oder arterielle Hypertonie) sollten möglichst **gemieden** bzw. **optimal behandelt** werden. Blutdruckspitzen sind eine der häufigsten Ursachen für Aneurysmarupturen – daher ist die strenge Einstellung und Kontrolle der **Blutdruckwerte** enorm wichtig.

Die weitere Behandlung eines **asymptomatischen** Aneurysmas richtet sich nach dessen Durchmesser, der Wachstumstendenz und dem Risikoprofil des Patienten.

Bei **kleineren** Aneurysmen reicht ggf. eine **engmaschige Kontrolle** (alle 3–6 Monate) aus.

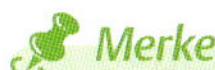

Merke

Indikation OP

Größere Aneurysmen (z. B. in der Bauchaorta bei einem Durchmesser > 5 cm), schnell **wachsende** und **symptomatische** Aneurysmen müssen operativ behoben werden.

Dies kann **minimalinvasiv** (ähnlich wie bei einer Herzkatheteruntersuchung) erfolgen: Nach Punktion der Leistenarterie wird ein sich selbst ausdehnendes Röhrchen (**Stent**) ins Gefäßlumen gesetzt, welches das Aneurysma überbrückt. Die Gefäßerweiterung selbst bleibt bestehen, wird aber nicht mehr von Blut durchflossen.

Alternativ wird das Gefäß in einer **offenen Operation** von außen eröffnet: Der Bereich des Aneurysmas wird durch eine Gefäßprothese (Rohrprothese bzw. Y-Prothese, ▶ **Abb. 3.34**) ersetzt. Der ehemalige Aneurysmasack wird anschließend um die Prothese herum wieder verschlossen (Inlay-Technik).

Die Auswahl des Verfahrens hängt von Lage und Form des Aneurysmas und von der OP-Tauglichkeit des Patienten ab. Wenn möglich, ist die Stent-Implantation zu bevorzugen.

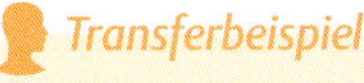

Transferbeispiel

Notfall: Bauchaortenaneurysma

Erwin Müller*, 65 Jahre, kommt mit bohrenden Bauchschmerzen in die Praxis von Frieda Fischer*. Seine Frau hat ihn nach 2 Tassen Abführtees, zu denen sie ihn am Tag zuvor überredet hat, zu der Heilpraktikerin geschickt. Laut Nachfrage der HP bessern sich die Schmerzen in keiner Position. Außerdem berichtet Herr Müller von Rückenschmerzen.

Frau Fischer ist alarmiert und hält sich bei dieser Beschreibung nicht mit einer Anamnese auf. Sie untersucht sofort den Bauch. In der Mitte des Abdomens kann sie einen pulsierenden „Tumor“ tasten.

Die HP bricht die weiteren Untersuchungen ab und erklärt Herrn Müller, dass es sich bei der pulsierenden Schwellung wahrscheinlich um ein großes Bauchaortenaneurysma handelt. Da dieses reißen und die heftige Blutung rasch zu einem Kreislaufschock führen kann, empfiehlt sie die sofortige Abklärung in einem Krankenhaus und lässt Herrn Müller mit einem Rettungswagen in die Klinik transportieren.

**Namen fiktiv, Fallgeschichte frei erfunden*

Abb. 3.34 Operation eines Aortenaneurysmas.

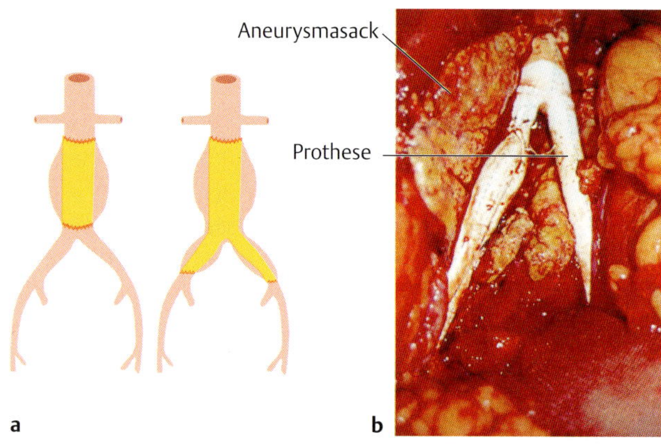

a Der stark erweiterte Abschnitt im Bereich der Bauchaorta bzw. ihrer Aufgabelung in die beiden Becken-/Beinarterien wird durch eine Rohrprothese bzw. Y-Prothese überbrückt. *Abb. aus: I care Krankheitslehre. 2. Auflage, Thieme; 2020. Nach: Remig J, Hirner A. Aneurysmata. In: Hirner A, Weise K, Hrsg. Chirurgie. 2. Auflage. Thieme; 2008*

b Zustand im Operationsgebiet. *Abb. aus: I care Krankheitslehre. 2. Auflage, Thieme; 2020. In: Wenk H, Schmid A. Gefäßchirurgie. In: Henne-Bruns D, Hrsg. Duale Reihe Chirurgie. 4. Auflage. Thieme; 2012*

! Cave

Notfall: Dissektion und Ruptur

Bei einer Dissektion oder Ruptur eines Aneurysmas muss notfallmäßig eingegriffen werden.

Aortendissektion

Definition

Aortendissektion

Bei einer Gefäßdissektion blutet es in die **Gefäßwand** ein, wodurch diese aufgespalten (disseziert) wird. Eine Aufspaltung der Aorta ist aufgrund drohender Komplikationen besonders problematisch.

Pathophysiologie

Die Gefäßwand von Arterien besteht von innen nach außen aus 3 Schichten: Intima, Media und Adventitia. Bei einer Dissektion **blutet** es in die **mittlere Schicht**, also in die Media, ein. Häufigste Ursache dafür sind **Einrisse** in der **inneren Schicht** (Intima). Durch den hohen Druck in den Arterien wühlt sich das Blut in der Media voran und zerteilt (disseziert) sie. Innerhalb der Gefäßwand entsteht so ein zweites (paralleles) Lumen (▶ **Abb. 3.33c**).

Gefährlich wird es, wenn die Gefäßwand auch nach außen hin aufreißt (d. h. das Gefäß **rupturiert**) und Blut frei herausströmen kann. Doch auch ohne eine solche Ruptur sind Komplikationen möglich, z. B. wenn durch die Auftreibung der Gefäßwand **Gefäßabgänge verschlossen** und die von diesen Arterien normalerweise versorgten Organe nicht mehr durchblutet werden.

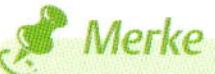
Merke

Risikofaktoren

Risikofaktoren für eine Dissektion sind v. a. die **arterielle Hypertonie** (liegt bei ca. 70 % der Patienten vor), eine **Atherosklerose** und ein vorhandenes **Aneurysma**.

Selten können aber auch Bindegewebserkrankungen (z. B. Marfan-Syndrom), Gefäßentzündungen, Traumen (z. B. Schleudertrauma) oder eine vorangegangene Operation am Gefäß (z. B. Aortenklappenersatz) ursächlich sein.

Symptome

Patienten mit einer Aortendissektion berichten häufig über **Luftnot** sowie einen ausgesprochen heftigen, plötzlich einsetzenden **(Vernichtungs-)Schmerz** im Brustkorb. Typisch ist der **reißende** Charakter dieses Schmerzes und dass er entsprechend der Ausbreitung der Gefäßwandaufspaltung **wandert**.

Je nach Ort der Dissektion ist der Schmerz am stärksten ausgeprägt im Bereich hinter dem Brustbein, zwischen den Schulterblättern oder im Rücken, z. T. mit Ausstrahlung in den Oberbauch.

Durch die Verengung oder den Verschluss von Gefäßabgängen treten in Abhängigkeit von den betroffenen Gefäßen weitere Symptome auf, z. B. bei:

- Herzkranzarterien → Angina-pectoris-Beschwerden
- hirnversorgenden Arterien → Sprachstörungen, Halbseitenlähmung, Bewusstlosigkeit
- Rückenmarksarterien → Querschnittlähmung
- Darmarterien → akutes Abdomen
- Nierenarterien → Anurie (d. h. Urinausscheidung < 100 ml/d)
- Extremitätenarterien → Schmerzen bzw. Lähmungen in Armen oder Beinen

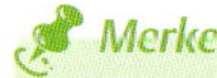
Merke

Differenzialdiagnose Herzinfarkt

Insbesondere bei Vorliegen entsprechender Risikofaktoren (z. B. Atherosklerose) gilt die Aortendissektion wegen ihrer ähnlichen Symptomatik (plötzlicher Thoraxschmerz, Luftnot) als wichtige **Differenzialdiagnose** bei Verdacht auf einen Herzinfarkt. Gleichzeitig kann der Herzinfarkt jedoch auch Folge bzw. **Komplikation** einer Aortendissektion sein (bei Beteiligung der Herzkranzgefäße). Ebenso können neurologische Ausfälle eine Folge einer Aortendissektion sein, sollten die hirnversorgenden Arterien mitbetroffen sein.

Wenn es nach der akuten Anfangssymptomatik und einem beschwerdeärmeren/-freien Intervall plötzlich zu einer **raschen Zustandsverschlechterung** des Patienten kommt, ist das ein Alarmsignal für eine typische Komplikation: die **Aortenruptur**, d. h. das komplette Aufreißen der Gefäßwand. Die Verschlechterung äußert sich durch eine typische Schocksymptomatik (S. 84) mit Luftnot, Herzrasen, Blutdruckabfall, Kaltschweißigkeit und Blässe.

! Cave

Verdacht auf Aortendissektion

Es besteht akute **Lebensgefahr**; der Patient droht zu verbluten. Der Verdacht auf eine akute Aortendissektion ist immer ein absoluter **Notfall**.

Fazit – Das müssen Sie wissen

Aortendissektion – Pathophysiologie und Symptome

Bei einer Gefäßdissektion wird die Gefäßwand durch Einblutung aufgespalten. Risikofaktoren sind v. a. arterielle **Hypertonie** und **Atherosklerose**.
Typische Symptome sind Luftnot und ein **reißender Vernichtungsschmerz**; dieser **wandert** entlang der Gefäßaufspaltung. Bei einer Aortenruptur besteht akute **Lebensgefahr** (Patient kann verbluten)! Eine weitere mögliche Komplikation ist die Minderdurchblutung von Organen.

Diagnostik

Hinweisend auf eine Aortendissektion ist v. a. das typische **klinische Bild**. Teilweise sind an den Extremitäten messbare **Puls- bzw. Blutdruckunterschiede** – im Seitenvergleich oder zwischen Armen und Beinen – feststellbar.

Gesichert wird die Diagnose im **Ultraschall,** möglichst mittels TEE (S. 35), und durch den **Kontrastmittel-CT-**, seltener **-MRT-Befund**.

Therapie

Vordringliche Maßnahmen bei Verdacht auf eine Aortendissektion sind die engmaschige Überwachung des **Blutdrucks** und ggf. die notfallmäßige **Senkung** auf systolische Werte von 100–110 mmHg.

Begleitend muss eine **Schmerztherapie** (z. B. mit Morphin) erfolgen, ebenso eine Abschirmung bzw. Stressreduktion und Senkung der **Herzfrequenz** auf ca. 60 Schläge/min. Insgesamt soll die Belastung der Aortenwand reduziert werden, um eine mögliche Ruptur zu vermeiden.

Die weitere Behandlung richtet sich nach dem Typ der Dissektion: Bei Beteiligung der Aorta ascendens wird immer sofort operativ eine **Kunststoffprothese** implantiert, ggf. werden die Aortenklappe oder auch der Aortenbogen sowie Teile der A. descendens ersetzt. Ist ausschließlich die Aorta descendens betroffen, erfolgt diese Operation nur bei Auftreten von **Komplikationen** (z. B. Anurie, akutes Abdomen, Lähmungen), da die OP-Sterblichkeit im akuten Stadium bei bis zu 30 % liegt.

In **Ausnahmefällen**, z. B. wenn die Patienten trotz des notwendigen Eingriffs nicht OP-fähig sind, kann **minimalinvasiv** über einen Katheter eine Stent-Implantation versucht werden.

Langfristig müssen die kardiovaskulären **Risikofaktoren reduziert** werden.

Fazit – Das müssen Sie wissen

Aortendissektion – Diagnostik und Therapie

Die Diagnostik erfolgt mittels Ultraschall (möglichst **TEE**), **CT** oder **MRT**.
Um eine Ruptur zu vermeiden, müssen therapeutisch u. a. der **Blutdruck** und die **Herzfrequenz** kontrolliert und ggf. **gesenkt** werden. Bei einigen Patienten muss operativ unmittelbar eine **Kunststoffprothese implantiert** werden.

Raynaud-Syndrom

Definition

Raynaud-Syndrom

Hinter einem Raynaud-Syndrom verbirgt sich das anfallsartige Auftreten von **Gefäßkrämpfen** an den **Fingerarterien**. Zeitlich begrenzt (max. 30 min) kommt es zu schmerzhaften Durchblutungsstörungen, die sich durch Weißfärbung der Finger bemerkbar machen.

Das Raynaud-Syndrom gehört zu den **funktionellen Gefäßerkrankungen**. Bei diesen Erkrankungen bestehen – im Gegensatz zu den vorangehend beschriebenen – keine konstanten Verengungen/Verschlüsse oder Erweiterungen der Gefäße. Vielmehr ist bei ihnen die Tendenz erhöht, sich zeitweise übermäßig zusammenzuziehen (Vasospastik) oder (seltener) sich zu erweitern.

Pathophysiologie

Beim Raynaud-Syndrom werden grundsätzlich **2 Formen** unterschieden:

Primäres Raynaud-Syndrom. Bei dieser etwas häufiger vorkommenden Form werden die Gefäßkrämpfe (Vasospasmen) im Bereich der Akren (stammferne Körperspitzen) vornehmlich durch **Kälte** ausgelöst, seltener auch durch Emotionen. Auch Sport kann die Anfälle auslösen (die körperliche Aktivität aktiviert den Sympathikus, wodurch es zu einer Gefäßverengung kommt). Der Krankheitsbeginn liegt meist zwischen dem 20. und 40. Lebensjahr; etwa 3 % der Bevölkerung sind betroffen (**Frauen** ca. 5-mal häufiger als Männer).

Sekundäres Raynaud-Syndrom. Hierbei sind **organische Veränderungen** wie Entzündungen oder Gefäßablagerungen für die Beschwerden verantwortlich. Diesen liegen meist systemische Erkrankungen zugrunde, z. B.:

- Kollagenosen (Bindegewebserkrankungen) wie die Sklerodermie, Vaskulitiden (Gefäßentzündungen)
- arteriosklerotische Gefäßablagerungen bei pAVK
- embolische Gefäßverschlüsse
- hämato-/onkologische Erkrankungen

Weitere Ursachen der sekundären Form können z. B. Vibrationsschäden oder ein Karpaltunnelsyndrom sein. Auch Medikamente (z. B. Betablocker) oder Drogen kommen als Auslöser infrage.

Symptome

Typisch für das Raynaud-Syndrom sind anfallsartig auftretende blasse, kalte, mitunter schmerzhafte Finger, seltener Zehen. Klassischerweise laufen die Raynaud-Anfälle in 3 Phasen ab (**Trikolore-Phänomen**):

- **weiß**: Abblassen einzelner Langfinger oder Zehen (alle außer den Daumen) durch Vasospasmen (▶ **Abb. 3.35**)
- **blau**: Zyanose (livide [bläulich,fahl] Verfärbung der Haut durch Minderdurchblutung und/oder Sauerstoffmangel) infolge einer venöse Stauung
- **rot**: Hautrötung durch reaktive Gefäßerweiterung (Vasodilatation), meist unter Schmerzen und Kribbeln

Dieser strenge Ablauf ist aber nicht zwangsläufig immer gegeben.

Bei der **primären Form** treten die Gefäßspasmen anfallartig nach entsprechender Provokation auf. Typisch ist der symmetrische Befall der Finger II–V. Bei der **sekundären Form** sind die Veränderungen hingegen asymmetrisch und die Patienten haben auch in anfallsfreien Phasen **Schmerzen** und Parästhesien im Bereich der betroffenen Finger. Bei ihnen treten teilweise **Nekrosen** an den Fingerspitzen auf.

Diagnostik

Zur Diagnostik des Raynaud-Syndroms (RS) kommen folgende Methoden infrage:

- **Kälteprovokationstest**: Werden die Hände ca. 3 min in Eiswasser gehalten, führt dies zu Gefäßspasmen und Abblassen einzelner Finger (Hinweis auf primäres RS).
- **Faustschlussprobe**: positiv = Hinweis auf pAVK und damit sekundäres RS
- **Allen-Test**: positiv = Verengung der A. radialis oder A. ulnaris (Hinweis auf sekundäres RS)
- **Kapillarmikroskopie**: bei manchen sekundären Formen erweiterte Kapillaren oder andere typische Gefäßveränderungen
- **MR-Angiografie** und **Doppler-Duplexsonografie**: ggf. Nachweis der Vasospasmen

Auch **Laboruntersuchungen** liefern diagnostische Hinweise, z. B. erhöhte Entzündungsparameter (CRP ↑), ggf. Nachweis spezifischer Antikörper bei sekundären Formen.

Therapie

Während bei den sekundären Formen des Raynaud-Syndroms die **Grunderkrankung** behandelt werden sollte, ist die Therapie bei der primären Form auf das **Vermeiden der Auslöser** (v. a. Kälte und Stress) begrenzt.

Unterstützend kommen **gefäßerweiternde Medikamente** zum Einsatz (z. B. Kalziumantagonisten wie Nifedipin). Im akuten Anfall kann **Wärme** hilfreich sein.

Abb. 3.35 Raynaud-Syndrom.

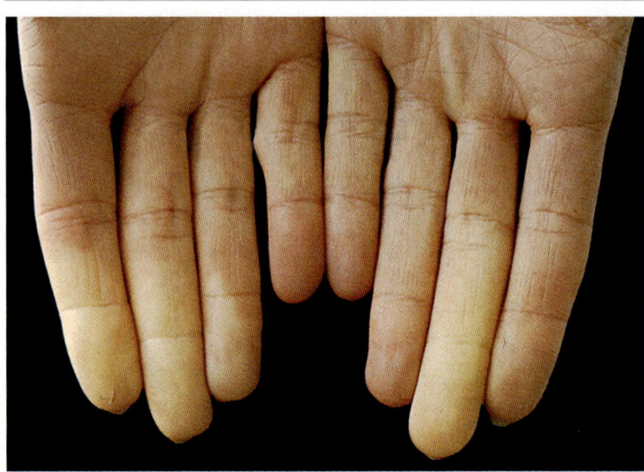

Aufgrund von Vasospasmen sind die Fingerglieder abgeblasst (v. a. 3.–5. Finger). *Abb. aus: Hoffmann U, Tató F. Definition. In: Battegay E, Hrsg. Differenzialdiagnose Innerer Krankheiten. 21. Auflage. Thieme; 2017.*

Fazit – Das müssen Sie wissen

Raynaud-Syndrom

Beim Raynaud-Syndrom handelt es sich um anfallartige, schmerzhafte **Gefäßkrämpfe** in den **Fingerarterien**. Typisch ist das Trikolore-Phänomen: Abblassen (Weißfärbung) → bläuliche Verfärbung → Rötung.

Bei der **primären** Form müssen Auslöser (v. a. **Kälte** und Stress) vermieden werden. Bei der **sekundären** Form wird die zugrunde liegende Erkrankung (z. B. pAVK oder Kollagenose) behandelt. Unterstützend werden **gefäßerweiternde Medikamente** eingesetzt. Im akuten Anfall hilft **Wärme**.

Vertiefungsfragen zu Erkrankungen der Arterien

Vertiefungsfragen

Frage 1

Wann wird die Hypotonie gefährlich?

Musterlösung:

Insbesondere bei Unfällen besteht Gefahr. Bei plötzlich einsetzenden Synkopen mit Stürzen kann es zu gefährlichen Verletzungen kommen. Außerdem ist der Betroffene hilflos – eine Situation, die von Kriminellen ausgenutzt werden kann. Solche traumatischen Erlebnisse können dann Ängste und Vermeidungsstrategien auslösen.

Frage 2

Warum gilt die periphere arterielle Verschlusskrankheit (pAVK) als eine Markererkrankung für weitere kardiovaskuläre Erkrankungen?

Musterlösung:

Hauptursache einer pAVK ist die Atherosklerose, sodass die pAVK als recht sicherer Hinweis auf eine Atherosklerose gelten kann. Bei Letzterer handelt es sich um eine generalisierte Gefäßerkrankung, die mit weiteren (kardiovaskulären) Folgeerkrankungen einhergehen kann. Patienten mit einer pAVK leiden also häufig gleichzeitig an anderen kardiovaskulären Folgeerkrankungen der Atherosklerose (z. B. an einer KHK).

Frage 3

Erläutern Sie, warum man bzgl. der Entwicklung eines Bluthochdrucks und der Atherosklerose von einem Teufelskreis spricht.

Musterlösung:

Der Bluthochdruck ist einer der wichtigsten Ursachen für die Entstehung der Atherosklerose, da er (neben anderen Faktoren) zu einer Dysfunktion des Endothels führen kann. Die Atherosklerose selbst führt jedoch über Verkalkung der Gefäßwände dazu, dass die Gefäße ihre Elastizität verlieren und sich nicht mehr an die Druckverhältnisse anpassen können, wodurch sich ein bestehender Bluthochdruck weiter verschlechtern kann.

Frage 4

Ein akuter Arterienverschluss gilt als Notfall. Warum muss schnell gehandelt werden?

Musterlösung:

Der Verschluss führt zu einer Ischämie der Gewebe, die durch die Arterie versorgt werden, mit der Gefahr der Nekrose und entsprechenden Folgeschäden.

Frage 5

Warum muss die von einem akuten Arterienverschluss betroffene Extremität tiefgelagert werden und warum ist es sinnvoll, einen Watteverband anzulegen?

Musterlösung:

Durch das herabhängende Bein wird der Perfusionsdruck erhöht, sodass Blut in das Bein bzw. den Fuß fließen kann. Mit einem lockeren Watteverband soll die Extremität warm gehalten werden. Außerdem schützt der Verband vor Verletzungen. Schon kleinste Verletzungen können zu Nekrosen führen.

3.2.2 Erkrankungen der Venen

Varikosis

Definition

Varikosis

Als **Varizen** („Krampfadern“) bezeichnet man oberflächliche Venen, die sackförmig und ungleichmäßig erweitert sind. Sie verlaufen meist geschlängelt und wirken knotig. Die entsprechende Erkrankung wird als **Varikosis** (auch Varikose) bezeichnet und kommt sehr häufig vor – bei ca. 20 % der erwachsenen Bevölkerung in Industrienationen.

Pathophysiologie

Varizen entstehen, wenn die Wand der betroffenen Vene geschwächt ist. Bei den erweiterten Venen liegen die Klappensegel der Venenklappen zu weit voneinander entfernt; die Klappen können nicht mehr dicht schließen. Man spricht von einer **(Venen-)Klappeninsuffizienz**. Die Folge dieser undichten Klappen ist, dass das Blut nicht mehr zielgerichtet aus den oberflächlichen Venen nach oben und dann über die Perforansvenen und die tiefen Venen zum Herzen hin transportiert werden kann. Es **sackt** der Schwerkraft folgend in den oberflächlichen Venen nach **unten** ab; die Flussrichtung des Bluts kehrt sich somit um.

Varizen entstehen in den meisten Fällen (ca. 80 %) ohne klare Ursache (**primäre oder idiopathische Varizen**). Seltener (ca. 20 %) sind die Erweiterungen der oberflächlichen Venen die Folge einer Abflussbehinderung im tiefen Venensystem, z. B. aufgrund einer Thrombose. Sie werden dann als **sekundäre Varizen** bezeichnet. Sekundäre Varizen können auch als Komplikation einer Leberzirrhose entstehen.

Als **Risikofaktoren** für Varizen gelten:

- **familiäre** Veranlagung („Bindegewebsschwäche“)
- hormoneller Einfluss (**Frauen**, v. a. in der Schwangerschaft)
- zunehmendes Alter
- sitzende oder stehende Tätigkeit
- Bewegungsmangel

Einteilung. Hauptsächlich betroffen sind die Beine. Abhängig davon, welche oberflächlichen Venen dort erweitert sind, werden folgende Typen unterschieden:

- **Stammvarizen:** V. saphena magna (innerer Ober- und Unterschenkelbereich, ▶ **Abb. 3.36a**) oder V. saphena parva (Rückseite des Unterschenkels, ▶ **Abb. 3.36b**)
- **Seitenastvarizen:** kleinere Äste der beiden vorangehend genannten Venen
- **Perforansvarizen:** Perforansvenen verbinden das oberflächliche mit dem tiefen Venensystem. Meist entwickelt sich diese Art der Varikosis aus einer unbehandelten Stammvarize.
- **retikuläre Varizen:** netzartig angeordnete, varikös erweiterte oberflächliche Venen (Durchmesser 2–4 mm, ▶ **Abb. 3.36c**)
- **Besenreiservarizen** (Synonym: Teleangiektasien): kleinste, spinngewebsartige Varizen auf Hautniveau (Durchmesser < 1 mm, ▶ **Abb. 3.36d**)

Abb. 3.36 Varizentypen.

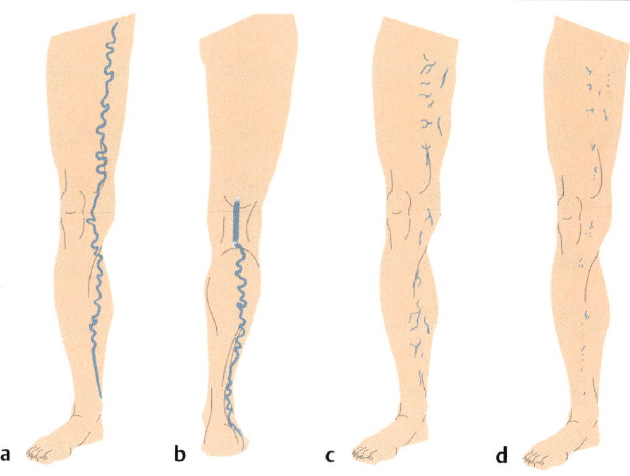

a Stammvarizen (Vena-saphena-magna-Typ).
b Stammvarizen (Vena-saphena-parva-Typ).
c Retikuläre Varizen.
d Besenreiservarizen.
Abb. aus: I care Krankheitslehre. 2. Auflage. Thieme; 2020. Nach: Schünke M, Schulte E, Schumacher U et al. 4.2 Venen. In: Schünke M, Schulte E, Schumacher U et al., Hrsg. Prometheus LernAtlas - Allgemeine Anatomie und Bewegungssystem. Illustrationen von M. Voll und K. Wesker. 5., vollständig überarbeitete Auflage. Thieme; 2018.

Abb. 3.37 Klinischer Befund bei Varikosis.

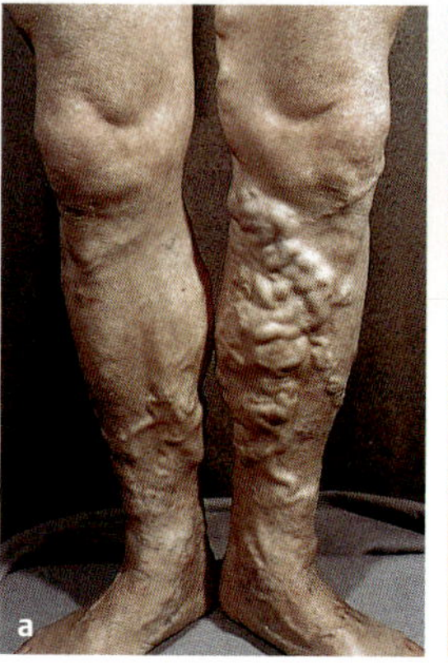

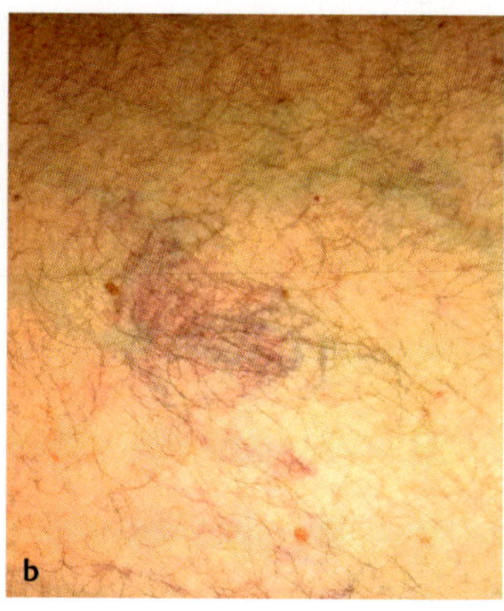

a Stammvarizen (v. a. am linken Unterschenkel). *Abb. aus: Kohrmeyer K, Bahmer F. Varikose-Syndrom. In: Moll I, Hrsg. Duale Reihe Dermatologie. 8. Auflage. Thieme; 2016.*
b Besenreiservarizen (Teleangiektasien). *Abb. aus: Huck K. Erkrankungen der Venen – spezieller Teil. In: Arastéh K, Baenkler H, Bieber C et al., Hrsg. Duale Reihe Innere Medizin. 4. Auflage. Thieme; 2018.*

Symptome

Begleitende Beschwerden bei einer Varikosis sind häufig:

- diffuses Spannungs-, Druck-, Schweregefühl in den Beinen
- z. T. Juckreiz oder Schmerzen im Bereich der Varizen
- nächtliche Fuß- und Wadenkrämpfe

Typischerweise verschlechtern sich die Symptome im Tagesverlauf durch langes **Stehen** oder **Sitzen** (v. a. mit angewinkelten Knien), da dadurch der venöse Abfluss erschwert wird. Auch **Wärme** verstärkt die Beschwerden; Saunagänge und Kneipp-Anwendungen sollten gemieden werden!

Beim **Laufen** wird die Muskelpumpe aktiviert und das abgesackte Blut nach oben transportiert (→ Verbesserung der Symptomatik). **Hochlagern** der Beine (auch nachts) verbessert ebenfalls den Blutabfluss in Richtung Herz.

Komplikationen. Der Rückstau innerhalb der Venen führt zu Beinödemen. Unbehandelt kann sich im Laufe der Zeit eine chronisch-venöse Insuffizienz bis hin zu einem Unterschenkelgeschwür (Ulcus cruris) entwickeln. Die Venen können sich entzünden (**Phlebitis**).

Diagnostik

Im Rahmen der **klinischen Untersuchung** zeigt sich i. d. R. bereits ein typischer **klinischer Befund** (► **Abb. 3.37**).

Außerdem geben **Doppler- und Duplexsonografie** Aufschluss über die Durchblutungsverhältnisse in den Beinvenen. Der bei Varikosis umgekehrte Blutfluss kann dargestellt werden.

Therapie

Bei geringen Beschwerden besteht die **konservative Therapie** einer Varikosis im Tragen von **Kompressionsstrümpfen** oder elastischen Binden sowie Empfehlungen zur **Verhaltensänderung**: Langes Sitzen und Stehen sollte vermieden werden. Laufen, zwischenzeitliches Hochlagern der Beine und Liegen sind zu bevorzugen. Insgesamt sollten sich die Patienten (wenn möglich) mehr bewegen.

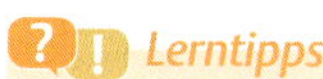 *Lerntipps*

SL-Regel

Generell gilt für Venenerkrankungen der Beine die **SL-Regel**: **S**itzen oder **S**tehen sind **s**chlecht – **l**ieber **L**aufen oder **L**iegen.

! Cave

Kompressionstherapie

Eine Kompressionstherapie ist bei einer pAVK kontraindiziert. Vor Beginn einer Kompressionstherapie muss daher die arterielle Durchblutung beurteilt werden.

Seitenastvarizen, **retikuläre** Varizen und **Besenreiser** sind v. a. kosmetisch störend; sie können **verödet** werden. Hierzu kommen eine Laserbehandlung oder eine Sklerosierung infrage. Bei Letzterer wird ein Mittel eingespritzt, das zum Verschluss und langfristig zum bindegewebigen Umbau der Vene führt. Diese Veränderungen der oberflächlichen Venen können auf Abflussbehinderungen in den tiefen Venen hinweisen. Daher sollte vor der Behandlung immer das **gesamte Venensystem** mittels Ultraschalls untersucht werden.

Bei ausgeprägten **Beschwerden** werden Varizen operativ entfernt. Therapie der Wahl ist das **Venenstripping**. Hierbei wird die erweiterte Vene auf eine Sonde aufgefädelt und anschließend die

Sonde zusammen mit der Vene herausgezogen. Bei der **Crossektomie** werden die Venen in der Leiste am Venenstern (auch als Krosse bezeichnet) unterbunden.

Als **Komplikation** der Venenentfernung kann sich durch Verletzung der Lymphgefäße ein **Lymphödem** bilden. Vorbeugend sollten deshalb auch nach der Operation noch eine Zeitlang **Kompressionsstrümpfe** getragen werden.

Fazit – Das müssen Sie wissen

Varikosis

Varizen („**Krampfadern**") sind oberflächliche Venen, die sackförmig erweitert sind und geschlängelt verlaufen. Risikofaktoren sind genetische **Veranlagung**, hormonelle Faktoren (**Frauen**, v. a. in der Schwangerschaft), **sitzende** oder **stehende** Tätigkeit, Bewegungsmangel und höheres Lebensalter. Bei den erweiterten Venen schließen die Venenklappen nicht mehr richtig; das Blut sackt teilweise nach unten ab.

Die Folge können **Beinödeme**, eine chronisch venöse Insuffizienz und ggf. ein Unterschenkelgeschwür (Ulcus cruris) sein. Zudem können sich Varizen entzünden oder rupturieren (→ **Blutung**).

Die Diagnose wird **sonografisch** bestätigt. In leichteren Fällen sind **Kompressionsstrümpfe** und Verhaltensänderung – Laufen oder Liegen statt Sitzen oder Stehen – ausreichend. Kosmetisch störende Varizen können **verödet** werden; bei ausgeprägter Symptomatik operative Entfernung (z. B. **Venenstripping**).

Tiefe Venenthrombose (TVT)

Definition

Tiefe Venenthrombose

Bei einer **Thrombose** ist der Innenraum eines Gefäßes durch ein Blutgerinnsel (**Thrombus**) verengt oder komplett verschlossen. Es können sowohl Arterien als auch Venen betroffen sein.

Im speziellen Fall der tiefen Venen an den Extremitäten spricht man von einer **tiefen Venenthrombose (TVT)** oder auch **Phlebothrombose**; 90 % davon betreffen **Becken- oder Beinvenen**.

Pathophysiologie

Drei Faktoren spielen bei der Entstehung einer Thrombose eine wesentliche Rolle (**Virchow-Trias**):

- **verlangsamter Blutstrom** (Stase): z. B. bei Immobilisierung (lange Flugreise), Bettlägerigkeit oder Herzinsuffizienz
- **Schäden der Gefäßwand**: z. B. durch Verletzungen, Operationen, Entzündungen, Rauchen
- **erhöhte Gerinnungsneigung** des Bluts (Hyperkoagulabilität bzw. Thrombophilie): z. B. durch Schwangerschaft, Medikamente (wie die „Pille"), Exsikkose, angeborene Thrombophilie oder maligne Erkrankungen

In den Beinen ist der **Blutfluss** schwerkraftbedingt ohnehin schon **verlangsamt**, was im **Sitzen** oder **Stehen** noch verstärkt wird. Daher ist das Risiko der Gerinnselbildung in den Beinvenen – in ⅔ der Fälle im **linken Bein** – deutlich größer als in anderen Körperbereichen.

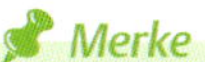

Merke

Thromboseprophylaxe

Zu den prophylaktischen Maßnahmen, die man z. B. bei langen Flugreisen treffen kann, zählen:

- Tragen von Kompressionsstrümpfen (→ verbesserter Rückfluss des Bluts zum Herzen durch äußeren Druck auf die Venen; Achtung: Kontraindikation bei pAVK)
- Einnahme von Antikoagulanzien (→ Gerinnungshemmung)
- ausreichende Flüssigkeitszufuhr (→ Verdünnung des Bluts)
- regelmäßiges Bewegen (u. a. Aufstehen und Gehen) der Beine (→ Aktivierung der Muskelpumpe); u. a. durch einen Sitzplatz am Gang bei Langstreckenflügen

Fazit – Das müssen Sie wissen

TVT – Pathophysiologie

Bei einer **Thrombose** ist das Gefäßlumen – Arterie oder Vene – durch einen Thrombus verengt oder verschlossen. Bei einer **tiefen Venenthrombose** (TVT) bzw. Phlebothrombose sind tiefe Venen an den Extremitäten betroffen (zu 90 % Becken- oder Beinvenen). Die Entstehung von Thromben wird durch 3 Faktoren (**Virchow-Trias**) begünstigt:

- verlangsamter Blutstrom
- Schäden an der Gefäßwand
- erhöhte Gerinnungsneigung des Bluts

Symptome

Klinisch kann eine tiefe Beinvenenthrombose durch **ziehende Schmerzen** (sog. „Berstungsschmerz"), Spannungs- und Schweregefühl, **Überwärmung**, **Schwellung** des betroffenen Beins (Differenz der Beinumfänge!) und **bläuliche Verfärbung** des vom Rückstau betroffenen Beinabschnitts auffallen (▶ **Abb. 3.38**). Die Haut spannt meist und ist **glänzend**.

In etwa der Hälfte der Fälle fehlen diese typischen Symptome jedoch; die Thrombose wird dann als „klinisch stumm" bezeichnet.

Komplikationen. Von einem Blutgerinnsel kann sich thrombotisches Material ablösen und in andere Blutgefäße einschwemmen (Embolie). Gelangt dieses Material (der Embolus) aus den Beinvenen über das rechte Herz in den kleinen Kreislauf, kommt es zu einer Lungenembolie.

Diagnostik

In der Anamnese sollte man dezidiert nach Risikofaktoren und Vorerkrankungen fragen, um die Wahrscheinlichkeit einer Thrombose einschätzen zu können. Wichtige Risikofaktoren für eine Thrombose sind:

- durchgemachte Thrombose
- Immobilisation, z. B. lange Reise, Bettlägerigkeit
- Adipositas (BMI > 30 kg/m²)
- Alter > 60 Jahre
- kardiovaskuläre Vorerkrankungen wie Herzinfarkt, Schlaganfall, chronische Herzinsuffizienz in höheren Stadien
- respiratorische Insuffizienz
- Rauchen
- Einnahme von Medikamenten: Neuroleptika, Ovulationshemmern oder Östrogenen

Abb. 3.38 **Phlebothrombose.**

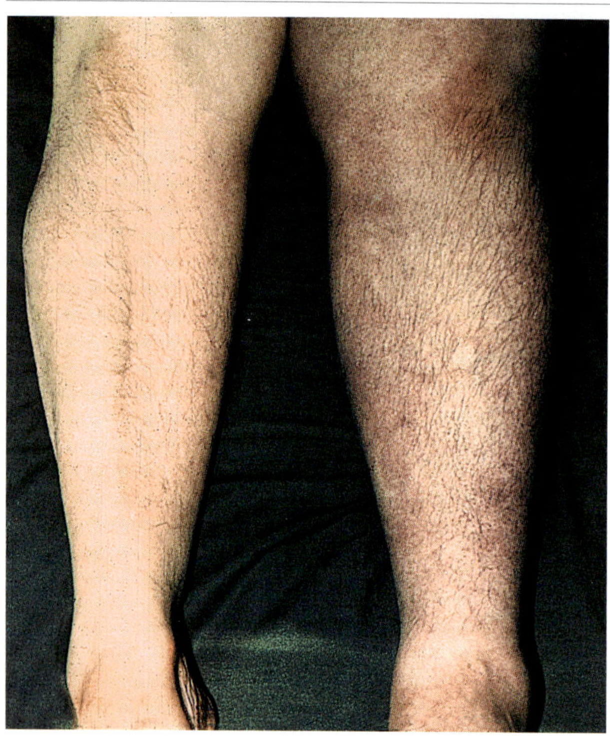

Typisches klinisches Bild: Das linke Bein ist im Vergleich zum rechten geschwollen und bläulich verfärbt. *Abb. aus: Barth E. Blutgerinnung, Thrombose, Embolie. In: Henne-Bruns D, Hrsg. Duale Reihe Chirurgie. 4. Auflage. Thieme; 2012.*

- Schwangerschaft und Wochenbett
- Tumorerkrankungen (paraneoplastisches Syndrom), z. B. Ovarialkarzinom, Hirntumor, Pankreaskarzinom, maligne Lymphome
- systemische Infekte, Thrombophilie
- chronisch-venöse Insuffizienz
- Exsikkose
- Operationen, v. a. bei langer Operationsdauer bzw. bei Eingriffen im Bereich des Beckens oder der Beine

Insbesondere bei Menschen ohne Risikofaktoren für eine Thrombose sollte man nach Hinweisen auf eine konsumierende Erkrankung (z. B. ungewollter Gewichtsverlust) fragen.

In der körperlichen Untersuchung zeigen sich bei einigen Patienten typische klinische Symptome. An der Schienbeinkante finden sich häufig sichtbare Kollateralvenen (**Pratt-Warnvenen**). Im Gegensatz zur pAVK sind die Fußpulse üblicherweise tastbar. Darüber hinaus gibt es weitere Anzeichen bei der **klinischen Untersuchung**, die den Verdacht auf eine TVT erhärten können:

- **Meyer-Zeichen**: Druckschmerzhaftigkeit des medialen (inneren) Unterschenkels
- **Payr-Zeichen:** Druckschmerzhaftigkeit der medialen Fußsohle
- **Homans-Zeichen**: Schmerzen in der Wade, wenn der Fuß bei gestrecktem Bein in Richtung Fußrücken gedrückt wird (Dorsalflexion)

Alle 3 genannten Zeichen sind jedoch **unsichere Anhaltspunkte** für das Vorliegen einer TVT. Sicher diagnostiziert oder ausgeschlossen werden kann die TVT nur mithilfe der apparativen Diagnostik; Goldstandard ist die **Sonografie**. Die Röntgenuntersuchung der Venen mit Kontrastmittel – **Phlebografie** – kann die Ultraschallmethode ergänzen.

Lerntipps – Mündliche Prüfung

Diagnose der TVT

Hinter kurzen Fallbeispielen, die beispielsweise einen Patienten beschreiben, der mit dem Fuß umgeknickt ist und mit Schmerzen in die Praxis kommt, können sich Prüfungsfragen zur TVT verbergen.

Beherzigen Sie bei einem akuten Symptom an Fuß, Bein oder Knie das Motto „Zu jedem Fuß führt auch ein Bein“ und schließen Sie, statt eine umfängliche Anamnese vorzuschlagen, eine TVT aus. Die nach ihren Erstbeschreibern **Meyer**, **Payr** und **Homans** benannten **Zeichen** sollten Sie unbedingt kennen, auch wenn sie keine sichere Diagnose erlauben. Sie gehören, wie die Inspektionsbefunde, die Pratt-Warnvenen, die Risikofaktoren und die Vorgeschichte, zu den entscheidenden Kriterien, die die Verdachtsdiagnose einer tiefen Beinvenenthrombose stützen.

Laborchemisch wird im Blut nach Abbauprodukten des möglicherweise vorhandenen Thrombus gesucht (sog. **D-Dimere**). Ist der D-Dimer-Test negativ, schließt das eine Thrombose fast sicher aus. Ein positiver Test ist jedoch keinesfalls beweisend, da die D-Dimere auch im Rahmen anderer Erkrankungen erhöht sein können (z. B. bei Infektionen oder Tumorerkrankungen).

Wenn eine Phlebothrombose sicher diagnostiziert ist, sollte v. a. bei jüngeren Patienten ein sog. **Thrombophiliescreening** durchgeführt werden: Damit wird zur Einschätzung des Wiederholungsrisikos die generelle Neigung zu einer Gerinnselbildung untersucht. Näheres zur Blutgerinnung erfahren Sie in Lernmodul 8 „Atmung, Lunge, Blut, Immunsystem“.

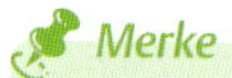

Merke

Malignome

Bei **älteren** Patienten muss immer an eine ursächliche Tumorerkrankung gedacht und eine entsprechende **Malignomsuche** erwogen werden.

Fazit – Das müssen Sie wissen

TVT – Symptome und Diagnostik

Die klinischen Symptome einer TVT sind **variabel**. Sie kann mit **ziehenden Schmerzen**, Überwärmung, **Schwellung** und bläulicher Verfärbung im Bein einhergehen; die Haut ist häufig glänzend. Wenn sich thrombotisches Material ablöst, kann es zu einer **Lungenembolie** kommen.

Zu den Risikofaktoren zählen u. a. Herzinsuffizienz, Immobilität, Exsikkose und bösartige Tumoren. Die Verdachtsdiagnose wird mittels **Sonografie** (und ggf. Phlebografie) gesichert. Laborchemisch werden u. a. die **D-Dimere** bestimmt – ein positiver D-Dimer-Test ist jedoch nicht spezifisch für eine TVT. Bei **älteren** Patienten mit TVT muss eine **Malignomsuche** erfolgen.

Therapie

Vorrangige Therapieziele bei einer TVT sind die **Verhinderung einer Embolie** (v. a. einer Lungenembolie) und die Vermeidung eines postthrombotischen Syndroms. Dafür werden gerinnungshemmende Medikamente eingesetzt. In der **Akutphase** wird meist **niedermolekulares Heparin** wie Enoxaparin s. c. (z. B. Clexane) verabreicht, alternativ u. a. Rivaroxaban p. o. (z. B. Xarelto).

Zur Vermeidung eines Rezidivs erhalten die Patienten im Anschluss an die Akuttherapie **Antikoagulanzien** wie Phenprocoumon p. o. (z. B. Marcumar). Die Dauer der Antikoagulation richtet sich nach der Ursache der Thrombose (z. B. bei posttraumatischer oder postoperativer Thrombose über 3 Monate, bei Thrombophilie Dauerbehandlung). Weitere Informationen zu den Wirkstoffen finden Sie in Lernmodul 4 „Allopathische Verfahren".

Begleitend erfolgt eine **Kompressionstherapie**: zunächst mit elastischen Binden, im Verlauf mit angepassten Kompressionsstrümpfen. Die Initialtherapie mit lokaler Thrombolysebehandlung wird aufgrund zahlreicher Nebenwirkungen heutzutage praktisch nicht mehr durchgeführt.

Kontraindiziert ist die Kompressionsbehandlung bei Patienten mit arteriellen Durchblutungsstörungen wie einer peripheren arteriellen Verschlusskrankheit (pAVK), da die Durchblutung durch die Strümpfe auf ein kritisches Maß reduziert wird.

Bei einer frischen Thrombose ist eine **Wärmebehandlung kontraindiziert**, da es durch die Wärme zu einer Ablösung des Thrombus kommen kann und die Gefäßerweiterung die Schwellung verstärkt.

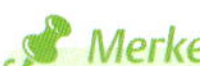
Merke

Bettruhe

Unter ausreichender Antikoagulation und Kompression ist keine strenge Bettruhe zur Vermeidung von Embolien erforderlich. Erst wenn es im Verlauf zu einer Lungenembolie kommt, muss der Patient immobilisiert werden.

Ist die Thrombose weiter fortgeschritten oder liegt ein langstreckiger Befund im Gefäß vor, so ist die **operative Entfernung** des Thrombus in Erwägung zu ziehen. Dies kann bei Mehretagenthrombosen der Fall sein, wenn sich in unterschiedlichen Venen gleichzeitig thrombotisches Material findet. Alternativ kann durch die systemische Gabe von Fibrinolytika eine **Lysetherapie** durchgeführt werden, z. B. mit Alteplase (rt-PA).

Bei Patienten mit einem bestimmten Risikoprofil sollte zur Vermeidung einer Thrombose eine gezielte Thromboseprophylaxe erfolgen.

Prognose

In den meisten Fällen heilt eine abgelaufene Venenthrombose ohne weitere Spätfolgen aus. Neben den oben genannten Komplikationen durch **Embolien** kann sich bei etwa 30–40 % aller Patienten jedoch ein **postthrombotisches Syndrom** (PTS) ausbilden: Es wird angenommen, dass durch lokal ablaufende Entzündungsreaktionen die Venenklappen angegriffen werden, was zu deren Insuffizienz führt. Die Folge ist eine chronisch-venöse Insuffizienz (S. 113) mit Ödemen, Krampfaderneigung, Gewebeverhärtung und ggf. venösen Stauungsulzera.

Fazit – Das müssen Sie wissen

TVT – Therapie

In der Akutphase Gerinnungshemmung meist mit niedermolekularem **Heparin** wie Enoxaparin s. c. (Clexane); danach i. d. R. über mehrere Monate Antikoagulation mit Phenprocoumon (**Marcumar**).
Begleitend **Kompressionstherapie**: zunächst mit elastischen Binden, im Verlauf mit angepassten Kompressionsstrümpfen. Strenge **Bettruhe** ist bei den meisten Patienten **nicht** erforderlich!
Ausgedehnte Thromben werden **operativ** entfernt oder mittels **Lysetherapie** aufgelöst. Ca. 30 % der Patienten entwickeln ein **postthrombotisches Syndrom**, das mit einer chronisch-venösen Insuffizienz einhergeht.

Chronisch-venöse Insuffizienz (CVI)

Definition

Chronisch-venöse Insuffizienz

Die chronisch-venöse Insuffizienz (CVI, auch chronische Veneninsuffizienz genannt) ist ein Sammelbegriff für eine chronische **Störung** im **venösen Rückfluss** der unteren Extremitäten in Verbindung mit typischen **Hautveränderungen**.

Pathophysiologie und Symptome

Die venöse Abflussstörung entsteht durch einen **erhöhten Druck** in den **Venen** der unteren Extremität. Die CVI entwickelt sich meist aus einer tiefen Beinvenenthrombose mit **postthrombotischem Syndrom**. Ursächlich können auch länger bestehende Varizen sein. Die Erkrankung entwickelt sich i. d. R. langsam über Jahre. Zurückzuführen sind die Veränderungen der CVI auf eine **Mikrozirkulationsstörung** in den Kapillaren, durch die sich das Blut in den Kapillaren staut und sich der Blutfluss verlangsamt. Flüssigkeit tritt ins Gewebe aus, **Ödeme** bilden sich und es kommt zu aseptischen **entzündlichen Gewebereaktionen**. Bindegewebszellen proliferieren, eine Fibrose ist die Folge, die wiederum zu einer Unterversorgung der Haut mit Sauerstoff und Nährstoffen führt. Schlecht heilende Ulzera können resultieren.

Die Symptomatik ist abhängig vom Stadium der Schädigung. In der Klassifikation nach Widmer unterscheidet man:

- **Grad 1:** Corona phlebectatica (Venenerweiterungen in der Haut am inneren Knöchel + reversibles Ödem, ▶ **Abb. 3.39a**)
- **Grad 2:** persistierendes Ödem, Pigmentveränderungen (z. B. bräunliche Verfärbung der Haut), Verhärtungen der Haut und des Unterhautfettgewebes durch bindegewebigen Umbau (Dermatoliposklerose), weiße Stellen der Hautrückbildung (Atrophie blanche, ▶ **Abb. 3.39b**), Ekzeme im Bereich der Unterschenkel; die Ekzeme entstehen durch die chronische Stauung (Stauungsekzem, ▶ **Abb. 3.39c**) oder als allergische Reaktion auf Lokaltherapeutika, Störungen des Nagelwachstums.
- **Grad 3:** Ulcus cruris venosum (Geschwür, umgangssprachlich auch als „offenes Bein" bezeichnet); am häufigsten an der Unterschenkelinnenseite (▶ **Abb. 3.39d**)

Abb. 3.39 Klinisches Bild bei chronisch-venöser Insuffizienz.

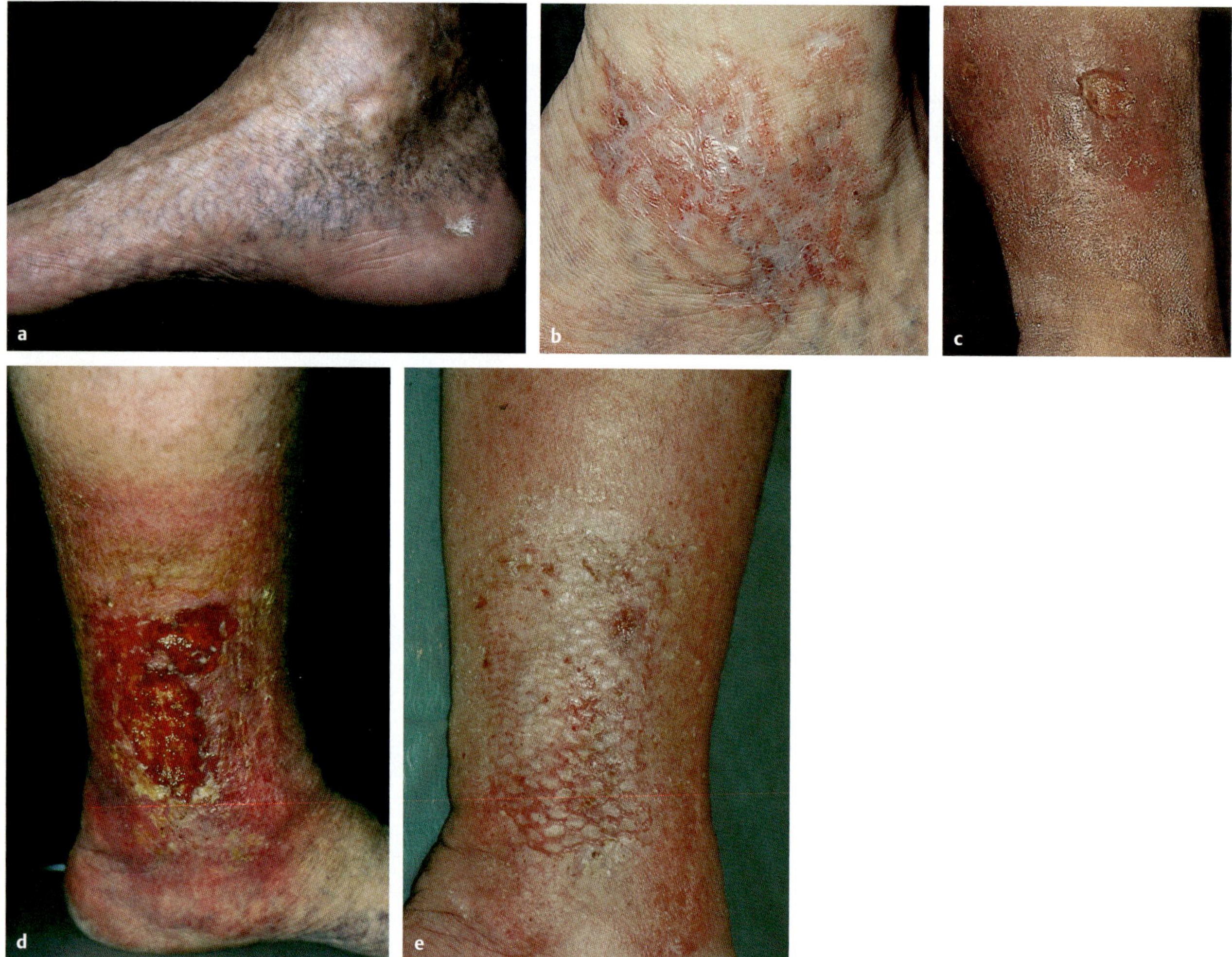

a Corona phlebectatica: Am medialen (inneren) Knöchel und Fußrand erkennt man deutlich die erweiterten bläulich durchscheinenden Venen.
b Atrophie blanche: Am lateralen (seitlichen) Knöchel sind atrophische weiße Hautveränderungen zu erkennen.
c Am Unterschenkel ist die Haut rötlich verfärbt und schuppig (Stauungsdermatose); es bildet sich ein Geschwür (Ulcus cruris).
d Ulcus cruris an der Unterschenkelinnenseite (vor Therapie).
e Ulcus cruris nach operativer Therapie.

Abb. aus: Kohrmeyer K, Bahmer F. Chronisch-venöse Insuffizienz (CVI) und Folgezustände. In: Moll I, Hrsg. Duale Reihe Dermatologie. 8. Auflage. Thieme; 2016.

Diagnostik und Therapie

Neben Anamnese und klinischer Untersuchung kommen die **Doppler-** und **Duplexsonografie** zur Anwendung. Gegebenenfalls erfolgt eine **Biopsie** zum Ausschluss bestimmter Differenzialdiagnosen (z. B. bösartiger Tumor, Gefäßentzündung).

Die **Therapie** ruht auf 3 Säulen:

- Ursachenbekämpfung: Therapie einer **Varikosis** bzw. Thrombose
- Allgemeinmaßnahmen (Wärme meiden, ausreichende **Bewegung**) und **Kompressionstherapie**
- **Wundbehandlung** bei Ulcus cruris: gründliche **Wundreinigung** und Entfernung von Nekrosen, danach Auflage einer geeigneten **Wundauflage**, die ein feuchtes Milieu erzeugt (z. B. Hydrogele, Kalziumalginate). Die Wundränder sollten mithilfe einer Zinkpaste geschützt werden. Begleitende Infektionen müssen entsprechend mit lokalen **Antiseptika** oder Antibiotika behandelt werden. Eventuell ist eine begleitende Schmerztherapie notwendig. Heilt die Wunde mit diesen Maßnahmen nicht aus, erfolgt ggf. eine **operative** Sanierung (▶ **Abb. 3.39e**).

Fazit – Das müssen Sie wissen

Chronisch-venöse Insuffizienz (CVI)

Bei der CVI besteht eine **Mikrozirkulationsstörung** in den Kapillaren, die mit Ödemen und typischen **Hautveränderungen** einhergeht:

- **Grad 1:** Venenerweiterungen + reversibles Ödem am Innenknöchel
- **Grad 2:** persistierendes Ödem, Pigmentveränderungen – z. B. weiße atrophische (rückgebildete) Hautareale (Atrophie blanche) und Stauungsdermatose (rötliche, schuppige Haut)
- **Grad 3:** Ulcus cruris venosum

Die CVI entwickelt sich meist aus einer abgelaufenen tiefen Beinvenenthrombose (**postthrombotisches Syndrom**), die Ursache können aber auch Varizen sein. Therapie: Ursachenbehandlung, **Kompression** des Beins und Allgemeinmaßnahmen (u. a. **Bewegung**). Bei Ulcus cruris muss die **Wunde gereinigt** und mittels geeigneter Wundauflagen ein **feuchtes** Milieu erzeugt werden; ggf. **operative** Sanierung.

Thrombophlebitis

Definition

Thrombophlebitis

Eine **Phlebitis** ist eine Venenentzündung. Bei einer **Thrombophlebitis** sind die oberflächlichen Venen betroffen. Begleitend zur akuten Entzündung sind die Venen thrombotisch (d. h. durch Blutgerinnsel) verlegt.

Pathophysiologie

Ursächlich kommen für Entzündungen der oberflächlichen Venen u. a. infrage:

- Besiedlung mit pathogenen Keimen (**Infektionen**)
- **Mikrotraumen** im Bereich von Varizen
- entzündliche und **systemische** Erkrankungen (z. B. Tumorleiden oder Autoimmunkrankheiten)
- **mechanische** Reizung (z. B. durch eine länger liegende, periphere Verweilkanüle)
- chemische Reizung (z. B. durch i. v. verabreichte **Medikamente**).

In den **Beinvenen** treten sie meist als Komplikation von **Stammvarizen** auf. An den **Armen** geht die Venenentzündung oft von peripher-venösen **Zugängen** aus. In den entzündeten Venen bilden sich **Blutgerinnsel**; aus anderen Gründen entstandene Thromben können aber auch Ausgangspunkt für Venenentzündungen sein.

Symptome und Diagnostik

Das Gebiet um die betroffene Vene zeigt typischerweise die klassischen **Entzündungszeichen**:

- Rötung
- Schmerz
- Überwärmung
- Schwellung
- Funktionseinschränkung

! Cave

Komplikationen

Als Komplikation kann es zur lokalen Abszessbildung oder zur Ausbreitung der Entzündung bis hin zur **Sepsis** kommen.
Bei rezidivierenden Thrombophlebitiden sollten unbedingt Karzinome abgeklärt werden!

Diagnostisch wegweisend ist das typische **klinische Bild** (▶ **Abb. 3.40**). Die betroffenen Venen sind als druckschmerzhafte, derbe Stränge tastbar (es liegt keine generalisierte Beinschwellung vor, da der Abfluss in das tiefe Beinvenensystem nicht be-

Abb. 3.40 Oberflächliche Thrombophlebitis.

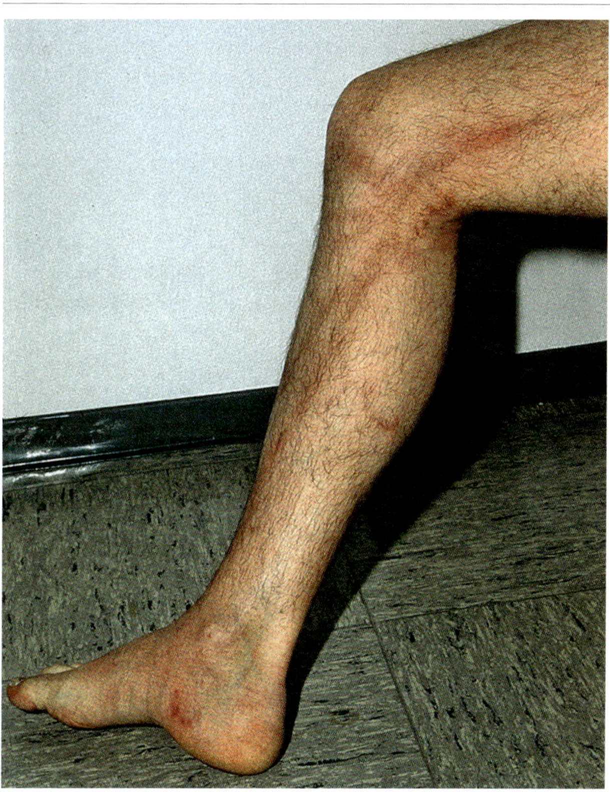

Betroffen ist hier die V. saphena magna. Im Verlauf der entzündeten Vene ist eine deutliche Rötung erkennbar. *Abb. aus: Ludwig M, Rieger J, Ruppert V. Akute Thrombophlebitis extemitäten-drainierender oberflächlicher Venen. In: Ludwig M, Rieger J, Ruppert V, Hrsg. Gefäßmedizin in Klinik und Praxis. 2., komplett überarbeitete und aktualisierte Auflage. Thieme; 2010.*

einträchtigt ist). Weitere Hinweise liefern erhöhte Entzündungsparameter in der **Blutuntersuchung** (CRP ↑, Leukozyten ↑). Gesichert wird die Diagnose durch eine **Ultraschalluntersuchung** der betroffenen Gefäße. Mithilfe von **Blutkulturen** kann ggf. der Erreger identifiziert werden.

 *HP-Praxis*

Bei rezidivierenden Thrombophlebitiden sollten unbedingt Karzinome abgeklärt werden!

Therapie

Es erfolgt eine **Kompressionsbehandlung**. Frische Gerinnsel können operativ durch **Stichinzision** und Ausräumung des thrombotischen Materials entfernt werden. Um die Entstehung von Thromben bzw. deren weiteres Wachstum zu verhindern, sollte der Patient forciert **mobilisiert** werden (Laufen, Vermeiden von längerem Sitzen/Liegen). Bei einigen Patienten sind gerinnungshemmende Medikamente (**Heparin**) und Analgetika (z. B. ASS) indiziert; lokale **Kühlung** lindert die Beschwerden. Bei Hinweisen auf eine Infektion erfolgt eine **antibiotische** Behandlung

Die von Venenzugängen ausgehende Thrombophlebitis am Arm ist zwar schmerzhaft, aber meistens ungefährlich. Anders sieht es an den Beinen aus: In etwa 20 % der Fälle breitet sich die Thrombose über Perforansvenen in das tiefe Venensystem aus. In der Folge kann es zur **Lungenembolie** kommen. Daher wird eine Thrombophlebitis, die in enger räumlicher Nähe zur Perforansvene liegt, wie eine tiefe Venenthrombose therapiert.

Fazit – Das müssen Sie wissen

Thrombophlebitis

Entzündung der **oberflächlichen Venen** einer Extremität. In der entzündeten Vene bilden sich **Blutgerinnsel**; Thromben können jedoch auch selbst Venenentzündungen hervorrufen. Die betroffene Vene ist **gerötet** und als derber Strang tastbar.
An den **Armen** geht die Venenentzündung oft von peripher-venösen **Zugängen** aus. In den **Beinvenen** tritt sie meist als Komplikation von **Stammvarizen** auf. Eine Thrombophlebitis in enger räumlicher Nähe zu einer Perforansvene kann eine **Lungenembolie** nach sich ziehen und wird deshalb wie eine tiefe Venenthrombose behandelt.
Die Behandlung besteht außerdem in **Kompression** der Extremität, **Mobilisierung** des Patienten, **Kühlung** und Schmerzlinderung sowie evtl. Gerinnungshemmung mittels **Heparin**. Bei frischer Entzündung erfolgt ggf. eine **Stichinzision**.

3.2.3 Vaskulitiden

Definition

Vaskulitiden

Unter einer Vaskulitis versteht man eine autoimmunologisch oder durch verschiedene Grunderkrankungen verursachte sterile **Entzündung** der **Gefäßwände** (Arterien oder Venen).

Es können kleine, mittelgroße und große Blutgefäße oder auch Zellen aller oder nur einzelner Gefäßwandabschnitte (Intima, Media, Adventitia) betroffen sein.

Pathophysiologie

Man unterscheidet:

- **primäre Vaskulitiden**: Durch **pathologische Immunreaktionen** kommt es zur Entzündung der Gefäße, die Ursache ist unbekannt.
- **sekundäre Vaskulitiden**: Die Vaskulitiden treten als Begleiterscheinung verschiedener **Grunderkrankungen** auf (z. B. bei Kollagenosen, rheumatoider Arthritis, chronisch-entzündlichen Darmerkrankungen wie Morbus Crohn, Infektionen, Tumoren) oder durch spezifische Auslöser (z. B. Intoxikationen, Einnahme bestimmter **Medikamente**).

Symptomatik, Diagnostik und Therapie

Die Diagnosestellung ist häufig nicht einfach. Die Symptomatik ist sehr variabel und hängt davon ab, welche und wie viele Gefäße **wie stark** betroffen sind. Außerdem ist entscheidend, welche **Organe** betroffen sind und ob die Gefäße so stark entzündlich verändert sind, dass es zu **Durchblutungsstörungen** und zur Bildung von **Thromben** kommt. Eine Übersicht gibt ▶ **Tab. 3.12**.

Einige Vaskulitiden können anhand ihres typischen **klinischen Verlaufs** diagnostiziert werden. In der **Blutuntersuchung** sind meist die Entzündungswerte (CRP, BSG, ggf. Leukozyten) erhöht. Bei einigen Vaskulitiden können **spezifische Antikörper** nachgewiesen werden: z. B. ANCA (Anti-Neutrophile-zytoplasmatische Antikörper), die sich gegen neutrophile Granula und Lysosomen richten. Teilweise liefert die **Biopsie** der betroffenen Organe (z. B. Haut, Muskel, Lunge) wichtige Hinweise.

Therapeutisch kommen **Immunsuppressiva** zum Einsatz, insbesondere **Glukokortikoide**. Bei einigen Vaskulitiden müssen – insbesondere bei schwerem Verlauf – **Zytostatika** wie Azathioprin, Methotrexat oder Cyclophosphamid verabreicht werden. Auch **Immunglobuline** und **Biologika** kommen zum Einsatz. Manche Vaskulitiden sprechen auf Acetylsalicylsäure (**ASS**) an. Bei einigen Patienten muss eine **Plasmapherese** durchgeführt werden. Bei sekundären Vaskulitiden steht die Behandlung der Grunderkrankung im Vordergrund.

Fazit – Das müssen Sie wissen

Vaskulitiden

Vaskulitiden sind **Entzündungen** der **Blutgefäßwände**. Die Symptomatik ist sehr variabel und hängt u. a. davon ab, welche Organe betroffen sind und wie ausgeprägt die Entzündung ist. In der **Blutuntersuchung** sind die Entzündungsparameter meist erhöht; ggf. sind spezifische Antikörper (z. B. **ANCA**) nachweisbar. Eine **Biopsie** liefert ggf. weitere Hinweise. Therapeutisch kommen u. a. **Immunsuppressiva** zum Einsatz – insbesondere **Glukokortikoide**, ggf. auch Zytostatika.

Tab. 3.12 Primäre Vaskulitiden (Beispiele).

Erkrankung	betroffene Gefäße	Symptome und Besonderheiten
Arteriitis temporalis (Riesenzellarteriitis)	große Gefäße, v. a. A. temporalis	• Patienten meist > 50 Jahre • druckschmerzhafte, tastbare Verdickung der Temporalarterie • extrem erhöhte Blutsenkungsgeschwindigkeit • typisch sind plötzlich (meist einseitig) auftretender, starker Schläfenkopfschmerz, Augenschmerzen, Sehstörungen, depressive Verstimmung • Diagnostik: Ultraschall bzw. farbcodierte Duplexsonografie der Schläfengefäße und Halsgefäße; Biopsie der Temporalarterie • Besserung durch Glukokortikoide • bei Übergreifen auf die A. ophthalmica Gefahr der Erblindung
Polymyalgia rheumatica	große Gefäße	• meist ältere Patienten • ausgeprägte symmetrische Schulter-/Beckengürtelschmerzen • meist in Kombination mit Arteriitis temporalis
Takayasu-Arteriitis	v. a. Aorta und deren Äste	• insbesondere Frauen (> 50 Jahre) • ggf. Blutdruckdifferenzen zwischen rechter und linker Körperhälfte; evtl. Geräusche über der A. subclavia auskultierbar
klassische Panarteriitis nodosa (cPAN)	v. a. mittelgroße Arterien; häufig auch Koronararterien befallen	• Assoziation mit Hepatitis B • häufig befallen: Magen-Darm-Trakt (→ Bauchschmerzen), Herz bzw. Koronararterien (→ ggf. Herzinfarkt), Nieren, Bewegungsapparat (→ Gelenkschmerzen) • Diagnostik: ggf. Biopsie aus betroffenem Organ
Kawasaki-Syndrom	v. a. mittelgroße Arterien; häufig auch Koronararterien befallen	• v. a. Kinder (meist < 5 Jahren) • Fieberphase (mehrere Tage), Entzündungen der Bindehaut und der Mundschleimhaut, Schwellung der Halslymphknoten, Rötung und Schuppung an Händen und Füßen • Diagnostik: u. a. Laboruntersuchung (Endothelzellantikörper, AECA) • Therapie: Immunglobuline und ASS
Granulomatose mit Polyangiitis (Morbus Wegener)	kleine bis mittelgroße Gefäße, Kapillaren, Venolen und Arteriolen	• mehr Männer als Frauen • häufig befallen: HNO-Trakt, Lungen (Bluthusten), Nieren • Diagnostik: u. a. Laboruntersuchung (ANCA meist positiv) und Biopsien aus Nasen-Rachen-Raum und Lunge
eosinophile Granulomatose mit Polyangiitis (Churg-Strauss-Syndrom)	kleine bis mittelgroße arterielle und venöse Gefäße	• häufig befallen: Lunge (Asthma), Herz • Diagnostik: In der Laboruntersuchung sind bestimmte Leukozyten – genauer: eosinophile Granulozyten – erhöht (Eosinophilie), ANCA ggf. positiv
mikroskopische Polyangiitis (MPA)	kleine Gefäße	• v. a. Lunge und Niere befallen • Diagnostik: Laboruntersuchung (ANCA häufig positiv)
Purpura Schoenlein-Henoch	kleine Gefäße, Kapillaren, Venolen und Arteriolen	• meist Kinder um die 6 Jahre • häufig befallen: Haut (kleine, punktförmige Blutungen = Petechien), Gelenke (Gelenkschmerzen), Magen-Darm-Trakt (Koliken), Niere • IgA-Immunkomplexe lagern sich ab.
Morbus Behçet	kleinere Arterien und Venen	• Aphthen (Schleimhautdefekte) im Mund und im Genitalbereich; häufig auch Augen und Gelenke betroffen

Vertiefungsfragen zu Erkrankungen der Venen und Vaskulitiden

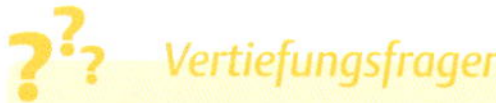

Frage 1

Nennen Sie eine Kontraindikation für eine Kompressionstherapie.

Musterlösung:

Kontraindiziert ist die Kompressionsbehandlung bei Patienten mit arteriellen Durchblutungsstörungen wie einer peripheren arteriellen Verschlusskrankheit (pAVK).

Frage 2

Welche Ursachen kann eine tiefe Beinvenenthrombose haben?

Musterlösung:

Als Ursache kommt längeres Sitzen infrage (z. B. bei Reisen). Weitere Möglichkeiten sind Krankheiten, die mit Bettlägerigkeit oder Flüssigkeitsverlust einhergehen, wie Fieber, Durchfall, Erbrechen. Auch Operationen können Ursache einer TVT sein.

Frage 3

Ordnen Sie die Symptome und therapeutischen Maßnahmen in Gruppe B den Erkrankungen in Gruppe A zu. Begriffe der Gruppe B können auch mehrfach genannt werden.

- **Gruppe A**: akuter Arterienverschluss, periphere arterielle Verschlusskrankheit, tiefe Beinvenenthrombose
- **Gruppe B**: Kompressionsbehandlung, typisch ist eine Überwärmung der Extremität, bläuliche Verfärbung der Haut, blasse und kühle Haut, glänzende Haut, Spannungs- und Schweregefühl in der Extremität, Hochlagerung empfohlen, Tieflagerung der Extremität empfohlen, Anwärmen ist kontraindiziert, Schwellung der betroffenen Extremität, typisch sind die „6 P", typisch ist ein belastungsabhängiger Schmerz (Pause nach kurzen Gehstrecken).

Musterlösung:

- *akuter Arterienverschluss: blasse und kühle Haut, typisch sind die „6 P", Anwärmen ist kontraindiziert, Tieflagerung der Extremität empfohlen*
- *periphere arterielle Verschlusskrankheit: blasse und kühle Haut, typisch ist ein belastungsabhängiger Schmerz (Pause nach kurzen Gehstrecken), Tieflagerung der Extremität empfohlen, Anwärmen ist kontraindiziert*
- *tiefe Beinvenenthrombose: Typisch sind eine Überwärmung der Extremität, Spannungs- und Schweregefühl in der Extremität, Schwellung der betroffenen Extremität, bläuliche Verfärbung der Haut, glänzende Haut, Hochlagerung empfohlen, Kompressionsbehandlung, Anwärmen ist kontraindiziert.*

Frage 4

Eine Patientin präsentiert ihrer Heilpraktikerin einen langen roten Strich auf der Beininnenseite. Die Vene ist druckschmerzhaft und strangförmig verdickt, die Umgebung der Vene ist überwärmt und ebenfalls schmerzhaft und geschwollen. Warum lautet die Verdachtsdiagnose der Heilpraktikerin „Thrombophlebitis" und nicht „Phlebothrombose" (tiefe Beinvenenthrombose)?

Musterlösung:

Bei der Phlebothrombose wäre das Bein insgesamt geschwollen.

3.2.4 Gefäßverletzungen

Definition

Gefäßverletzungen

Gefäßverletzungen sind Zerstörungen von Gefäßen durch Gewalteinwirkung von außen.

Bei Gefäßverletzungen spielt es klinisch eine große Rolle, ob arterielle oder venöse Gefäße verletzt sind. Bei arteriellen Gefäßen kann es durch den hohen Blutdruck – je nach betroffenem Gefäß – relativ schnell zu einem **hohen Blutverlust** kommen.

Arterienverletzung

Pathogenese. Je nach Unfallhergang oder Verletzungsart unterscheidet man:

- **stumpfe Verletzungen**: häufig Begleitverletzungen bei Unfällen (z. B. Überdehnungsriss)
- **scharfe Verletzungen**: entstehen durch Stich-, Schnitt- oder Schussverletzungen

Symptome. Klinisch äußern sich Arterienverletzungen entweder durch eine **Verschlusssymptomatik**, ähnlich der Symptomatik eines akuten Arterienverschlusses, oder durch eine akute **pulsierende Blutung**.

! Cave

Volumenmangelschock

Die Blutung kann schnell einen **Volumenmangelschock** und somit einen **lebensbedrohlichen Zustand** hervorrufen.

Diagnostik. Sie erfolgt **klinisch**, bei stumpfen Verletzungen mit entsprechenden **bildgebendenVerfahren** (Doppler-/Duplexsonografie, ggf. CT).

Therapie. Als **Erstmaßnahme** gilt es, die Wunde möglichst keimfrei abzudecken, ein **Druckpolster** aufzulegen und so die Wunde zu verbinden. Durch Druck auf die zuführende Arterie kann die Blutung oft zum vorläufigen Stillstand gebracht werden (**Druckverband**, ggf. manuell ab- oder draufdrücken). Wenn Blutstillung in der Wunde und Abdrücken nicht ausreichen, ggf. proximal (zum Rumpf hin) abbinden.

! Cave

Irreparable Gewebeschädigung

Die Arterie darf **nicht** mit **dünnen Gegenständen** abgebunden werden, da die Gefahr einer irreparablen Gewebeschädigung (v. a. an den Nerven) besteht.

Die weitergehende Therapie besteht in einer schnellstmöglichen **operativen** Versorgung: Das verletzte Gefäß kann genäht oder mit Fibrinkleber verklebt werden. Auch eine Elektrokoagulation ist möglich. Kann eine Blutung nicht beherrscht werden, besteht die Möglichkeit einer **Kunststoffembolisation**: Von einem Radiologen wird über einen Katheter Material in das verletzte Gefäß eingebracht, wodurch dieses verschlossen und die Blutung gestillt wird.

Venenverletzung

Venenverletzungen können durch die gleichen Mechanismen entstehen wie Arterienverletzungen. Als Leitsymptom zeigen sich hierbei meist **Schwellungen** und **dunkle Verfärbungen** im umgebenden Gewebe (wie ein sehr ausgeprägtes **Hämatom**). Bei Verletzungen großer Venen darf der **Blutverlust** nicht unterschätzt werden.

Die Extremität wird **hochgelagert** und ein **Druckverband** angelegt; das verletzte Gefäß muss ggf. **operativ** versorgt werden. In dem verletzten Gefäß können sich **Thromben** bilden, was zu einer Embolie führen kann.

Arteriovenöse Fisteln

Arteriovenöse Fisteln sind **Kurzschlussverbindungen** zwischen Arterien und Venen. Sie können angeboren oder erworben sein. Die erworbenen sind häufig die Folge von Gefäßverletzungen. Die Symptome sind abhängig von Lokalisation und Größe der Fistel. Es kann z. B. zu einer arteriellen **Minderversorgung** des umliegenden Gewebes kommen oder auch zur Bildung eines **Aneurysmas**, ggf. mit Ruptur.

Diagnostisch wird hier u. a. der Gefäßultraschall (**Doppler-/Duplexsonografie**) eingesetzt. Ist eine Therapie notwendig, wird versucht, die Fistel zu verschließen. Eine **künstlich** angelegte arteriovenöse Fistel ist der **Dialyse-Shunt**.

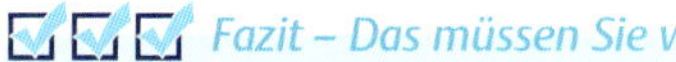

Fazit – Das müssen Sie wissen

Gefäßverletzungen

Die Verletzung einer **Arterie** äußert sich durch eine **pulsierende** Blutung oder wie ein akuter **Arterienverschluss**. Bei starkem Blutverlust droht ein **Volumenmangelschock**. Die Wunde wird keimfrei abgedeckt und mittels **Druckpolster** komprimiert; ggf. proximal abbinden. Anschließend erfolgt eine operative Versorgung.

Die Verletzung einer **Vene** äußert sich durch **Schwellung** und **dunkle Verfärbung** im umgebenden Gewebe. Die Extremität wird **hochgelagert**, das verletzte Gefäß evtl. operativ versorgt. Es besteht Thrombosegefahr!

Arteriovenöse Fisteln sind Kurzschlussverbindungen zwischen Arterien und Venen. Es kann zur Mangeldurchblutung des arteriellen Versorgungsgebiets oder zur Bildung eines Aneurysmas kommen. Gegebenenfalls ist eine operative Versorgung nötig.

3.3 Wichtige Leitsymptome

3.3.1 Thoraxschmerz

Definition

Thoraxschmerz

Schmerzen im Bereich des **Brustkorbs** werden Thoraxschmerzen genannt.

Mögliche Ursachen im Herz-Kreislauf- und Gefäßsystem

Ausgehend vom Herzen entstehen Thoraxschmerzen v. a. bei Durchblutungsstörungen der Herzkranzgefäße. Ursächlich hierfür können Verengungen der Herzkranzgefäße im Rahmen einer koronaren Herzkrankheit (**KHK**) sein. Die Minderdurchblutung (Ischämie) der Herzmuskelzellen führt zu Beschwerden, die unter dem Begriff „**Angina pectoris**" zusammengefasst werden. Weitere mögliche kardiale Ursachen von Thoraxschmerzen sind Entzündungen der Herzmuskulatur (**Myokarditis**) oder des Herzbeutels (**Perikarditis**). Ausgeprägte **Herzklappenfehler** (Aortenklappenstenose, Mitralklappenprolaps), **tachykarde Herzrhythmusstörungen** oder eine **hypertensive Krise** können ebenfalls mit Thoraxschmerzen einhergehen.

! Cave

Aortendissektion

Besonders gefährdet sind Patienten mit einer **Aortendissektion**, die bis zur Aortenruptur führen kann. Die Thoraxschmerzen werden hierbei typischerweise als **plötzlich** einsetzend und extrem **stark** (sog. Vernichtungsschmerz) und messerstichartig beschrieben, während die **Angina pectoris** beim Herzinfarkt als drückend und dumpf beschrieben wird.

Mögliche Ursache im Gefäßsystem ist außerdem der Verschluss einer Lungenarterie durch ein Blutgerinnsel (**Lungenembolie**).

Differenzialdiagnosen

Thoraxschmerzen können auch durch Erkrankungen der Lunge oder des Brustfells (Pleura) hervorgerufen werden, z. B.:

- **Pneumonie** (Entzündung der Lunge) oder **Pleuritis** (Entzündung des Brustfells)
- **Pneumothorax** (Luftansammlung im Pleuraspalt)

Differenzialdiagnostisch wegweisend können entsprechende **Begleitsymptome** sein – z. B. **Fieber** bei Pneumonie und Pleuritis oder **Atemnot** bei einer Lungenembolie (s. o.) und einem Pneumothorax. Informationen zu den Erkrankungen der Lunge und des Brustfells finden Sie in Lernmodul 8 „Atmung, Lunge, Blut, Immunsystem".

Erkrankungen der Speiseröhre, des Magens und anderer (Ober-) Bauchorgane können ebenfalls zu Thoraxschmerzen führen. Vor allem Entzündungen wie die **Refluxösophagitis**, die Gastritis und die Pankreatitis verursachen in den Brustkorb ausstrahlende Schmerzen. Auch hier können Begleitsymptome wie **Sodbrennen**,

Übelkeit und **Erbrechen** differenzialdiagnostisch weiterhelfen. Auch das **Boerhaave-Syndrom** (spontane Ösophagusperforation nach massivem Erbrechen) ist durch starke retrosternale und/oder epigastrische Schmerzen (Vernichtungsschmerz) gekennzeichnet und ist ein Notfall. Beim **Roemheld-Syndrom** löst ein voller Magen Angina-pectoris-ähnliche Beschwerden mit Thoraxschmerzen aus. Erkrankungen der Oberbauchorgane werden in Lernmodul 9 „Ernährung und Verdauung" ausführlich besprochen.

! Cave

Herzinfarkt

Übelkeit, Erbrechen und Oberbauchschmerzen können auch alleinige Symptome eines Herzinfarkts sein.

Veränderungen im Bereich der **Hals-** und **Brustwirbelsäule** oder im Bereich der **Rippen** verursachen häufig ebenfalls Brustschmerzen. Bei diesen Veränderungen kann es sich um Verletzungen – z. B. eine Rippenprellung – handeln oder um degenerative Veränderungen („Abnutzungserscheinungen") an der Wirbelsäure. Wenn die Schmerzen durch eine Reizung der Nerven zwischen 2 Rippen hervorgerufen werden, spricht man von einer **Interkostalneuralgie**. Meist sind diese vom Bewegungssystem ausgehenden (muskuloskeletalen) Schmerzen **bewegungsabhängig** (d. h., sie werden durch bestimmte Bewegungen verstärkt) und können vom Untersucher durch **Druck ausgelöst** werden.

Auch Entzündungen wie eine Gürtelrose bzw. **Herpes zoster** kommen in Betracht.

Thoraxschmerzen können auch **psychisch** bedingt sein. Bei der Herzneurose (Da-Costa-Syndrom) hat der Patient große Angst, an einer Herzerkrankung zu leiden, ohne dass sich eine organisch fassbare Ursache finden lässt.

Transferbeispiel

Magen- statt Herzbeschwerden

Die HP-Anwärterin Johanna* ist verunsichert. Nachdem sie in der Prüfung, wie sie annimmt, zahlreiche Ursachen von Thoraxschmerzen aufgezählt hat, ist der Prüfer offenbar noch nicht zufrieden. Sogar an das Boerhaave-Syndrom hat Johanna gedacht. Was könnte noch fehlen?

Der Prüfer blickt Johanna freundlich an und bemerkt: „Das war schon sehr schön. Denken Sie aber auch an die Region unterhalb des Zwerchfells. Ich gebe Ihnen einen Tipp: An Weihnachten, dem Fest der Liebe und der Völlerei, gibt es immer mal wieder Krankenhauseinlieferungen deswegen. Ich denke gerade an die Geschichte von meinem Onkel Ludwig*. Er hat sich an Heiligabend auf einmal vor Schmerzen in der Brust gekrümmt und keine Luft mehr bekommen."

„Ja, klar", strahlt Johanna den Prüfer an, „das Roemheld-Syndrom. Das Syndrom kann Angina-pectoris-ähnliche Beschwerden verursachen."

„Und welche Ursachen gibt es? ", möchte der Prüfer wissen.

„Hervorgerufen wird das Syndrom z. B. durch einen übervollen Magen oder Darm, aber auch durch Gase, die von Darmbakterien gebildet werden, Kohlensäure oder Luft, die durch Kaugummikauen in den Magen gelangen", antwortet Johanna. „Durch den Magen oder die geblähte Kolonflexur wird das Zwerchfell nach oben in Richtung Brusthöhle gedrückt. Das Herz wird eingeengt und die Herzkranzgefäße verkrampfen. Es kann zu Herzrhythmusstörungen kommen. Und auch die Lunge wird eingeengt. "

Der Prüfer nickt zufrieden. „Onkel Ludwig hat es damals wirklich übertrieben. Erst mittags jede Menge Zwiebeln zur Weißwurst und bei der Gans abends hat er noch einmal zugeschlagen. Gut, dass meine Tante den Notarzt gerufen hat, denn man weiß erst einmal nicht, ob es sich nicht um ein akutes Koronarsyndrom handelt. Heute können glücklicherweise alle darüber lachen. "

**Namen fiktiv, Fallgeschichte frei erfunden*

3.3.2 Dyspnoe (Atemnot)

Definition

Dyspnoe

Dyspnoe ist das subjektive Gefühl erschwerter Atmung, das vom Patienten als unangenehm oder bedrohlich wahrgenommen wird.

Dyspnoe kann akut innerhalb weniger Stunden auftreten oder chronisch über Wochen bis Monate bestehen.

Bei der Dyspnoe wird unterschieden, ob die Beschwerden nur bei körperlicher Anstrengung auftreten (**Belastungsdyspnoe**) oder bereits in Ruhe (**Ruhedyspnoe**).

Von **Orthopnoe** spricht man, wenn die Atemnot so groß ist, dass der Patient die Atemhilfsmuskulatur einsetzen muss. Dabei sitzt er mit abgestützten Armen, wodurch ein tieferes Einatmen möglich ist.

! Cave

Notfall: Dyspnoe

Die akute Form der Dyspnoe ist immer als eine Notfallsituation anzusehen.

Mögliche Ursachen im Herz-Kreislauf- und Gefäßsystem

Hinter einer kardiogenen (kardial bedingten) Dyspnoe verbirgt sich häufig eine **Linksherzinsuffizienz**, hervorgerufen z. B. durch Herzrhythmusstörungen oder einen Herzinfarkt. Blut staut sich im linken Herzen zurück bis in die Lunge, woraufhin die Patienten meist schneller atmen (erhöhte Atemfrequenz, **Tachypnoe**); es kann sich ein Lungenödem entwickeln.

Bei Patienten mit einer Herzinsuffizienz ist die Atemnot im Liegen besonders ausgeprägt. In dieser Körperposition ist der venöse Rückstrom des Bluts zum Herzen erleichtert, da das Blut nicht gegen die Schwerkraft in Richtung Herz transportiert werden muss. Das insuffiziente Herz wird durch diesen vermehrten Blutrückfluss überlastet.

Eine mögliche Ursache im Gefäßsystem ist eine **Lungenembolie** oder ein Hochdruck im kleinen Kreislauf (**pulmonale Hypertonie**).

Differenzialdiagnosen

Atemnot kann auch durch eine beeinträchtigte Lungenfunktion hervorgerufen werden: Erkrankungen des Lungengewebes (wie eine **Pneumonie**) kommen in Betracht, ebenso Erkrankungen des Brustfells (Pleura), z. B. eine Ansammlung von Flüssigkeit im Pleuraspalt (Pleuraerguss) oder von Luft (Pneumothorax). Auch ein akuter **Asthmaanfall**, eine **COPD** oder ein **Bronchialkarzinom** gehen mit Luftnot einher. Eine Verlegung der Atemwege (z. B. durch Aspiration eines **Fremdkörpers**) ist ebenfalls möglich.

Luftnot kann auch bei einer gestörten Regulation der Atmung entstehen: bei **Erkrankungen des ZNS** (z. B. Schlaganfall oder Schädel-Hirn-Trauma) oder Intoxikationen (z. B. mit Opioiden). Auch knöcherne Verletzungen des Thorax (z. B. eine **Rippenserienfraktur**) führen zu Luftnot.

Ebenso erschwert ein **Zwerchfellhochstand** die Atmung – z. B. während einer Schwangerschaft oder bei einer Flüssigkeitsansammlung in der Bauchhöhle (Aszites). Weitere mögliche Ursachen sind ein erhöhter Sauerstoffbedarf (z. B. bei **Fieber**) oder ein vermindertes Sauerstoffangebot, z. B. bei **Anämie**. Auch **psychische** Ursachen kommen in Betracht (sog. Hyperventilationssyndrom).

3.3.3 Palpitationen

Definition

Palpitationen

Unter Palpitationen versteht man die bewusste Wahrnehmung des eigenen **Herzschlags** als unangenehm, zu **kräftig**, zu **schnell** oder **unregelmäßig**. Die Betroffenen sprechen oft von einem „**Herzstolpern**".

Mögliche Ursachen im Herz-Kreislauf- und Gefäßsystem

Palpitationen sind in vielen Fällen harmlos, es können jedoch auch ernst zu nehmende Erkrankungen dahinterstecken. Häufige kardiale Ursachen sind **Herzrhythmusstörungen**, z. B. Vorhofflimmern oder Extrasystolen. Auch eine erhöhte Pulsfrequenz (Tachykardie) bei **Erkrankungen der Herzklappen** oder einer **Herzinsuffizienz** können ursächlich sein. Weitere mögliche kardiale Ursachen sind **Entzündungen** des Herzens (z. B. Myokarditis) oder **Kardiomyopathien**.

Differenzialdiagnosen

Häufige Differenzialdiagnosen für Palpitationen im Zusammenhang mit einer beschleunigten Pulsfrequenz sind v. a. **Anämien** und hormonelle Störungen wie eine Schilddrüsenüberfunktion, eine sog. **Hyperthyreose**.

3.3.4 Zyanose

Definition

Zyanose

Bei einer Zyanose sind Haut und Schleimhäute **bläulich** verfärbt, weil die **Sauerstoffsättigung** des hindurchfließenden Bluts **vermindert** ist.

Pathophysiologie

Normalerweise fließt in den Arterien sauerstoffreiches Blut zu den Organen und Geweben. Ein Teil des Sauerstoffs ist im Blut an den Blutfarbstoff Hämoglobin gebunden. Hämoglobin, das Sauerstoff gebunden hat (oxygeniertes Hämoglobin), erscheint hellrot. In den Organen und Geweben wird Sauerstoff aufgenommen und Kohlenstoffdioxid ins Blut abgegeben. Das Blut in den wegführenden Venen enthält eine höhere Konzentration von Hämoglobin, das keinen Sauerstoff gebunden hat (desoxygeniertes Hämoglobin); dieses erscheint dunkler.

Ist die Sauerstoffsättigung bereits in den Arterien niedrig, schimmern diese bläulich durch die Haut hindurch. Sichtbar wird dies an Arterien, die nah unter der Hautoberfläche liegen, z. B. an Lippen, Zunge, Händen und Füßen (dort v. a. am Nagelbett).

Bei der Entstehung einer Zyanose unterscheidet man eine zentrale und eine periphere Zyanose:

- **zentrale Zyanose:** Sie entsteht bei einer primär verminderten Oxygenierung des arteriellen Bluts. Das arterielle Blut wird nur mit wenig Sauerstoff gesättigt, da weniger Sauerstoff aufgenommen wird oder im Herzen sauerstoffreiches und -armes Blut vermischt werden. Haut und Schleimhäute sind zyanotisch.
- **periphere Zyanose:** Die Sauerstoffsättigung des arteriellen Bluts ist normal, doch ist die periphere (in den kleinen Endgefäßen stattfindende) Sauerstoffausschöpfung erhöht; es wird vermehrt Sauerstoff abgegeben. Die Akren (z. B. die Lippen, Hände, Füße, Nase, Ohren) sind zyanotisch, Schleimhäute sind rosig.

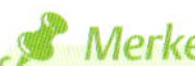
Merke

Zentrale vs. periphere Zyanose

Bei einer **zentralen** Zyanose sind die **Lippen und** die **Zunge** bläulich verfärbt; bei der peripheren Form ist die Zunge jedoch rosig.

Ursachen

Mögliche Ursachen einer **zentralen** Zyanose sind **Herzfehler** mit einem Rechts-links-Shunt (S. 77): Aufgrund einer Kurzschlussverbindung zwischen rechtem und linkem Herzen wird hierbei sauerstoffreiches Blut (das aus der Lunge kommt) mit sauerstoffarmem Blut (das aus dem Körper kommt) durchmischt. Auch Erkrankungen des Lungenkreislaufs, wie die Lungenembolie oder die pulmonale Hypertonie, können mit einer zentralen Zyanose einhergehen.

Eine **periphere** Zyanose kann bei einer verminderten Pumpleistung des Herzens (**Herzinsuffizienz**) entstehen, da der Blutstrom im Körperkreislauf verlangsamt ist. Das Blut verweilt länger in den Kapillaren und es bleibt mehr Zeit für die umgebenden Gewebe, Sauerstoff aufzunehmen. Zu einer Verlangsamung des Blutflusses – und damit zu einer peripheren Zyanose – kann es durch eine Verengung der Gefäße bei Kälte kommen, aber auch durch Erkrankungen der Gefäße, z. B. eine Venenthrombose, Varizen, eine Linksherzinsuffizienz, Schockzustände oder das Raynaud-Syndrom.

Die häufigste Ursache einer **zentralen** Zyanose sind Lungenerkrankungen wie eine Lungenembolie, eine COPD oder ein Lungenemphysem. Als Ursachen kommen aber auch angeborene Herzfehler mit Rechts-links-Shunt infrage.

Differenzialdiagnosen

Weitere mögliche Ursachen für eine **zentrale** Zyanose sind **Lungenerkrankungen**. Auch obstruktive Lungenerkrankungen, die mit einer Überblähung der Alveolen einhergehen, führen zu einer Zyanose, z. B. Asthma bronchiale oder eine COPD.

Veränderungen der Blutzusammensetzung gehen mit einer **peripheren** Zyanose einher: Bei einer **Polyglobulie** ist die Anzahl der Erythrozyten erhöht, wodurch die Gefäße regelrecht „verstopft" werden.

3.3.5 Schwindel

Schwindel kann zahlreiche Ursachen haben. Man unterscheidet verschiedene Schwindelformen; diese werden ausführlicher in Lernmodul 12 „Nervensystem" erläutert.

Mögliche Ursachen im Herz-Kreislauf- und Gefäßsystem

Herzerkrankungen gehen i. d. R. mit einem **ungerichteten** (unsystematischen) Schwindel einher. Eine **Herzinsuffizienz** mit Vorwärtsversagen führt zu einer verminderten Durchblutung des Gehirns. Die daraus resultierende Sauerstoffunterversorgung des Gehirns ruft bei den Patienten eine Schwindelsymptomatik oder ggf. einen kurzfristigen Bewusstseinsverlust (Synkope) hervor. Ursächlich für das Vorwärtsversagen können u. a. bestimmte **Herzrhythmusstörungen**, ein **Herzinfarkt** oder Erkrankungen der Herzklappe, wie eine schwere **Aortenklappenstenose**, sein.

Eine Ischämie des Gehirns in Form einer transitorischen ischämischen Attacke (TIA) kann ebenfalls durch Kreislauf- und Gefäßerkrankungen hervorgerufen werden: Eine **Atherosklerose** der hirnversorgenden Gefäße oder eine **Embolie** (z. B. aus dem Herzen bei Vorhofflimmern) können mit einer Minderversorgung des Gehirns und Schwindel einhergehen.

Auch eine **hypertensive Entgleisung** ist eine mögliche Ursache von Schwindel.

Differenzialdiagnosen

Neben Herz-Kreislauf-Erkrankungen existieren zahlreiche Differenzialdiagnosen für eine Schwindelsymptomatik. Ursächlich kann eine Erkrankung des **Gleichgewichtsorgans** im Innenohr sein. Auch neurologische Ursachen, Stoffwechselentgleisungen und psychische Ursachen können eine Rolle spielen.

3.3.6 Synkope

Definition

Synkope

Unter einer Synkope versteht man einen **plötzlich** eintretenden, **vorübergehenden Bewusstseinsverlust**, der auf einer Minderdurchblutung des Gehirns beruht. Charakteristisch sind der Tonusverlust der Skelettmuskulatur (→ **Sturzgefahr**) und die **kurze** Dauer.

Mögliche Ursachen im Herz-Kreislauf- und Gefäßsystem

Wird eine Synkope durch eine gestörte Herzfunktion hervorgerufen, spricht man von einer **kardiogenen Synkope**. Diese ist häufig durch ein Vorwärtsversagen im Rahmen einer **Herzinsuffizienz** bedingt; Folge ist eine verminderte Durchblutung des Gehirns mit Sauerstoffmangel.

Mögliche Ursachen des Vorwärtsversagens sind **Herzrhythmusstörungen** (sog. Adams-Stokes-Anfall).

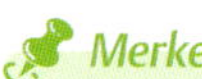
Merke

Kardiogene Synkope

Kardiogene Synkopen entstehen typischerweise plötzlich und **ohne Vorzeichen** (Prodromi) wie Übelkeit, Schwitzen oder Ohrensausen.

Auch eine **Aortenklappenstenose**, eine **Kardiomyopathie** oder ein **Herzinfarkt** können mit einem Vorwärtsversagen einhergehen.

Eine Synkope ist sehr häufig **vasovagal** bedingt (auch neurokardiogen genannt). Das heißt, sie wird durch eine überschießende Reaktion des N. vagus mit Weitstellung der Gefäße (**Vasodilatation**) und eine Verlangsamung der Herzfrequenz (**Bradykardie**) ausgelöst.

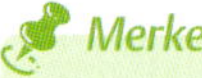
Merke

Vasovagale Synkope

Eine vasovagale Synkope kündigt sich i. d. R. durch die vorangehend beschriebenen Vorzeichen (**Prodromi**) an.

Auslöser können sein: langes Stehen, Angst, Schmerz, Aufenthalt in einem schlecht gelüfteten Raum usw. Eine vasovagale Synkope kann auch durch Pressen, z. B. beim Stuhlgang oder Husten, hervorgerufen werden (sog. **pressorische** Synkope). Wenn ein Patient nach Drehen des Kopfes ohnmächtig wird, spricht dies für ein Karotissinus-Syndrom.

Zu einer sog. **orthostatischen Dysregulation** kann es beim Lagewechsel in eine aufrechte Körperposition kommen (z. B. beim Aufstehen aus dem Sitzen).

Während einer Schwangerschaft kann eine Synkope durch ein Vena-cava-Kompressionssyndrom entstehen, wenn die Schwangere auf dem Rücken liegt und das Kind auf die V. cava drückt.

Differenzialdiagnosen

Medikamente, die den Blutdruck oder die Herzfrequenz senken, können zu Synkopen führen. Differenzialdiagnostisch müssen **andere Formen** von Bewusstseinsstörungen abgegrenzt werden. Kommt es im Rahmen eines epileptischen Anfalls zu einem Bewusstseinsverlust, spricht man auch von einer **konvulsiven Synkope**. Die Patienten sind nach dem Anfall – im Gegensatz zu kardial bedingten Synkopen – häufig noch **schläfrig** und können sich ggf. nicht an das Ereignis erinnern (Amnesie). Diagnostisch wegweisend ist es, wenn die Patienten **eingenässt** oder sich auf die **Zunge** gebissen haben.

! Cave

Transitorische ischämische Attacke

Hinter einem Bewusstseinsverlust kann sich auch eine Hirnischämie, eine sog. transitorische ischämische Attacke, verbergen.

Auch **psychische** Ursachen sind möglich: z. B. ein Hyperventilationssyndrom oder eine Konversionsstörung, auch dissoziative Störung genannt.

Stoffwechselentgleisungen wie eine **Hypoglykämie** oder Intoxikationen sollten differenzialdiagnostisch ebenfalls in Betracht gezogen werden.

3.3.7 Ödeme

Definition

Ödeme

Ödeme sind schmerzlose, nicht gerötete Schwellungen, die auf einer pathologischen **Flüssigkeitsansammlung** im **Gewebe** beruhen. Ödeme können **lokal** begrenzt (z. B. nur an einem Arm) oder **generalisiert** (d. h. verteilt auf den ganzen Körper) auftreten.

Ödeme können entstehen, wenn der hydrostatische **Druck** im Gefäßsystem **erhöht** ist – Flüssigkeit wird dann aus dem Gefäß in das umgebende Gewebe gedrückt. Auch bei einer Schädigung der **Kapillarwände**, z. B. bei Entzündungen, oder einem gestörten **Lymphabfluss** tritt Flüssigkeit aus. Außerdem können Ödeme bei einer veränderten Blutzusammensetzung entstehen: Proteine wie Albumin sind im Blut für den kolloidosmotischen Druck verantwortlich; dadurch wird Flüssigkeit im Gefäß gehalten. Bei einem **Mangel an Proteinen** sinkt dieser Druck und es tritt vermehrt Flüssigkeit aus den Gefäßen aus.

Mögliche Ursachen im Herz-Kreislauf- und Gefäßsystem

Eine der häufigsten Ursachen von Ödemen ist die **Herzinsuffizienz**. Sie geht i. d. R. mit **beidseitigen** Ödemen einher. **Einseitige** Ödeme werden häufig durch eine **Thrombose** hervorgerufen.

Weitere mögliche Ursachen im Gefäßsystem sind eine chronisch-venöse Insuffizienz oder Lymphödeme aufgrund einer Lymphabflussstörung, z. B. nach Operationen oder durch einen Tumor.

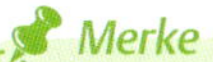

Merke

Kardiogenes Ödem vs. Lymphödem

Das **kardiogene** bzw. venöse Ödem ist **wegdrückbar**: Man kann mittels Palpation eine kleine, vorübergehend verbleibende Delle hineindrücken. Im Gegensatz dazu tastet sich das **Lymphödem** hart und derb; es ist **nicht wegdrückbar** (▶ **Abb. 2.2**).

Differenzialdiagnosen

Generalisierte Ödeme entstehen außerdem bei Nierenerkrankungen, wie einer **Niereninsuffizienz** oder einem sog. **nephrotischen Syndrom**, da hierbei Proteine verloren gehen. Auch ein Proteinmangel im Rahmen einer **Leberzirrhose** geht mit Ödemen einher.

Medikamente, z. B. nichtsteroidale Antirheumatika (NSAR) wie Ibuprofen, können ebenfalls zu generalisierten Ödemen führen. **Entzündliche** oder **allergische Reaktionen** gehen meist mit lokalisierten Flüssigkeitsansammlungen einher.

Bei einer **Schilddrüsenunterfunktion** entsteht ein sog. Myxödem, welches klinisch dem Lymphödem ähnelt – es ist derbe und nicht wegdrückbar.

Das Lymphgefäßsystem wird in LM 8 „Atmung, Lunge, Blut, Immunsystem" besprochen.

3.3.8 Schmerzen und Missempfindungen in den Beinen

Schmerzen und Missempfindungen in den Beinen können ihre Ursache unter anderem in einer gestörten Durchblutung haben, aber auch andere Ursachen kommen infrage. ▶ **Tab. 3.13** gibt eine Übersicht über verschiedene Schmerzen/Missempfindungen, die jeweils für unterschiedliche Ursachen sprechen.

3.3.9 Ulcus cruris

Definition

Ulcus cruris

Ein Ulkus (Geschwür) ist ein **tief reichender Defekt** in der **Haut** oder Schleimhaut, der i. d. R. nur schwer abheilt. Ein **Ulcus cruris** ist ein Ulkus am Unterschenkel.

Ulzera am Unterschenkel sind am häufigsten venös bedingt (**Ulcus cruris venosum**). Sie entstehen durch einen dauerhaft erhöhten venösen Druck im Rahmen einer chronisch-venösen Insuffizienz. Ulzera am Unterschenkel können jedoch auch andere Ursachen haben; das klinische Erscheinungsbild gibt bereits wichtige diagnostische Hinweise (▶ **Tab. 3.14**).

Ulzera können außerdem im Rahmen von Vaskulitiden (S. 116) und bei bestimmten **Infektionen** auftreten, z. B. Tuberkulose.

Tab. 3.13 Schmerzen und Missempfindungen in den Beinen.

Beschreibung	wahrscheinliche Ursache
plötzlich einsetzende, starke (oft stechende) Beinschmerzen, blasse Haut, keine Fußpulse tastbar	akuter arterieller Verschluss (Notfall!) betroffene Extremität tief lagern
mittelstarke, meist dumpfe Schmerzen, eher langsam entstehend (v. a. im Bereich der Wade) ggf. verbunden mit Schwellung der Extremität	tiefe Beinvenenthrombose
eher dumpfer Schmerz, unter Belastung zunehmend, nach Gehpause Verbesserung	periphere arterielle Verschlusskrankheit (pAVK)
Schwere- und Müdigkeitsgefühl in den Beinen	Krampfadern, chronisch-venöse Insuffizienz (CVI)
Kribbeln, ggf. auch Brennen der Beine (v. a. nachts)	Polyneuropathie
Schmerzen strahlen entlang des Versorgungsgebietes eines Nervs (Dermatom) aus	Reizung von Nervenaustrittsstellen im Rückenmark, z. B. durch einen Bandscheibenvorfall
Bewegungsschmerz mit Schmerzbeginn bei Belastung und Besserung nach längerer Belastung	Gelenkschmerz bei orthopädischen Erkrankungen, z. B. Arthrose

Tab. 3.14 Differenzialdiagnosen eines Ulcus cruris.

Ursache	typisches Erscheinungsbild
venöse Ursache (Ulcus cruris venosum)	Lokalisation häufig am medialen oder lateralen Unterschenkel, zusätzliche andere Hautveränderungen im Rahmen der CVI
arterielle Ursache (Ulcus cruris arteriosum)	Lokalisation eher im Bereich des Schienbeins (tibial) und am Fußrücken
Ulkus bei Diabetes mellitus (Malum perforans)	oft an druckbelasteten Stellen (z. B. Fußsohle); meist nur geringe Schmerzen wegen der begleitenden Polyneuropathie
Tumor (ulzeriertes Plattenepithelkarzinom)	spricht auf keine lokale Therapie an, Größenzunahme
Mangelzustände (v. a. Mangel an Zink und Vitamin C)	sehr ausgedehnte Ulzerationen

3.3.10 Weitere Hautveränderungen

Neben Ulzera, die ein fortgeschrittenes Stadium einer Gefäßerkrankung kennzeichnen, gibt es weitere Hautveränderungen, die mit Gefäßerkrankungen assoziiert sind. Betroffen sind insbesondere die unteren Extremitäten.

Die Haut kann verändert sein hinsichtlich:

- Temperatur,
- Farbe und
- Struktur

Dabei unterscheiden sich venös bedingte Abweichungen vom physiologischen Hautbild von Veränderungen, die sich aufgrund einer Arterienerkrankung entwickeln. Im Falle einer Varizenerkrankung zeichnen sich die veränderten Gefäßstrukturen direkt sichtbar an der Hautoberfläche ab. Siehe „klinische Inspektion (S. 24) für weitere Details.

Fazit – Das müssen Sie wissen

Typische Leitsymptome

Leitsymptome bei Erkrankungen des Herz-Kreislauf-Systems:

- **Thoraxschmerzen**
- **Dyspnoe** (Luftnot)
- **Palpitationen** („Herzstolpern")
- **Synkope** (plötzlich eintretender, kurzfristiger Bewusstseinsverlust)

Leitsymptome bei Erkrankungen des Gefäßsystems:

- **Ulcus cruris** (Geschwür im Bereich der Unterschenkel)
- **Veränderungen der Haut** (Farbe, Temperatur, sichtbare Strukturveränderungen)
- **Schmerzen** bzw. Missempfindungen in den Beinen

Zyanose (bläuliche Verfärbung von Haut und Schleimhäuten), **Schwindel** oder auch **Ödeme** (pathologische Flüssigkeitsansammlung im Gewebe) können relevante Symptome bei Erkrankungen sowohl des Herz-Kreislauf- als auch des Gefäßsystems sein.

Sachverzeichnis